U0306961

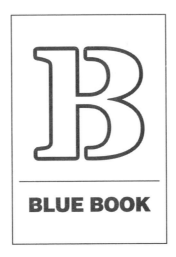

BLUE BOOK

智库成果出版与传播平台

心理健康蓝皮书

BLUE BOOK OF MENTAL HEALTH

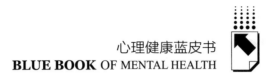

中国国民心理健康发展报告
（2021~2022）

REPORT ON NATIONAL MENTAL HEALTH DEVELOPMENT IN CHINA (2021-2022)

主　编／傅小兰　张　侃

副主编／陈雪峰　陈祉妍

社会科学文献出版社

SOCIAL SCIENCES ACADEMIC PRESS（CHINA）

图书在版编目（CIP）数据

中国国民心理健康发展报告.2021-2022／傅小兰，
张侃主编.--北京：社会科学文献出版社，2023.1
（心理健康蓝皮书）
ISBN 978-7-5228-1420-9

Ⅰ.①中… Ⅱ.①傅… ②张… Ⅲ.①国民-心理健
康-研究报告-中国-2021-2022 Ⅳ.①R395.6

中国国家版本馆 CIP 数据核字（2023）第 014724 号

心理健康蓝皮书
中国国民心理健康发展报告（2021~2022）

主 编／傅小兰 张 侃
副 主 编／陈雪峰 陈祉妍

出 版 人／王利民
责任编辑／胡庆英
责任印制／王京美

出 版／社会科学文献出版社·群学出版分社（010）59367002
地址：北京市北三环中路甲 29 号院华龙大厦 邮编：100029
网址：www.ssap.com.cn
发 行／社会科学文献出版社（010）59367028
印 装／三河市东方印刷有限公司

规 格／开 本：787mm×1092mm 1/16
印 张：21.25 字 数：320 千字
版 次／2023 年 1 月第 1 版 2023 年 1 月第 1 次印刷
书 号／ISBN 978-7-5228-1420-9
定 价／158.00 元

读者服务电话：4008918866

致　谢

感谢全国 76 家合作单位协助本书的调查取样。特别感谢大力协助调查实施的以下 38 家合作单位（按有效样本量贡献排序）：

新乡市心理学研究会

湖南师范大学教育科学学院

黑龙江八一农垦大学

山西省太原市迎泽区教育局

黔西南民族职业技术学院

湖州师范学院

陕西财经职业技术学院

重庆市万州区向阳心理咨询所

芜湖市南瑞实验学校

西安医学院/陕西省公共安全医学防控研究中心

四川卫生康复职业学院

中国刑事警察学院禁毒与治安学院

凉山彝族自治州中西医结合医院

郑州芳登心理咨询服务有限公司

福建师范大学心理学院

新乡学院大学生心理健康指导中心

北京力拓飞远科技有限公司

潍坊市精神卫生中心

滁州市信息工程学校

西南科技大学法学院应用心理学系

Credamo 见数

潍坊医学院心理学院

华北理工大学心理与精神卫生学院

广西水利电力职业技术学院学生工作处

河南省心理数据科学国际联合实验室

广州市捷和儿童青少年心理健康发展研究中心

广州市干部健康管理中心

中央民族大学附属中学呼和浩特分校

济宁医学院精神卫生学院

青岛市崂山区链科社会工作服务中心

叮当一下（北京）信息技术有限公司

江门市蓬江区白沙街道北街社区卫生服务中心

石泉县石泉中学

湖南省常德市第七中学

武汉市江夏区金口中学

湖南省株洲市第五中学

安徽省现代心理学研究院

沧州市运河区思源职业培训学校

主要编撰者简介

傅小兰　中国科学院心理研究所所长、研究员、博士生导师，中国科学院大学心理学系主任、岗位教授，脑与认知科学国家重点实验室研究员，中国心理学会常务理事、原理事长、原秘书长。从事认知心理学、情绪心理学和说谎心理学等研究，承担和参与科技项目40余项，发表中英文论文420余篇，主持或参与制定国家标准11项，获批专利13项，主编《心·坐标：当代心理学大家》、《情绪心理学》和《说谎心理学》等12本著作，出版《津巴多普通心理学》（第八版）、"电子社会与当代心理学名著译丛"等14本译著。

张　侃　中国科学院心理研究所研究员、博士生导师。曾任中国科学院心理研究所所长、中国心理学会理事长。2006年当选发展中国家科学院（TWAS）院士，先后被国际人因工程学会、美国心理科学协会（APS）、香港心理学会、中国心理学会授予会士。曾任国际应用心理学会执委，2010年获得突出贡献奖，是迄今唯一获得该奖项的中国心理学家。曾任国际科学理事会科学自由与责任委员会委员（2003~2009年）及亚太地区委员会委员（2004~2010年）。主编《中国大百科全书·心理学卷》（第三版）、《国民心理健康状况、影响因素及对策》、《"国民重要心理特征调查"总报告》及配套丛书等著作。

陈雪峰　中国科学院心理研究所副所长、研究员，中国科学院大学心理学系副主任，中国社会心理学会常务理事，中国心理学会司库、理事，全国应用心理专业学位研究生教育指导委员会委员。主要从事社会心理服务、应急管理心理、职业心理健康等研究。主持和参与多项国家科技任务，20余份咨询报告被国家或省部级部门采用，其中多份获重要批示；在核心期刊上发表论文40余篇，参编、参译专著和译著12本，出版科普著作《公职人员心理建设指南》。

陈祉妍　中国科学院心理研究所教授，中国科学院心理研究所国民心理健康评估发展中心负责人、国民心理健康数据库负责人。担任中国人体健康科技促进会心理健康专业委员会主任委员、中国心理学会心理学标准与服务研究委员会委员、中国性学会性心理专业委员会副主任委员等。主要研究领域为国民心理健康状况调查、青少年心理健康追踪研究、心理健康应用测评及干预等。在中英文期刊上发表论文百余篇，主要代表作有《国民心理健康素养手册：日常生活心理健康50问》、《中国科技工作者心理健康状况报告》和《中国青少年心理健康报告》等。

摘　要

2021~2022 年，在新冠肺炎疫情的影响下，心理健康风险上升为全球十大风险之一。在此背景下，人们对心理健康的关注大幅度提高，我国社会对心理健康的投入持续增加。党和国家高度重视国民心理健康，在《"十四五"国民健康规划》中加大了对心理健康的强调力度，明确提出"到 2025 年心理相关疾病发生的上升趋势减缓，严重精神障碍、职业病得到有效控制"的发展目标。为了解当前国民心理健康状况并提供参考建议，本书基于近 20 万人次的调查，综合分析呈现了当前我国多个人群的心理健康基本特征。

全书分为总报告、分报告和专题报告三个部分。总报告基于 2022 年国民心理健康状况调查的核心成人样本，对国民心理健康状况与心理健康服务状况进行了分析探讨。结果显示，成年人群自评心理健康状况总体良好，抑郁风险检出率约为 1/10。不同职业群体呈现各有特征的心理健康状况，其中管理人员心理健康水平最高，无业/失业人员心理健康水平最低。来自工作、人际、家庭和健康生活方式的因素均对心理健康产生显著影响。国民心理健康服务的便利性和满意度较之以往显著上升。在此基础上，未来仍需继续提高心理健康服务的可及性和规范性，推动心理体检普遍开展，并关注心理健康风险突出的部分人群。

分报告基于 2022 年国民心理健康专项调查数据，分别对青少年、大学生、中小学教师、心理咨询师这四类群体的心理健康状况及相关影响因素进行了分析。其中，青少年群体抑郁风险高于成年群体；大学生特别是本科生

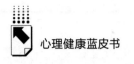

群体的抑郁风险突出，需多加关注；中小学教师与心理咨询师的抑郁风险低于普通人群，但亦有部分从业者具有不可忽视的抑郁风险。

专题报告围绕特定群体或特定心理健康主题展开，共包含8篇报告。其中，关于心理健康领域热点研究主题的分析报告，在国际心理学研究的背景下分析了我国当前研究的优势与不足，旨在为我国心理健康领域的研究者提供参考。以青少年、老年人、教师、心理咨询师四类人群为代表的心理健康素养专题报告和以北京市居民为例的心理健康科普需求报告，旨在为心理健康领域的科普宣传工作提供参考。有关青少年、高校学生与成年职业群体的人生意义感及其对心理健康影响的专题报告，旨在促进研究者与实践者对这一主题的关注。针对中小学群体的专题报告有3篇，分别侧重于乡村中小学生的心理健康状况、"双减"政策实施后对中小学生心理健康影响因素带来的变化，以及心理健康教育课程对中小学生心理健康的积极影响。针对大学生的专题报告有1篇，从负性情绪与睡眠健康状况角度关注大学生身心健康现状。这些报告为深度了解不同群体的心理健康状况提供了丰富的资料，并提出了相应对策建议。

关键词： 心理健康　心理健康素养　青少年　大学生　心理咨询师

Abstract

In 2021 – 2022, mental health risks rise to be one of the top 10 global risks under the impact of COVID – 19. As people's concern for mental health problems increased substantially, the whole society has continued to put more resource and effort in mental health area. In the 14th Five-Year Plan for National Health, more emphasis has been placed on mental health, as the development goal of "slowing down the rising trend of mental illnesses and effectively controlling serious mental disorders and occupational diseases by 2025" has been clearly stated. In order to provide essential information and valuable suggestions on mental health area, this book presents a comprehensive analysis of the characteristics of Chinese residents' mental health, based on a nationwide survey of about 200 thousand respondents.

The book is divided into three parts: general report, topical reports and special reports. The general report is based on the core adult sample of the 2022 National Mental Health Survey, and provide analysis on current state of residents' mental health and services they accessed. The results show that the self-rated mental health is generally good, with about 1 in 10 adults in the survey shows a risk of depression. Different occupational groups show different characteristics of mental health, with administrative staff and management at the best end and the unemployed at the worst end. Factors from work, interpersonal, family and lifestyles all have a significant impact on mental health. The accessibility and satisfaction of mental health services has increased significantly compared to the previous study. In the future, we need to keep on improving the accessibility and standardization of mental health services, promoting the popularization of psychological examinations, and providing more services for those groups with high mental health risks.

Based on data from the 2022 National Mental Health Survey, four topical

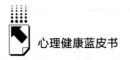
reports analyse the mental health status and related factors of four groups: adolescents, college students, primary and secondary school teachers, and counsellors. Among them, the risk of depression of adolescents is higher than that of adults; the risk of depression of college students, especially undergraduates, is prominent and requires urgent attention; the risk of depression among primary and secondary school teachers and counsellors is lower than that of the general population, but still some of them have a risk of depression that cannot be ignored.

The special reports are organized around certain groups of people or special mental health topics, which include eight articles. The report on hot research topics in the field of mental health analyses the strengths and weaknesses of China's current mental health research in the context of international psychological research, aiming to provide reference for researchers in China. There are two special reports aim to provide a reference for the promotion of mental health knowledge, one is on mental health literacy of four groups of people: adolescents, the elderly, teachers and counsellors, and the other is on the need of mental health knowledge, using Beijing residents as an example. A special report presents current characteristics of the meaning of life and its impact on mental health among adolescents, college students and adults, aiming to call more attention of researchers and practitioners to this topic. There are three special reports on primary and secondary school students, focusing on the mental health status of rural primary and secondary school students, the changes in factors affecting the mental health of primary and secondary school students after the implementation of the double reduction policy, and the positive impact on the mental health of primary and secondary school students through mental health education programs. There is also a special report on college students focusing on their physical and mental health status with the perspective of negative emotions and sleep health. These reports provide a rich source of information for an in-depth understanding of the mental health status of different groups, and also suggestions for future improvement.

Keywords: Mental Health; Mental Health Literacy; Adolescents; College Students; Counsellors

目　录 ❆

Ⅰ　总报告

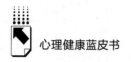
Ⅲ 专题报告

皮书数据库阅读**使用指南**

CONTENTS ↖↗

I　General Report

II　Topical Reports

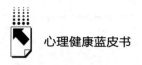
III   Special Reports

总 报 告

General Report

B.1

2022年国民心理健康调查报告：
现状、影响因素与服务状况

陈祉妍　郭　菲　方　圆*

摘　要： 2021~2022年国民心理健康状况调查共采集青少年与成年样本逾19万份，总报告抽取代表性成年人核心样本6859份，覆盖全国31个省、自治区、直辖市，东部地区占47.0%，中部地区占24.4%，西部地区占23.9%，东北地区占4.7%。男性占42.5%，女性占57.5%；平均年龄36.0岁；城镇户口占66.6%，农村户口占33.4%。结果显示，超80%成年人自评心理健康状况良好，成年人抑郁风险检出率为10.6%。随着年龄的增长和月收入的增加，心理健康状况水平更高。不同职业群体呈现各有特征的心理健康状况：管理人员心理健康状况最好，无业/失业人员心理健

---

* 陈祉妍，博士，中国科学院心理研究所教授，中国科学院心理研究所国民心理健康评估发展中心负责人，主要研究领域为国民心理健康评估与促进；郭菲，博士，中国科学院心理研究所助理研究员，研究方向为儿童青少年社会情绪与行为发展、家庭教养、心理测评等；方圆，博士，中国科学院心理研究所博士后，研究方向为心理健康大数据。

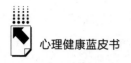
康状况最差。工作时间的变化、工作倦怠、朋友支持、婚恋关系、运动与午睡均对心理健康存在显著的积极或消极影响。心理健康服务的便利性、满意度均显著上升。基于本次调查，未来需继续提高心理健康服务的可及性和规范性，推动心理体检普遍开展，关注低收入群体、失业/无业群体、青年群体的心理健康状况，关注职业人群工作倦怠问题，加强对健康生活方式的倡导与支持。

关键词： 心理健康　抑郁　职业群体　工作倦怠　心理体检

一　引言

2021~2022 年，根据世界经济论坛发布的《2022 全球风险报告》（*The Global Risks Report 2022*），心理健康风险上升为全球十大风险之一。与此同时，全球精神卫生资源长期短缺，世界卫生组织指出，"各国必须采取紧急行动，确保所有人都能获得精神卫生支持"。①

我国近年来对心理健康的关注和投入持续增加。2022 年 4 月，国务院办公厅印发《"十四五"国民健康规划》，全文 19 处提到"心理"。② 相比2016 年底印发的《"十三五"卫生与健康规划》中 10 处提到"心理"（而且其中 4 处为专栏中重复提及），我国对于心理健康的重视程度进一步提高。《"十四五"国民健康规划》将心理健康内容明确纳入发展目标，提出到 2025 年，"心理相关疾病发生的上升趋势减缓，严重精神障碍、职业病得

① 《COVID-19 大流行促使全球焦虑和抑郁患病率增加 25%》，https：//www.who. int/zh/news/item/02-03-2022-covid-19-pandemic-triggers-25-increase-in-prevalence-of-anxiety-and-depression-worldwide。

② 《"十四五"国民健康规划》，https：//www.ndrc. gov. cn/fggz/fzzlgh/gjjzxgh/202206/t20220601_1326725. html? code=&state=123，最后访问日期：2022 年 12 月 22 日。

到有效控制"。其中，具体的心理健康工作内容主要体现在"全方位干预健康问题和影响因素"与"全周期保障人群健康"两大部分中。在"全方位干预健康问题和影响因素"中，有一段聚焦于"促进心理健康"，具体指出："健全社会心理健康服务体系，加强心理援助热线的建设与宣传，为公众提供公益服务。加强抑郁症、焦虑障碍、睡眠障碍、儿童心理行为发育异常、老年痴呆等常见精神障碍和心理行为问题干预。完善心理危机干预机制，将心理危机干预和心理援助纳入突发事件应急预案。"[①] 在"全周期保障人群健康"中，在保护妇女和儿童健康、促进老年人健康、加强职业健康保护、维护残疾人健康的相关内容中均突出了心理健康的内容。总的来说，《"十四五"国民健康规划》充分体现了整体健康的概念，心理健康是整体健康中不可或缺的一部分，涉及全国各类人群。

2021~2022 年，在各类人群中，青少年的心理健康问题引发了极大程度的关注。在政策层面，2021 年 7 月，中共中央办公厅、国务院办公厅印发《关于进一步减轻义务教育阶段学生作业负担和校外培训负担的意见》，简称"双减"政策，要求切实提升学校育人水平，持续规范校外培训，有效减轻义务教育阶段学生过重作业负担和校外培训负担。[②] "双减"政策推行后，小学生和初中生的睡眠时长、情绪健康等方面均有显著改善。同年 7 月，教育部办公厅发布《关于加强学生心理健康管理工作的通知》，凝练了保护和促进学生心理健康的各项关键措施，提出：加强源头管理，全方位提升学生心理健康素养；加强过程管理，提升及早发现能力和日常咨询辅导水平；加强结果管理，提高心理危机事件干预处置能力；加强保障管理，加大综合支撑力度。[③] 在法规层面，自 2021 年 6 月 1 日起，经第十三届全国人民

---

① 《"十四五"国民健康规划》，https://www.ndrc.gov.cn/fggz/fzzlgh/gjjzxgh/202206/t20220601_1326725.html？code=&state=123，最后访问日期：2022 年 12 月 22 日。

② 《关于进一步减轻义务教育阶段学生作业负担和校外培训负担的意见》，http://www.moe.gov.cn/jyb_xxgk/moe_1777/moe_1778/202107/t20210724_546576.html？ivk_sa=1024320u，最后访问日期：2022 年 12 月 22 日。

③ 《关于加强学生心理健康管理工作的通知》，http://www.moe.gov.cn/srcsite/A12/moe_1407/s3020/202107/t20210720_545789.html，最后访问日期：2022 年 12 月 22 日。

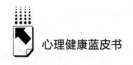
代表大会常务委员会第二十二次会议第二次修订的《未成年人保护法》施行，其中多处涉及对未成年人提供心理辅导、心理健康教育及其他心理干预。2021年10月，第十三届全国人民代表大会常务委员会第三十一次会议通过的《家庭教育促进法》指出，未成年人监护人在家庭教育中有责任关注和促进未成年人心理发展。政策法规的颁布与推行，引导着各级政府、有关部门、社会力量的工作方向，也促进着全社会观念和行为的改变，为青少年营造了更有益心理健康发展的环境。

随着我国对心理健康投入的增加，全社会心理健康意识的提高，心理健康服务数量快速增加，服务质量快速提升，这是一个对已经存在的国民心理健康需求的追及过程。在当前社会突出的压力与挑战下，随着国民心理健康素养水平的提升、各类心理健康服务的发展，国民心理健康将得到更好的促进与发展。

二　研究方法

（一）调查对象

2021~2022年国民心理健康状况调查经过公开征集与严格筛选，全国共有76家合作单位协助了本次调查，其中做出突出贡献的合作单位见本书的"致谢"部分。在合作单位的协助下，共采集包括青少年和成年人在内的调查总样本达191347份。本次调查的问卷包括普通成人简版、普通成人长版、大学生版、青少年版、教师版、心理健康工作者版六个版本。各版本调查内容与样本特征见本书的分报告与专题报告中的描述。本篇作为总报告，在总样本中抽取具有代表性的成年人样本，构成由6859名全国成年人组成的核心样本。

总报告以核心样本作为主要数据分析基础，部分辅以其他子样本数据和其他来源数据。核心样本的人口学变量特征为：男性占42.5%，女性占57.5%；年龄范围为18~78岁，平均值为36.0岁，标准差为10.3岁；城镇户口占 66.6%，农村户口占 33.4%；学历在大学以下的占 45.5%，大学及以上的占 54.5%；职业分布上，公司职员占 23.3%，专业技术人员占 26.2%，管理人员占 10.1%，公务员占 5.1%，企业工人占 6.5%，无业/失业/退休人员占 6.1%，其他各类职业人员占 22.8%。个人月收入在 2000 元以下的占 9.2%，2000～4000 元的占 23.5%，4000～6000 元的占 22.6%，6000～10000 元的占 25.5%，10000 元及以上的占 19.3%。东部地区占 47.0%，中部地区占 24.4%，西部地区占 23.9%，东北地区占 4.7%。

（二）调查工具

除核心监测工具中国心理健康量表（简版）、流调中心抑郁量表（简版）以外，同时使用了广泛性焦虑障碍量表、心理健康服务问卷及其他辅助调查工具。各项工具具体介绍如下。

1. 中国心理健康量表（简版）

中国心理健康量表（简版）为陈祉妍等于 2008 年编制的多维心理健康评估工具，适用于普通人群的心理健康状况评估。该工具包含情绪体验、自我认识、人际交往、认知效能、适应能力 5 个分量表，既可评估个体心理健康水平，也可反映个体内部的优势与不足。各维度和总分参照常模转化为以 500 分为平均分、100 分为标准差的心理健康指数，以便横向比较。该工具分为青少年版、成人版和老年版。各版本均符合心理测量学的要求，能够可靠、有效地评估国民的心理健康水平。本调查样本中总量表的 Cronbach's α 系数为 0.94，各分量表的 Cronbach's α 系数为 0.73~0.86。

2. 流调中心抑郁量表（简版）

流调中心抑郁量表（The Center for Epidemiological Studies Depression Scale，CES-D）为美国国家心理健康中心的 Radloff 于 1977 年编制，目前在国际上被广泛用于对普通人群进行抑郁症状的筛查，适用于青少年、成年和老年人群。中文简版共 9 题（CESD-9），由何津等（2013）以全国 30801 个普通人群样本和 415 个精神疾病患者样本为基础进行修订。量表要求答卷

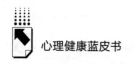

者使用0~3评定最近一周内症状出现的频次。量表得分0~9分代表无抑郁风险，10~16分代表轻度抑郁风险，17~27分代表抑郁高风险。该工具在本调查样本中的Cronbach's α系数为0.90。

3. 广泛性焦虑障碍量表

广泛性焦虑障碍量表（Generalized Anxiety Disorder-7，GAD-7）用于普通人群的焦虑水平评估。量表要求答卷者使用0~3评定最近两周内焦虑感受出现的频次。量表得分0~4分代表无焦虑风险，5~9分代表轻微焦虑风险，10~14分代表中度焦虑风险，15~21分代表高度焦虑风险。在本次调查中，使用10分及以上作为焦虑风险的检出标准。该工具在本样本中的Cronbach's α系数为0.92。

4. 心理健康服务问卷

心理健康服务问卷用于评估人们对当前心理健康服务状况与需求的感知，本次调查内容包括三类心理健康服务——心理咨询、心理课程和心理体检。前两类服务主要评估人们感知到的便利性与满意度，与2020年"心理健康蓝皮书"调查内容一致。心理体检主要评估人们的需求和预期，包括服务频率、服务机构和收费水平等。

5. 工作倦怠单题测量

工作倦怠单题测量的有效性已有多篇研究论文验证。本调查选用的单题测量来自Knox等（2018）的研究。测量方式是先描述工作倦怠的特征（"工作倦怠是指在工作中由长期的过度的压力导致的情绪、精神和身体的疲劳状态"），然后请调查对象采用1~5选项评估目前的工作状态。具体作答选项如下："1 我喜欢我的工作，我没有感到倦怠"；"2 我偶尔会感到压力，也不总像以前那样精力充沛，但没有感到倦怠"；"3 我确实感到倦怠，有相应的表现如身体或情绪上感到疲劳"；"4 我摆脱不掉倦怠，我常常想起工作中的挫折"；"5 我感到非常倦怠，不确定自己能不能撑下去，我可能需要做出改变或寻求帮助"。

以往研究通常认为选择"3"、"4"和"5"代表存在工作倦怠。本调查中划分如下："3"代表倦怠，"4"和"5"代表严重倦怠。

6. 疲劳感单题测量

疲劳感单题测量已在许多研究中应用。本调查选用的单题测量参考了 Van Hooff 等（2007）的研究。题目为："你目前的疲劳程度是？"调查对象采用 0~10 分进行评分，分值越高代表疲劳感越强。

7. 自编社会支持问卷

本调查中使用的社会支持问卷为参考国内外社会支持工具自编，主要评估主观感知到的情感支持与工具支持两个方面。题目为"当你遇到困难，有多少朋友会积极帮助你"（工具支持）和"当你遇到烦恼，有多少朋友是你会向他倾诉的"（情感支持）。每一题有 5 级选项，代表社会支持由低到高的程度，分别是"没有"、"1~2 个"、"3~5 个"、"6~10 个"和"10 个以上"。在本调查样本中，该问卷的 Cronbach's α 系数为 0.79。

8. 自编健康生活方式问卷

自编健康生活方式问卷主要评估运动与睡眠，用于探讨其对心理健康的影响。本次调查中询问的内容包括每周运动频率、每次运动时间、每日午睡时长等。

9. 自编背景信息问卷

自编背景信息问卷的评估内容包括性别、年龄、学历、收入、职业、婚恋状态等。

三　国民心理健康现状与趋势

（一）2022年国民心理健康状况

1. 不同年龄、不同收入下心理健康状况差异突出

本次调查中，抑郁风险检出率为 10.6%，焦虑风险检出率为 15.8%。本次调查的抑郁风险检出率略低于 2020 年调查的数据。抑郁和焦虑水平的影响因素高度相似，其中首要的影响因素是年龄与收入。

与历次调查结果相似，本次调查发现，在成年人群中，青年为抑郁的高

风险群体，18~24岁年龄组的抑郁风险检出率高达24.1%，与以往青少年群体的抑郁风险检出率相似（侯金芹、陈祉妍，2021），并显著高于其他年龄组。25~34岁年龄组的抑郁风险检出率为12.3%，显著低于18~24岁年龄组，显著高于35岁及以上各年龄组（见图1）。焦虑风险检出率的年龄差异呈现类似趋势。

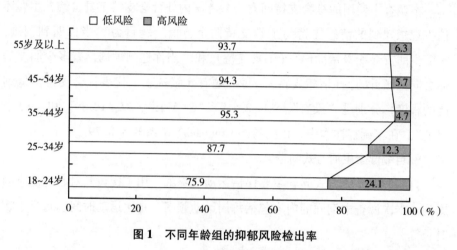

图1　不同年龄组的抑郁风险检出率

资料来源：中国科学院心理研究所国民心理健康数据库2022年心理健康蓝皮书数据集。

对不同收入群体间的差异检验发现，随着月收入的增加，抑郁风险检出率呈现曲线变化。与2020年调查结果相似的是，月收入2000元以下组的抑郁风险检出率最高，显著高于其他月收入组；与之前调查略有差异的是，月收入2000~4000元组的抑郁风险检出率显著低于月收入2000元以下组，但显著高于其他月收入更高的组别（见图2）。

年龄与收入不仅分别对个体心理健康产生重要影响，而且两者之间存在显著的交互作用。以焦虑风险检出率为例，在25~34岁年龄组，收入差异带来的焦虑风险检出率差异最大，这也是职业发展早期个人收入发生重要转变的年龄阶段。在其他年龄组，突出的差异往往出现在2000元以下组与其他组别之间（见图3）。

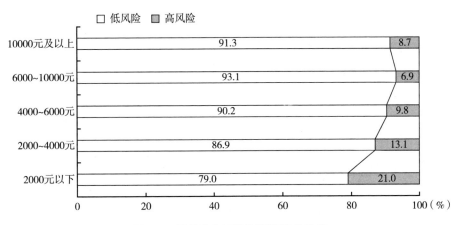

图2 不同月收入下的抑郁风险检出率

资料来源：中国科学院心理研究所国民心理健康数据库 2022 年心理健康蓝皮书数据集。

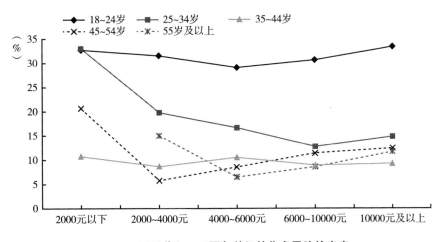

图3 不同月收入下不同年龄组的焦虑风险检出率

资料来源：中国科学院心理研究所国民心理健康数据库 2022 年心理健康蓝皮书数据集。

2. 不同职业群体呈现不同的心理健康特征

不同职业群体之间的心理健康状况存在显著差异。以抑郁为例，抑郁风险检出率最高的是无业/失业人员，高达31.0%，远远高于其他职业群体的抑郁风险检出率。抑郁风险检出率最低的是管理人员，为3.2%（见图4）。

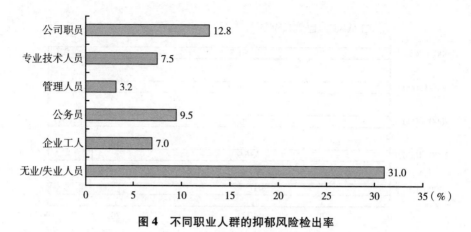

图4 不同职业人群的抑郁风险检出率

资料来源：中国科学院心理研究所国民心理健康数据库2022年心理健康蓝皮书数据集。

职业差异背后蕴含着收入水平的差异、社会地位与社交网络支持的差异。大体来说，收入水平较高、社会地位较高、社交网络支持较多的职业，通常心理健康水平更高。从这些角度来看，管理人员这一职业群体在上述方面均处于优势，而无业/失业人员在上述各方面均存在较多问题。

以多维心理健康指数为例，分析不同职业人群的心理健康差异，同样发现总体心理健康水平最低的是无业/失业人员，最高的是管理人员。与此同时，还可以从图5中看到，不同职业人群在通过"中国心理健康量表"评估的5维度上的优势与不足存在差异，呈现高低不一的曲线。相对而言，在不同职业人群之间差异最大的维度是自我认识。自我认识是心理健康的一个核心维度，这一差异显示职业身份对自我积极评价具有重要影响。

3. 心理健康的自我评估

使用单题请调查对象自评心理健康状况，即："你认为自己的心理健康状况如何？"选项有四，分别为"很好"、"中等"、"较差"和"不清楚"。自我评估认为"很好"的占35.9%，"中等"的占48.1%，"较差"的占13.9%，"不清楚"的占2.1%。那么，调查对象的自我评估准确度如何？

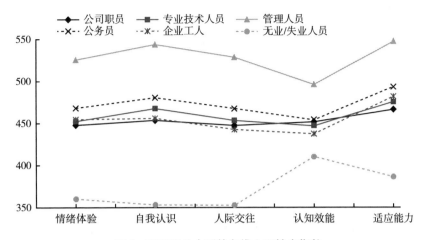

图5　不同职业人群的多维心理健康指数

资料来源：中国科学院心理研究所国民心理健康数据库2022年心理健康蓝皮书数据集。

从图6可见，不同自评水平的组别中抑郁风险检出率差异显著。在自评为心理健康状况"很好"的人群中抑郁风险检出率仅为0.9%，在自评为"中等"的人群中抑郁风险检出率为6.5%，而在自评为"较差"的人群中抑郁风险检出率则高达45.1%（见图6）。总的来说，单题自评具有较强的参考价值，在调查题目数量非常有限的情况下不失为一种替代完整心理量表的初筛方法。

不同自评水平的组别之间的心理健康指数各维度指标差异显著。从图7可见，在不同组别之间差值最小的是认知效能维度。这说明人们在自评心理健康的时候较为忽视认知效能维度的体验。

（二）一年变化感知

请调查对象分别评估与一年前相比自己的心理健康和周围的人的心理健康的变化情况，结果与以往调查结果相似。人们在评估自己的心理健康状况时更容易觉察到变化，并且更多的是感到好的变化。有44.6%的认为自己的心理健康状况变好了（包括"变好了很多"和"变好了一点点"），有31.9%的认为"没什么变化"，有23.6%的认为自己的心理健康状况变差了

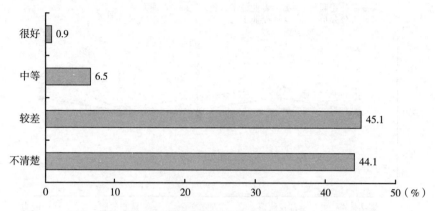

图 6 调查对象心理健康单题自评与抑郁风险检出率的关系

资料来源：中国科学院心理研究所国民心理健康数据库 2022 年心理健康蓝皮书数据集。

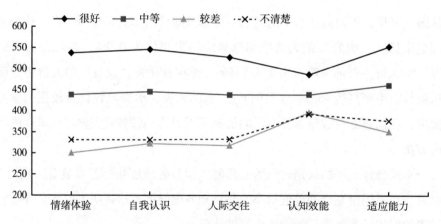

图 7 调查对象心理健康单题自评与心理健康指数的关系

资料来源：中国科学院心理研究所国民心理健康数据库 2022 年心理健康蓝皮书数据集。

（包括"变差了一点点"和"变差了很多"）；有 33.2% 的认为周围的人的心理健康状况变好了，有 40.1% 的认为没什么变化，有 26.8% 的认为周围的人的心理健康状况变差了（见图 8）。无论是在评估周围的人的心理健康状况变化还是自己的变化时，调查对象都倾向于认为变好的人数比例更高。

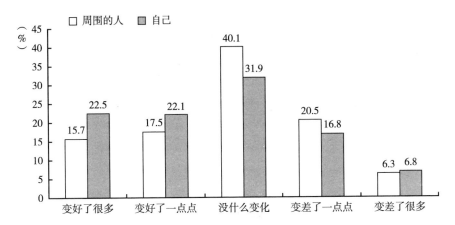

图8 感知自己与周围的人的心理健康状况与一年前相比的变化

资料来源：中国科学院心理研究所国民心理健康数据库2022年心理健康蓝皮书数据集。

四 国民心理健康状况的影响因素

1. 工作对心理健康的影响

本次调查从工作、家庭、社会支持、个人健康生活方式等方面探讨了不同因素对心理健康的影响。在工作方面，除前文已经进行的职业差异分析以外，我们重点分析一下当前工作状态与工作倦怠这两个因素对心理健康的影响。首先是当前的工作状态，我们以每天工作时间长度的变化为参考指标。调查中使用一个多重选择题询问调查对象当前的工作状态。由图9可见，无工作岗位/失业/待业人群的抑郁风险检出率最高，这一检出率与图4中无业/失业人员的抑郁风险检出率相似，但略有差别，因为无工作岗位/失业/待业人群还包含了少量虽未失业但当前没有工作岗位的调查对象。当前虽有工作岗位但基本没进行工作的群体，抑郁风险检出率次高，与无工作岗位/失业/待业人群非常接近。抑郁风险检出率最低的群体是每天工作时间与平时相似的这组人群，也就是说，在调查期间他们的工作状态是较为稳定的。而每天工作时间比平时更少或每天工作时间比平时更多的这两个群体，抑郁风险检出率接近，相比每天工作时间与平时相似这一群体高出许多。更少或更多的工作时间都会显著增加抑郁的风险，但其中的影响机制很可能不同。

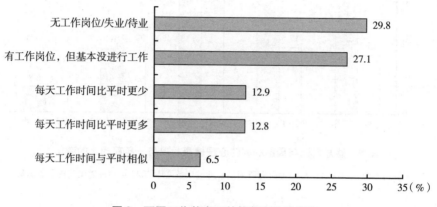

图9　不同工作状态下的抑郁风险检出率

资料来源：中国科学院心理研究所国民心理健康数据库2022年心理健康蓝皮书数据集。

关于工作倦怠，首先询问知晓率，结果发现有83.2%的调查对象知道工作倦怠。接着描述工作倦怠的特点，并请调查对象在5个选项中选择最符合自己的一个。5个选项分别是"我喜欢我的工作，我没有感到倦怠"（喜欢工作，无倦怠）、"我偶尔会感到压力，也不总像以前那样精力充沛，但没有感到倦怠"（有压力，无倦怠）、"我确实感到倦怠，有相应的表现如身体或情绪上感到疲劳"（倦怠）、"我摆脱不掉倦怠，我常常想起工作中的挫折"（严重倦怠）和"我感到非常倦怠，不确定自己能不能撑下去，我可能需要做出改变或寻求帮助"（严重倦怠，濒临崩溃）。结果如图10所示，共有37.7%的调查对象自我感觉存在工作倦怠（包括"倦怠"和"严重倦怠"），其中，有10.8%的调查对象报告了严重倦怠。分别统计不同工作倦怠水平下的抑郁风险，可以看到，在报告严重倦怠的组别中，抑郁风险检出率超过40%。存在工作倦怠但程度不严重（"倦怠"）的组别中，抑郁风险检出率为14.4%（见图11），略高于平均水平。不存在工作倦怠的组别中，抑郁风险检出率则很低。这一结果显示，工作倦怠与抑郁水平之间存在着较大重叠。一方面，需要关注严重工作倦怠者的抑郁风险；另一方面，工作倦怠也可能是因抑郁而导致的工作方面能力受损和感受消极。

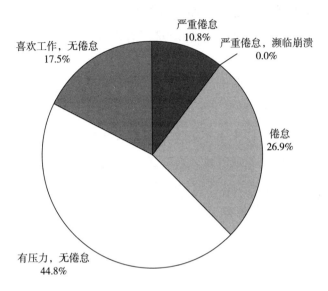

图 10　工作倦怠情况

资料来源：中国科学院心理研究所国民心理健康数据库2022 年心理健康蓝皮书数据集。

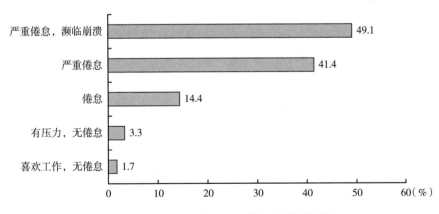

图 11　不同工作倦怠水平下的抑郁风险检出率

资料来源：中国科学院心理研究所国民心理健康数据库 2022 年心理健康蓝皮书数据集。

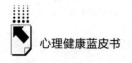

2. 家庭与社会支持对心理健康的影响

社会支持是保护心理健康的重要因素。本次调查从朋友支持与婚恋状态两方面分析社会支持对抑郁风险的影响。在朋友支持方面，本次调查使用了两个问题："当你遇到困难，有多少朋友会积极帮助你？"和"当你遇到烦恼，有多少朋友是你会向他倾诉的？"前者评估工具支持，后者评估情感支持。两题的选项均为：没有、1~2个、3~5个、6~10个、10个以上。图12显示了不同工具支持水平下的抑郁风险检出率，图13显示了不同情感支持水平下的抑郁风险检出率。可见，抑郁风险检出率随着朋友支持的增多而递减。当缺乏朋友支持的时候，抑郁风险检出率（32.3%）远高于平均水平（10.6%）。情感支持与工具支持具有相似的影响，而工具支持的影响略大。

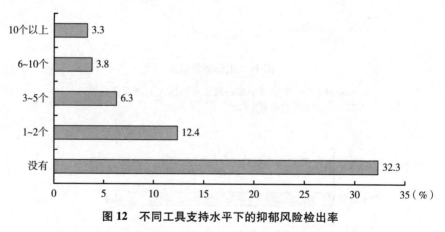

图 12　不同工具支持水平下的抑郁风险检出率

资料来源：中国科学院心理研究所国民心理健康数据库2022年心理健康蓝皮书数据集。

从婚恋状态来看，已婚群体的抑郁风险最低，未婚无对象群体的抑郁风险最高，抑郁风险检出率（23.6%）远高于已婚群体（5.7%）。虽然其中也叠加了一些年龄因素的影响，但仍显示了拥有亲密关系的支持对于心理健康的保护作用。从这一角度来说，促进青年人拥有稳定和谐的婚恋关系、促进婚姻家庭和谐，对人们的心理健康具有重要的价值。

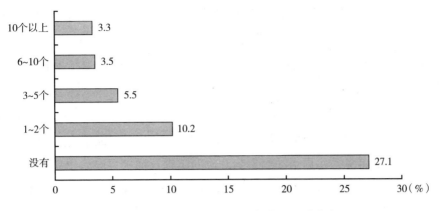

图13 不同情感支持水平下的抑郁风险检出率

资料来源：中国科学院心理研究所国民心理健康数据库2022年心理健康蓝皮书数据集。

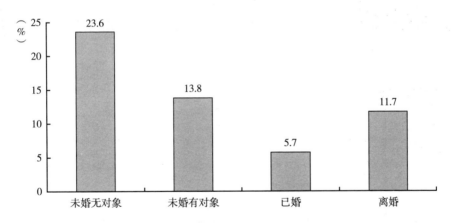

图14 不同婚恋状态下的抑郁风险检出率

资料来源：中国科学院心理研究所国民心理健康数据库2022年心理健康蓝皮书数据集。

3.运动与睡眠对心理健康的影响

健康生活方式对于心理健康的保护和促进作用，近年来积累的研究越来越多。充足而健康的睡眠有助于维护情绪稳定，睡眠不足和睡眠紊乱会增加产生抑郁等情绪障碍的风险。规律运动有助于预防和缓解焦虑和抑郁。对于抑郁症患者，运动疗法也是一项有效的治疗方式。本次调查发现，过去一个月，每周运动次数为0次的有21.0%，每周运动1次的有

17.7%，每周运动 2 次的有 21.3%，每周运动 3 次及以上的有 40.1%。这一分布情况与我国 2015 年体质监测中发现的体育人口（每周 3 次以上、每次 30 分钟以上中等强度运动）在全民中占 42.3% 的数据结果相近（于显洋、徐有彬，2021）。

本次调查重点关注了运动频率、单次运动时长、午睡时长对于抑郁风险的影响。分析发现，运动频率与单次运动时长均对心理健康产生显著的影响。从图 15 可见，每周运动频率为 0 次的组别，抑郁风险检出率远高于其他组别。事实上，这也是基本不运动与通常规律运动的人群之间的差异。随着每周运动频率的增加，抑郁风险检出率逐渐降低。不同运动频率的各组之间的抑郁风险检出率存在较大差异，而最大的差异是运动与不运动之间的差异。不运动的这组人群（每周运动次数为 0 次），抑郁风险检出率高达 22.6%，比每周运动 1 次的人群高 10.5 个百分点，比每周运动 3 次的人群高 16.5 个百分点。

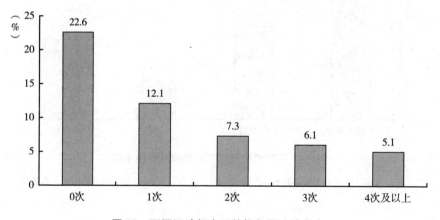

图 15 不同运动频率下的抑郁风险检出率

资料来源：中国科学院心理研究所国民心理健康数据库 2022 年心理健康蓝皮书数据集。

图 16 呈现了在每一运动频率下不同运动时长的两组之间抑郁风险检出率的差异。虽然在调查中具体划分了"不足 20 分钟"、"20~40 分钟"、"40~60 分钟"和"60 分钟及以上"的选项，但在数据分析时发现，20 分

钟及以上的各组之间并无显著差异，因此均合并为 20 分钟及以上。这也意味着从心理健康的收益来说，单次运动为 20 分钟及以上即有意义。当运动次数为每周 1 次时，并未发现运动时长为 20 分钟及以上具有更大的收益。但在运动频率高于每周 1 次时，每次运动时长 20 分钟及以上的组别，抑郁风险检出率均低于每次运动时长不足 20 分钟的组别。

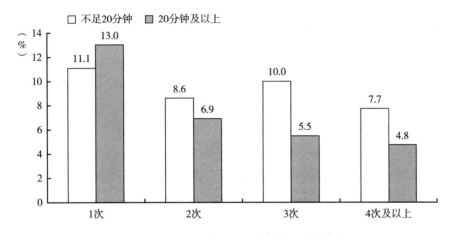

图 16　不同单次运动时长下的抑郁风险检出率

资料来源：中国科学院心理研究所国民心理健康数据库 2022 年心理健康蓝皮书数据集。

　　午睡在睡眠特征的研究中具有一定的独特性。首先，午睡习惯受到文化传统的影响，也受到生活方式的限制。所谓生活方式的限制，首先是指在工作场所是否拥有较为充足的午休时间，其次是指在工作场所或其附近是否有可供午睡的环境。这些必然限制一个人是否可以坚持午睡的习惯。而在有午睡条件的情况下，一个人是否选择午睡，则很大程度上受到传统习俗的影响。在我国文化中，比较倡导午睡习惯，例如倡导睡子午觉，而很多欧美国家则没有午睡的习惯。其次，午睡对于睡眠健康的影响方向也并不是单一的。对于有夜间入睡困难等睡眠障碍的人群，通常会被建议白天避免午睡，从而保证夜间有充足的睡眠渴求，以促进入睡。本次调查发现，调查对象中有约 1/4（25.1%）的通常不午睡，有 40.2% 的通常午睡时长在 30 分钟内，有 28.5% 的通常午睡时长为 30~60 分钟，有 6.3% 的通常午睡时长为 1 小时及以上。分析午睡与抑郁风险检出率的关系可以发现，适度午睡对于心理健康具有保护作用。由图 17 可见，不午睡组别的抑郁风险检出率最高，而午睡时长为 30~60 分钟组别的抑郁风险检出率最低。这与通常提倡的午睡在 30 分钟左右的健康建议基本吻合。午睡时长与抑郁风险检出率呈 U 形的关系，显示出适度时长的午睡不仅有利于生理状态的恢复，也有益于心理健康。

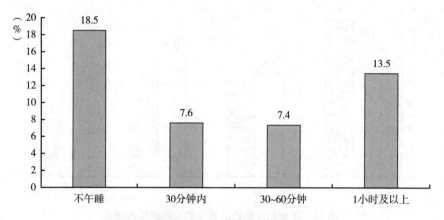

图 17 不同午睡时长下的抑郁风险检出率

资料来源：中国科学院心理研究所国民心理健康数据库 2022 年心理健康蓝皮书数据集。

4. 疲劳感与心理健康的关联

本次调查也设计了疲劳感的主观评估，并分析疲劳感与抑郁风险之间的关联。虽然我国国民心理健康素养大幅度提高，但对于自身心理健康的识别和判断能力仍有待提升。疲劳是一种主观上疲乏无力的不适感觉。但这种主观感觉并不单纯是生理状态，而是身心综合影响导致的。疲劳也很可能是多种生理疾病/心理疾病的表面症状，本次调查请调查对象采用 0~10 评级评价自己的主观疲劳感。继而对比不同疲劳状态下抑郁风险的检出率，结果如图 18 所示。可见，当主观评定的疲劳感达到 7 以后，抑郁风险检出率快速上升。这提示我们存在中重度疲劳感可能是抑郁的指征，同时强烈的疲劳感也可能是负面情绪所致。

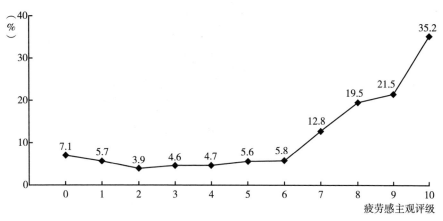

图18　不同疲劳感水平下的抑郁风险检出率

资料来源：中国科学院心理研究所国民心理健康数据库 2022 年心理健康蓝皮书数据集。

五　国民心理健康服务状况

1. 心理咨询与心理培训的便利性与满意度

本次调查分别从获得服务的便利性、对于服务的满意程度这两方面来考察调查对象对于心理咨询和心理课程这两类心理健康服务的感受。调查发现，在便利性上，调查对象对于心理课程的获得便利性感知略高于心理咨询，对于获得心理咨询服务感到"很便利"和"比较便利"的人占55%，对于获得心理课程感到"很便利"和"比较便利"的人占71%（见图19和图20）。比起2020年调查的结果，调查对象感知获得心理健康服务的便利性显著上升。

向总样本中3870名使用过心理咨询服务的调查对象询问其对心理咨询服务的满意度，向总样本中4807名参加过心理课程的调查对象询问其对心理课程的满意度。从图21和图22可见，对于心理咨询和心理课程这两类心理健康服务，总体上满意的人数居多。对心理咨询倾向于满意的（包括"很满意"和"比较满意"）人数占78%，而对心理课程感到满意（包括"很满意"和"比较满意"）的人数占89%。与2020年调查相比，对两类服务的满意度均显著上升。

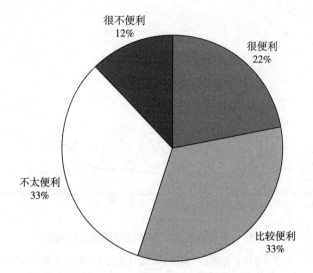

图19 调查对象对获得心理咨询的便利性感知

资料来源：中国科学院心理研究所国民心理健康数据库
2022年心理健康蓝皮书数据集。

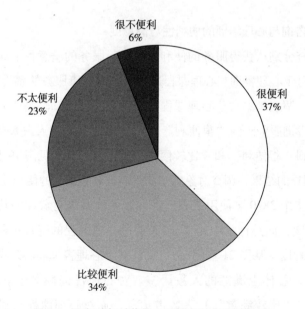

图20 调查对象对获得心理课程的便利性感知

资料来源：中国科学院心理研究所国民心理健康数据库
2022年心理健康蓝皮书数据集。

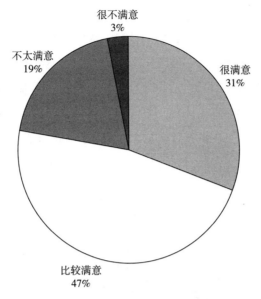

图 21　调查对象对心理咨询的满意度

资料来源：中国科学院心理研究所国民心理健康数据库
2022 年心理健康蓝皮书数据集。

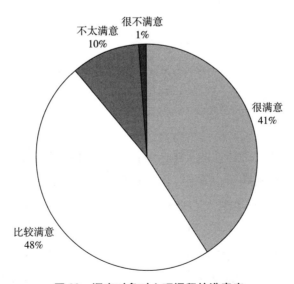

图 22　调查对象对心理课程的满意度

资料来源：中国科学院心理研究所国民心理健康数据库
2022 年心理健康蓝皮书数据集。

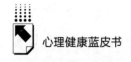

2. 心理体检需求状况

"心理体检"——个人心理健康的日常检测预警，已经作为一种健康理念日益普及，部分专业的体检中心、健康管理中心开始开展这项服务。本次调查中询问了调查对象认为进行心理体检合适的时间周期、收费标准、服务机构。调查发现，近七成（68.7%）的调查对象认为心理体检适合"半年一次"或"一年一次"，其次也有近两成（18.9%）的调查对象选择"不定期"进行心理体检（见图23）。

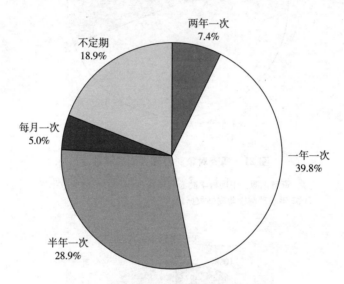

图23 调查对象希望开展心理体检的频率

资料来源：中国科学院心理研究所国民心理健康数据库2022年心理健康蓝皮书数据集。

对于希望提供心理体检的机构，调查对象选择的优先次序是医院、体检中心，单位和心理机构，也就是，由医疗系统例如医院或体检中心提供、在单位组织的日常体检中纳入心理健康检测，以及由专业的心理机构提供（见图24）。总的来看，约八成的调查对象希望心理体检与原有的常规体检结合，成为常规体检中的组成成分。

对于可接受的心理体检的收费水平，本次调查提供了一个多重选择题，从20元起列出了多个选项。选择最多的是50~100元这个区间，有26.2%的人；其次是100~200元，有23.5%的人；再次是20元以下，有18.9%的人（见图25）。

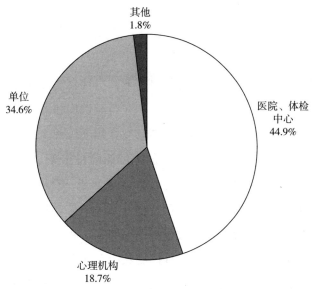

图 24 调查对象希望提供心理体检的机构

资料来源：中国科学院心理研究所国民心理健康数据库 2022 年心理健康蓝皮书数据集。

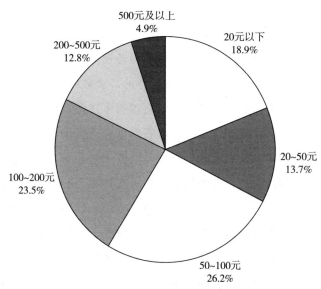

图 25 调查对象希望心理体检的收费水平

资料来源：中国科学院心理研究所国民心理健康数据库 2022 年心理健康蓝皮书数据集。

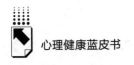

六 对策与建议

2021~2022年，在国家的重视与引领下，全社会的心理健康意识进一步增强。在国家有关部门的支持与引导下，在行业机构和专业人员的共同努力下，公众对心理健康服务的便利性与满意度大幅度提升。

在本次调查中，成年人核心样本的抑郁风险检出率总体上略低于2020年，部分原因在于本次调查样本的平均年龄略高于2020年样本，而心理健康水平呈现随年龄而上升的现象。还有部分原因则是近两年来心理健康服务的可及性有所提高，有助于更有效地帮助人们维护和促进心理健康。但同时仍需注意，尚有两成成年人自评心理健康状况存在问题，而抑郁风险检出率约为一成，这也意味着心理健康问题仍然是成年人群的高发问题，以抑郁为代表的问题较为普遍。我们需要共同努力以进一步维护和促进国民心理健康。

第一，继续提高心理健康服务的可及性和规范性。在本次调查中，人们对于心理咨询和心理课程的获取便利性和使用满意度都显著提升。本次调查有大量合作单位是心理学类机构，因此有可能造成一些样本偏差，即参加调研的人中有更多是已经触及心理健康服务的，而较难触及心理健康服务的人，在本次调查中所占比例较低。也就是说，本次调查对于便利性和满意度的结果很可能偏高。在便利性方面，尽管对于心理咨询获取的便利性大幅提高，但仍然不足六成，这意味着仍有大量人群未被覆盖。而当存在心理困扰的人无法及时获得以心理咨询为代表的服务支持时，心理问题有可能持续加重，甚至造成伤人伤己的风险。心理健康服务便利性的大幅度提升，部分是由于近年来大量心理咨询服务转为线上。通过线上提供服务摆脱了由居住地区偏远、附近心理健康服务资源不足等所带来的困境，部分解决了心理健康服务资源地区不平衡的问题，使得更多的人可以通过网络渠道寻找并获取心理咨询的服务资源。因此，借助网络科技是提高心理健康服务覆盖率的一项有效手段。但当前仍然存在优质心理咨询服务资源不足，往往需要长时间排队等待的情况。未来应进一步加强规范心理健康队伍建设，提高优质服务资源的比例。

第二，推动心理体检普遍开展。随着公众心理健康意识的不断增强，人们普遍认识到仅有身体健康是不够的，心理健康是整体健康中不可或缺的部分。相应的，健康体检中应纳入心理健康的检查内容，即心理体检。传统的健康体检通常一年一次，有助于早期发现疾病线索和健康隐患，而心理体检则可以评估心理健康状况及相关风险因素，早期发现心理健康异常。本次调查发现，近四成调查对象认为心理体检适合一年一次，约三成调查对象认为心理体检适合半年一次，显示出人们期待心理体检的频次与健康体检接近但略高。目前，我国已有不少地区的一些医院、体检中心或健康管理中心开展心理体检服务，未来应进一步提高心理体检的覆盖面，将心理体检稳定纳入健康体检的内容。心理健康专业机构也应提供具有专业性、特殊性的心理体检服务，并将心理体检与后续心理服务衔接起来。

第三，关注低收入群体与失业/无业群体。低收入群体与失业/无业群体不仅面临着较大的经济压力，也承受着较大的心理压力，两方面都增加了心理健康风险。有效的心理健康支持需要从缓解外部压力和心理压力两方面入手。从缓解外部压力的角度来说，采取有效措施，切实给予支持和帮助，例如提供更多的就业指导服务、就业相关培训、就业扶持政策等。对于存在生活困难及特殊压力的个体，需要有针对性地给予补贴或协助解决问题。从缓解心理压力的角度来说，这些群体往往存在着更突出的焦虑、抑郁情绪，容易自我评价偏低，这些心理困扰又会进一步阻碍其发挥能力从而有效解决生活各方面的问题。与其他群体相比，这些群体更需要心理健康服务，同时付费上也存在更多困难。因此，政府有关部门、公益组织等应设法为该群体提供低价或免费的公益咨询服务，提供心理健康相关公益讲座和培训，从而有效缓解心理压力，促进及早觉察自身的情绪困扰和心理阻碍，有效做出调整。

第四，关注与支持青年群体。青年群体处于心理健康风险较高的年龄段，在这一阶段存在着适应压力、工作压力、经济压力和婚恋方面的问题。

特别是在婚恋方面，未婚无对象的青年人群是抑郁风险较高的群体。亲密关系对于心理健康的影响常常超过其他方面的影响，解决青年人的婚恋问题对于维护心理健康具有十分重要的意义。从外部支持来说，要为青年群体提供更多支持，解决步入婚恋关系的困难。例如，群团组织可以定期组织单身交友等活动，特别是工作环境中性别比例不平衡的行业，单位更需要提供这类支持服务；用人单位要避免过多加班，及时缓解过大的工作压力，以保障青年在业余有交友恋爱的时间和精力；有关部门要对青年人婚姻中的实际需要提供更多支持和保障，例如住房、配偶落户等。从心理健康工作角度来说，学校要加强心理健康教育，提高学生的自我认识、情绪调控、人际交往、亲密关系等方面的知识和能力，培育积极健康的婚恋观，提高青年群体解决婚恋问题的能力与信心。

第五，关注工作倦怠，加强职业指导，提供心理服务。本次调查发现超过1/3的调查对象自评处于工作倦怠之中，而工作倦怠群体的抑郁风险检出率远高于无工作倦怠群体。因此，及时识别与缓解工作倦怠，是降低抑郁风险、促进职业人群心理健康的重要入手点。工作倦怠的影响因素包括来自工作层面的与个人层面的。在工作层面，职工缺乏自主权/控制感、缺乏技能提升机会、工作负担过大/时间过紧、缺乏来自上级与同事的人际支持等，都让工作倦怠更可能发生。因此，在上述这些工作特征方面做出改变，有助于预防和缓解工作倦怠。在个人层面，个人与工作特征不匹配、对于自身苛求、缺乏应对压力的有效技能等，也让工作倦怠更容易发生。因此，加强职业指导服务和心理健康服务，也是减少工作倦怠的有效方法。

第六，加强对健康生活方式的倡导与支持。遵循健康生活方式，可以实现身体健康与心理健康的"双赢"。通过加强宣传教育，让人们普遍知晓规律运动、科学睡眠对心理健康的促进作用，从而让人们更普遍、更主动地遵循健康生活方式。即使日常运动量没有达到"体育人口"的标准，只要每周运动，心理健康状况就显著好于不运动的情况。在以往关注夜间睡眠的基础上，本次调查特别关注了午睡与心理健康的关系，发现适度午睡（不超过一小时）的人群抑郁风险检出率较低。随着现代生活方式的变化，午睡可能受到更多条件的限制。例如，在学习或工作地点离家较远又缺乏午睡的空间、午间休息时间过短或不稳定等情况下，往往要放弃午睡。本次调查发现，近3/4的调查对象通常午睡，说明午睡习惯或者说午睡需求在成年人中是普遍存在的。工作单位通过保障职工的午睡条件，不仅有助于提高下午的工作效率，也有助于维护职工的心理健康。

参考文献

何津、陈祉妍、郭菲、章婕、杨蕴萍、王倩，2013，《流调中心抑郁量表中文简版的编制》，《中华行为医学与脑科学杂志》第22卷第12期，第1133~1136页。

侯金芹、陈祉妍，2021，《2009年和2020年青少年心理健康状况的年际演变》，《中国国民心理健康发展报告（2019~2020）》，社会科学文献出版社，2021。

于显洋、徐有彬，2021，《中国群众体育参与变迁的群体分化——基于"中国综合社会调查"数据分析》，《上海体育学院学报》第11期。

Knox, M., Willard-Grace, R., Huang, B. et al. 2018. "Maslach Burnout Inventory and a Self-Defined, Single-Item Burnout Measure Produce Different Clinician and Staff Burnout Estimates." *Journal of General Internal Medicine* 33：1344-1351.

Van Hooff, M. L., Geurts, S. A., Kompier, M. A. and Taris, T. W. 2007. "How Fatigued Do You Currently Feel? Convergent and Discriminant Validity of a Single-Item Fatigue Measure." *Journal of Occupational Health* 49：224-234.

分 报 告
Topical Reports

B.2
2022年青少年心理健康状况
调查报告

郭菲　王薪舒　陈祉妍*

摘　要： 青少年是国家未来的主人翁和建设者。青少年时期是一个身心快速发展、面临多个成长议题的重要成长阶段，在全球范围内青少年都是心理健康问题的多发人群。青少年的心理健康问题不仅会导致个人痛苦、造成家庭负担，也会给社会发展带来潜在的消极影响。因此，及时了解青少年的心理健康状况和影响因素具有重要意义。本报告对全国范围内超过三万名青少年的调查数据进行了分析。结果发现，参加调查的青少年中有14.8%存在不同程度的抑郁风险，相比2020年有所下降。女生相对男生有更高的抑郁、孤独得分；总体上，抑郁、孤独、手机成瘾得分有随着年级

---

* 郭菲，博士，中国科学院心理研究所助理研究员，研究方向为儿童青少年社会情绪与行为发展、家庭教养、心理测评等；王薪舒，中国科学院心理研究所、中国科学院大学硕士研究生，研究方向为发展与教育心理学；陈祉妍，博士，中国科学院心理研究所教授，中国科学院心理研究所国民心理健康评估发展中心负责人，主要研究领域为国民心理健康评估与促进。

增长而升高的趋势；住校、父母外出工作、多子女家庭中排行老三或更小的青少年有更多抑郁、孤独、手机成瘾问题。进一步从个人因素、家庭因素和社会环境因素对青少年心理健康的影响因素进行的分析表明，内在状态不佳，如低生命意义感、高空虚感与青少年更高的抑郁、孤独和手机成瘾相关；更充足的睡眠和运动量有助于降低青少年的抑郁、孤独和手机成瘾；相对同龄人，青春期过早或过晚启动都可能对心理健康产生负面影响；家庭社会经济地位、家庭结构、父母的养育风格和父母关系均是青少年心理健康的重要影响因素；而地区或户口所在地这样相对的外围远端因素也显示出一些小效应的影响，西部地区或农村户口的青少年的心理健康水平总体更低。结合调查结果，本报告提出了包括进一步完善青少年心理健康筛查和检测机制，着力加强西部地区及农村地区青少年的心理健康工作，加强对高风险群体的心理健康的精准预防和干预工作，进一步保障青少年获得足够的睡眠和运动，倡导青少年健康使用手机、减少手机成瘾风险的相关对策和建议。

关键词： 青少年心理健康　抑郁　手机成瘾　孤独

少年强则国强，少年进步则国进步。青少年的健康成长关系到千家万户的幸福、社会稳定，也关乎国家的发展和民族的未来。国务院印发的《中国儿童发展纲要（2021—2030年）》指出，"当代中国少年儿童既是实现第一个百年奋斗目标的经历者、见证者，更是实现第二个百年奋斗目标、建设社会主义现代化强国的生力军"，并且明确将"增强儿童心理健康服务能力，提升儿童心理健康水平"① 作为主要目标之一。2022年，《国务院办公厅关于印发"十四五"国

---

① 《国务院关于印发中国妇女发展纲要和中国儿童发展纲要的通知》，http://www.gov.cn/zhengce/content/2021-09/27/content_ 5639412.htm，最后访问日期：2022年8月15日。

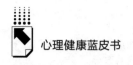

民健康规划的通知》强调要"促进儿童青少年身心健康，加强心理教育"（国务院，2021）。

青少年时期是一个身心都会经历快速发展变化的重要成长阶段，对之后的成长有着至关重要的影响。这一阶段同时也是心理健康问题的高发期，在世界范围内青少年群体的心理健康问题都是各国普遍关注的。大约一半的心理障碍首次发生是在 14 岁以前（Patel et al.，2018）。世界卫生组织的数据显示，在全球范围内，10~19 岁的青少年中估计有约 14% 的存在心理健康问题，且其中很多并未得到发现和治疗。① 在我国，青少年也是心理问题的多发群体，例如，2020 年的调查显示抑郁风险的检出率，在小学 4~6 年级学生中为 11.4%，初中学生中为 26.6%（侯金芹、陈祉妍，2021）。

提升我国青少年的心理健康水平，首先需要对这一群体的心理健康状况有所了解，把握其中的风险因素和保护性因素，从而有助于发现问题，有的放矢地开展心理健康服务工作。2020 年以来，各级部门又陆续出台了一些有针对性的政策和举措，如"双减"。同时，与 2020 年疫情刚开始时不同，那时中小学生更多是居家上网课，而 2022 年全国大部分地区处于常态化防控阶段，绝大部分中小学生恢复了正常的学习生活。在这样的社会背景下，本次对小学和初中的青少年学生进行了调查。本报告根据调查数据对这一群体的心理健康状况及其不同方面的影响因素进行分析，并基于调查结果就进一步促进中国青少年心理健康提出了相关的对策建议。

一 研究方法

（一）调查对象

本次调查采用网络平台进行在线收集数据，2022 年 3 月至 6 月共收集青少年问卷 33249 份，剔除无效问卷后，有效问卷 30746 份，有效回收率为

---

① Adolescent Mental Health，https：//www.who.int/news - room/fact - sheets/detail/adolescent - mental-health，最后访问日期：2022 年 8 月 15 日。

92.5%。调查对象分布于 29 个省（自治区、直辖市），其中山西省 8580 人（27.9%），安徽省 4421 人（14.4%），湖南省 3927 人（12.8%），重庆市 2959 人（9.6%），福建省 1999 人（6.5%），山东省 1630 人（5.3%），河南省 1487 人（4.8%），北京市 1471 人（4.8%），其他地区 4272 人（13.9%）。调查对象年龄范围为 10~16 岁，包括从小学四年级到初中三年级的小学生和初中生，平均年龄为 12.79±1.49 岁。调查对象基本情况如表 1 所示。

表 1　调查对象基本情况

单位：人，%

分布特征	人数	百分比	分布特征	人数	百分比
性别			父亲文化程度		
男	15603	50.7	小学及以下	2217	7.4
女	15143	49.3	初中	10601	35.4
民族			高中或中专	7499	25.1
汉族	28933	94.1	本科或大专	8660	28.9
少数民族	1813	5.9	硕士及以上	948	3.2
年级			母亲文化程度		
四年级	2187	7.1	小学及以下	2980	10.0
五年级	6661	21.7	初中	10417	34.9
六年级	6265	20.4	高中或中专	7044	23.6
初一	6707	21.8	本科或大专	8564	28.7
初二	5506	17.9	硕士及以上	863	2.9
初三	3420	11.1	家庭经济		
出生排行			很宽裕	2161	7.0
独生子女	10900	35.5	中等	21390	69.6
老大	10602	34.5	中下	5515	17.9
老二	7939	25.8	比较困难	1680	5.5
老三或更小	1305	4.2	家庭结构		
是否住校			核心家庭	18230	62.1
是	3529	11.5	主干家庭	6777	23.1
否	27217	88.5	联合家庭	733	2.5
留守情况			单亲/离异家庭	2804	9.6
没有	22224	72.3	隔代养育家庭	800	2.7
父亲外出	6219	20.2	地区		
母亲外出	776	2.5	东部	7581	24.7
父母均外出	1527	5.0	中部	18511	60.2
户口类型			西部	4652	15.1
城镇	15779	51.3			
农村	14967	48.7			

注：父亲文化程度、母亲文化程度、家庭结构和地区数据存在缺失值。

资料来源：中国科学院心理研究所国民心理健康数据库 2022 年心理健康蓝皮书数据集。

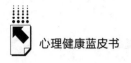
（二）调查工具

1. 流调中心抑郁量表（简版）

流调中心抑郁量表（The Center for Epidemiological Studies Depression Scale，CES-D）为美国国家心理健康中心的 Radloff 于 1977 年编制，适用于不同年龄段人群，被广泛用于对普通人群抑郁症状的筛查。CES-D 采用 0~3 点评分，由调查对象评定最近一周内相关抑郁症状出现的频率。9 题中文简版（CESD-9）由何津等（2013）修订，包括情绪低落、人际交往困难、睡眠困扰等症状。量表总分 0~9 分提示无明显抑郁问题，以 10 分为轻度抑郁风险划界分，17 分为重度抑郁风险划界分。本量表具有良好的信效度，本次调查内部一致性信度为 0.88。

2. UCLA 孤独量表

UCLA 孤独量表（UCLA Loneliness Scale，ULCA）是 Russel 于 1980 年编制，主要用于评估个体的孤独感，是评估孤独状况最为常见的工具之一。本次调查使用 3 题简版 UCLA 孤独量表（Hughes，et al.，2004），采用 3 点计分，1 代表"几乎不"，2 代表"有时候"，3 代表"经常"。总分 3~9 分，分数越高表示孤独感程度越高。本量表具有良好的信效度，本次调查内部一致性信度为 0.86。

3. 智能手机依赖量表-简版

智能手机依赖量表-简版（Smartphone Addiction Scale-Short Version，SAS-SV）是 Kwon 等人于 2013 年在智能手机依赖量表（Smartphone Addiction Scale，SAS）的基础上进行修订和简化的版本，主要用于评估手机成瘾或依赖的程度（Kwon et al.，2013）。SAS-SV 使用 6 点计分的方式，1 代表"非常不同意"，6 代表"非常同意"。本次调查使用 Cheung 等（2019）使用的中本版 SAS-SV，共 10 题，总分 10~60 分，分数越高代表手机成瘾倾向越严重。本次调查内部一致性信度为 0.89。

4. 生命意义感量表

生命意义感量表（Meaning in Life Questionnaire，MLQ）由 Steger 等于 2006

年编制，主要用于评估个体的生命意义感（Steger et al.，2006）。MLQ 使用 7 点计分的方式，1 代表"完全不符合"，7 代表"完全符合"。该量表共 10 题，包括目前生命意义感和寻找生命意义感 2 个维度，每个维度包含 5 个题目，分数越高代表生命意义感越强。两个维度的内部一致性信度分别为 0.84 和 0.88。

5. 空虚无聊问卷

空虚无聊问卷为自编问卷，用于评估个体的空虚无聊程度。采用 5 点计分的方式，1 代表"从不"，2 代表"很少"，3 代表"有时"，4 代表"经常"，5 代表"总是"。分数越高代表空虚无聊程度越高。本次调查内部一致性信度为 0.92。

6. 青春期发育时相题目

使用 Dubas、Graber 和 Petersen（1991）编制的感知青春期发育时相题目（Perceived Pubertal Timing Item），主要用于评估个体主观感知青春期的时间。量表包括 1 个条目："你身体发育和你同年龄、同性别的人比起来？"选项分别为"晚多了"、"晚一点"、"差不多"、"早一点"和"早多了"。选择前两项的为相对晚熟者，选择后两项的为相对早熟者，选择中间一项的为适时发育者。

二 青少年心理健康状况

（一）抑郁

1. 总体状况

抑郁是青少年最为多见的一种心理健康问题，主要表现为较长时间的持续情绪低落、兴趣丧失、思维迟缓等症状。抑郁是自杀的重要风险因素，也会对青少年的认知、社交、学业等多方面产生消极影响。

调查结果显示，在参加调查的青少年中，平均抑郁得分为 4.63±5.12 分。14.8%的青少年可能有一定程度的抑郁表现（有"轻度抑郁风险"和"重度抑郁风险"），其中，有 4.0%的抑郁得分较高，属于重度抑郁风险群体，有 10.8%的为轻度抑郁风险群体（见图 1），需进行有效干预和及时调整，以免进一步加重而出现更严重的症状。2020 年，同年级段（小学四年级到初三）青少年的调查结果显示，有轻度抑郁风险和重度抑郁风险的分别为 13.7% 和 5.3%（侯金芹、陈祉妍，2021）。本次调查相比 2020 年的调查，青少年的抑郁风险比例总体有所下降。

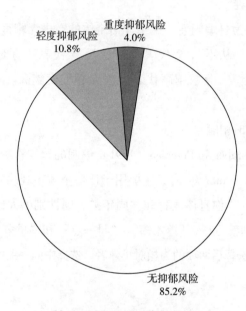

图 1 不同抑郁风险检出率

资料来源：中国科学院心理研究所国民心理健康数据库 2022 年心理健康蓝皮书数据集。

2. 群体比较

（1）女生比男生有更高的抑郁风险

抑郁得分在不同群体间存在差异。首先在性别上，独立样本 t 检验显示，总体上女生的抑郁水平显著高于男生；女生中存在轻度抑郁风险和重度抑郁风险的比例分别为 12.5% 和 5.0%，而在男生中相应的比例分别为 9.2% 和 3.0%（见表 2）。

（2）多子女家庭中排行靠后的青少年的抑郁风险更高

出生排行不同的青少年的抑郁状况也存在差异。首先，独生子女整体的

表2 不同群体抑郁状况及差异

群体	平均数±标准差	t/F	Cohen's D/η^2	抑郁风险检出率(%)			$\chi^2(df)$	Cramer's V
				无抑郁风险	轻度抑郁风险	重度抑郁风险		
性别								
女	5.05 ± 5.41	-14.27 ***	-0.163	82.5	12.5	5.0	181.57(2) ***	0.077
男	4.22 ± 4.79			87.8	9.2	3.0		
出生排序								
独生子女	4.33 ± 4.99	28.22 ***	0.003	86.7	9.7	3.6	45.52(6) ***	0.027
老大	4.71 ± 5.12			85.1	10.9	4.0		
老二	4.80 ± 5.20			84.0	11.7	4.3		
老三或更小	5.49 ± 5.57			81.2	13.3	5.5		
是否住校								
是	5.02 ± 5.20	4.68 ***	0.085	83.2	12.9	3.9	18.29(2) ***	0.024
否	4.58 ± 5.11			85.5	10.9	4.0		
留守情况								
没有	4.36 ± 4.92	92.38 ***	0.009	86.7	9.9	3.4	185.19(6) ***	0.055
父亲外出	5.15 ± 5.39			82.7	12.1	5.2		
母亲外出	5.71 ± 5.81			78.9	15.2	5.9		
父母均外出	6.02 ± 5.96			77.1	16.2	6.7		

*** $p<0.001$。

资料来源：中国科学院心理研究所国民心理健康数据库2022年心理健康蓝皮书数据集。

抑郁水平要低于非独生子女；其次，在非独生子女中，排行靠后的老三或更小的抑郁得分更高，老大和老二之间差异不显著。同时，从抑郁风险的比例看差异也是显著的。独生子女中存在抑郁风险[①]的比例为13.3%，非独生子女中老大存在抑郁风险的比例为14.9%，老二存在抑郁风险的比例为16.0%，而排行老三或更小的学生存在抑郁风险的比例为18.8%。

---

① 包括"轻度抑郁风险"和"重度抑郁风险"，下同。

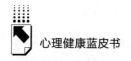

（3）住校学生的抑郁风险更高

住校学生的抑郁得分总体高于不住校学生，其存在抑郁风险的比例也略高。不住校的学生中存在轻度抑郁风险和重度抑郁风险的比例分别为10.5%和4.0%，而在住校学生中这两项的比例分别为12.9%和3.9%。

（4）留守青少年有更高的抑郁风险

留守状况通过青少年回答"最近一年内，你的父母有没有离开家去外地工作"来判断，共有父亲外出、母亲外出、父母均外出三种留守类型。结果显示，非留守青少年的抑郁得分整体低于三类留守青少年，而抑郁得分最高的是父母均外出的组，其次是母亲外出的组，这两组间的差异不显著。非留守青少年中约有13.3%存在不同程度的抑郁风险；在留守青少年中，父母均外出和母亲外出的，存在抑郁风险的比例均超过了两成，父亲外出的青少年中也有17.3%的抑郁风险检出率。

（5）随着年级增长，抑郁风险有升高的趋势

随着年级增长，抑郁得分呈现整体升高的趋势（$F = 119.64$，$p < 0.001$，$\eta^2 = 0.019$），特别是在初中阶段。小学阶段抑郁平均得分为3.95±4.58分，而初中阶段为5.29±5.52分。初中三个年级的抑郁得分均显著高于小学三个年级，初中三个年级也存在显著差异，年级越高，抑郁得分越高（见图2）。

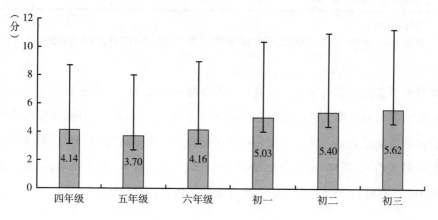

图 2　不同年级青少年的抑郁得分

资料来源：中国科学院心理研究所国民心理健康数据库 2022 年心理健康蓝皮书数据集。

各年级抑郁风险检出率的差异是显著的（$\chi^2(10) = 453.30$，$p < 0.001$，Cramer's $V = 0.086$），小学阶段存在抑郁风险的学生在一成左右，重度抑郁风险检出率为2.1%~3.1%；初中阶段存在抑郁风险的学生约占两成，重度抑郁风险检出率为4.8%~6.0%。如表3所示，与2020年相比，2022年小学生抑郁风险检出率基本相当，轻度抑郁风险检出率略有下降；而在初中生中，三个年级的抑郁风险检出率均有所下降。

表3 2020年和2022年不同年级青少年抑郁风险检出率对照

单位：%

年级	2020年调查			2022年调查		
	无抑郁风险	轻度抑郁风险	重度抑郁风险	无抑郁风险	轻度抑郁风险	重度抑郁风险
四年级	88.7	9.4	1.9	89.1	8.1	2.8
五年级	90.3	7.4	2.3	90.9	7.0	2.1
六年级	86.9	9.8	3.3	87.6	9.3	3.1
初一	75.3	16.5	8.2	82.9	12.3	4.8
初二	73.8	18.6	7.6	80.5	14.0	5.5
初三	71.1	20.3	8.6	79.4	14.6	6.0

资料来源：中国科学院心理研究所国民心理健康数据库2020年心理健康蓝皮书数据集与2022年心理健康蓝皮书数据集。

（二）孤独

1. 总体状况

孤独是衡量心理健康的重要指标，是个体社会关系得不到满足时产生的负性情绪体验（Cole et al.，2021）。青少年处于人生发展的关键期，同他人进行人际交往、构建人际关系，进而获得社会支持是一种基本发展需要（Luo，Wu，& Zhang，2021）。国内外研究发现，孤独是自杀等严重危害个体生命安全的重要预测因素（Hawkley & Cacioppo，2020；Lew et al.，2020）。本次调查结果显示，在参加调查的青少年中，平均孤独得分

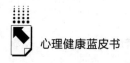

为 4.36±1.61 分。总体上四成左右的青少年有时和经常缺少伙伴、感到被冷落或与人隔开（见图 3）。

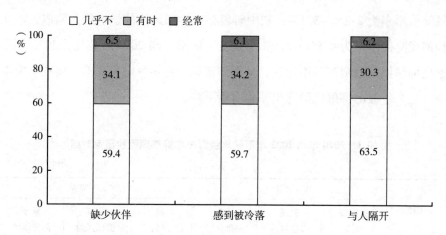

图 3　三个条目上青少年不同孤独程度的占比

资料来源：中国科学院心理研究所国民心理健康数据库 2022 年心理健康蓝皮书数据集。

2. 群体比较

孤独得分在不同群体间存在差异。在性别上，独立样本 t 检验显示，总体上女生的孤独水平显著高于男生（见表 4）。

出生排行不同的青少年的孤独状况也呈现差异。首先，独生子女整体的孤独水平要低于老二和老三或更小，老大和独生子女间的差异不显著；其次，在非独生子女中，排行靠后的老三或更小的孤独得分更高，老大和老二之间差异不显著。

住校学生的孤独水平总体高于非住校学生。留守状况结果显示，非留守青少年的孤独水平整体低于三类留守青少年，而孤独得分最高的是父母均外出的组，其次是母亲外出的组，最后是父亲外出的组。其中母亲外出的组与父亲外出的组在青少年的孤独得分上没有显著差异。

随着年级增长，孤独水平呈现整体先下降后升高的趋势（$F = 29.96$，$p < 0.001$，$\eta^2 = 0.005$）。小学阶段孤独平均得分为 4.26±1.56 分，而初中阶段为 4.46±1.66 分。小学五年级学生的孤独感低于小学四年级学生和小学六年级

学生，小学四年级学生和小学六年级学生的孤独感无显著差异。初一学生的孤独感显著高于小学五、六年级学生，初二和初三学生的孤独感显著高于小学四、五、六年级学生。初中各年级学生间的孤独感没有显著差异（见图4）。

表4 不同群体孤独状况及差异

群体	平均数 ±标准差	t/F	Cohen's D/η^2
性别			
女	4.53±1.67	−17.97***	−0.205
男	4.20±1.54		
出生排序			
独生子女	4.32±1.59	10.31***	0.001
老大	4.36±1.61		
老二	4.39±1.64		
老三或更小	4.57±1.73		
是否住校			
是	4.50±1.69	5.05***	0.092
否	4.34±1.60		
留守情况			
没有	4.28±1.58	70.82***	0.007
父亲外出	4.51±1.66		
母亲外出	4.61±1.68		
父母均外出	4.75±1.76		

*** $p<0.001$。

资料来源：中国科学院心理研究所国民心理健康数据库2022年心理健康蓝皮书数据集。

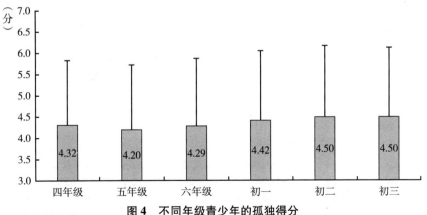

图4 不同年级青少年的孤独得分

资料来源：中国科学院心理研究所国民心理健康数据库2022年心理健康蓝皮书数据集。

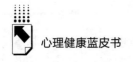

（三）手机成瘾

1.总体状况

2022年2月25日，中国互联网络信息中心（CNNIC）发布的《第49次中国互联网络发展状况统计报告》显示，我国未成年网民已达1.83亿人，其中城镇和农村未成年网民通过手机上网的比例分别高达92.0%和92.7%[1]，手机已成为青少年上网的主要途径。2022年2月，世界卫生组织（WHO）宣布《国际疾病分类》第11版（ICD-11）正式生效，"游戏障碍"（Gaming Disorder）被列入其中，包括在线游戏造成的游戏障碍。[2]《2020年全国未成年人互联网使用情况研究报告》表明，未成年网民中有62.5%会经常在网上玩游戏，而手机是未成年人上网玩游戏的主要设备，玩手机游戏的比例为56.4%。[3]个体持续、强烈地对手机产生渴求感和依赖感就会形成手机过度依赖或手机成瘾，会对青少年的成长和发展带来许多负面影响，与睡眠障碍、焦虑、抑郁、学业问题等密切相关（Yang et al.，2020）。

本次调查结果显示，在参加调查的青少年中，平均手机成瘾得分为25.63±11.40分。一部分青少年可能已经对手机产生了一定的心理依赖，如对于"我不能忍受没有手机"一题的回答中，有33.4%的青少年不同程度地对此表示同意（见图5）。

一部分青少年可能由于使用手机而对其现实学习产生消极影响，如被问及是否同意自己"由于使用手机而没有完成要做的工作"时有39.8%的青少年选择"完全不同意"，有15.4%的青少年选择"有些不同意"，有11.5%的青少年选择"有点不同意"，有18.8%的青少年选择"有点同意"，

①《第49次中国互联网络发展状况统计报告》，http://www.cnnic.net.cn/hlwfzyj/hlwxzbg/hlwtjbg/202202/P020220311493378715650.pdf，最后访问日期：2022年8月22日。

② ICD-11 for Mortality and Morbidity Statistics（ICD-11 MMS），https://icd.who.int/browse11/l-m/en，最后访问日期：2022年8月26日。

③《2020年全国未成年人互联网使用情况研究报告》，http://www.cnnic.cn/NMediaFile/old_attach/P020210720571098696248.pdf，最后访问日期：2022年8月22日。

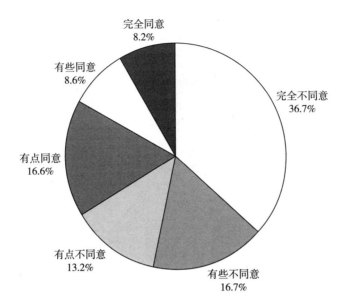

图5 "我不能忍受没有手机"的选择频率分布

资料来源：中国科学院心理研究所国民心理健康数据库2022年心理健康蓝皮书数据集。

有8.8%的青少年选择"有些同意"，有5.7%的青少年选择"完全同意"。如图6所示，对于"因使用手机，在上课、做作业、工作时很难集中精力"的回答中，也有36.8%的青少年不同程度地表示同意。总体而言，超过1/3的青少年可能因使用手机而影响了现实中的学习和任务。

对于手机的依赖最明显的表现可能就是青少年会花更长的时间在手机上。本次调查中，超过四成的青少年不同程度地表示同意使用手机的时间比自己预想的更长。其中，有22.2%的选择"有点同意"，有9.6%选择"有些同意"，有9.0%选择"完全同意"（见图7）。同意身边的人都反映自己使用手机的时间太长了的青少年占37.7%，也接近四成。

2. 群体比较

手机成瘾得分在不同群体间存在差异。首先，在性别上，独立样本 t 检验显示，总体上男生、女生的手机成瘾水平不存在显著差异。出生排行不同的青少年的手机成瘾状况也呈现差异。首先，独生子女整体的手机成瘾水平要低于老二

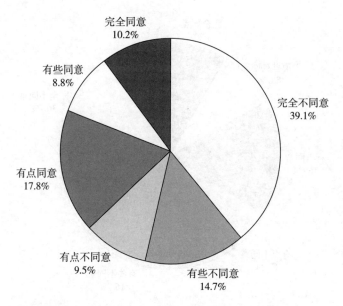

图 6 "因使用手机，在上课、做作业、工作时很难集中精力"的选择频率分布

资料来源：中国科学院心理研究所国民心理健康数据库 2022 年心理健康蓝皮书数据集。

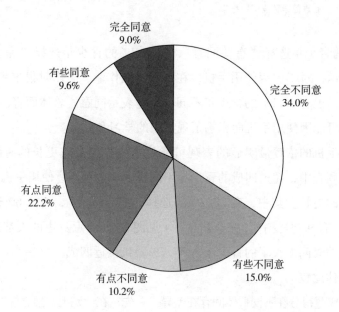

图 7 "使用手机的时间比我预想的更长"的选择频率分布

资料来源：中国科学院心理研究所国民心理健康数据库 2022 年心理健康蓝皮书数据集。

和老三或更小，与老大无显著差异；其次，在非独生子女中，老大和老二之间的差异不显著，老二和老三或更小之间的差异相对来说也不显著，但老三或更小手机成瘾得分显著高于老大。住校学生的手机成瘾水平总体高于非住校学生（见表5）。

表5　不同群体手机成瘾状况及差异

群体	平均数 ±标准差	t/F	Cohen's D/η^2
性别			
女	25.52±11.29	1.61	—
男	25.73±11.51		
出生排序			
独生子女	25.31±11.50	7.38 ***	0.001
老大	25.66±11.37		
老二	25.85±11.28		
老三或更小	26.66±11.40		
是否住校			
是	26.90±11.41	7.07 ***	0.126
否	25.46±11.39		
留守情况			
没有	25.32±11.37	33.43 ***	0.003
父亲外出	25.96±11.29		
母亲外出	27.81±11.84		
父母均外出	27.68±11.69		

*** $p<0.001$。

资料来源：中国科学院心理研究所国民心理健康数据库2022年心理健康蓝皮书数据集。

随着年级增长，手机成瘾水平呈现整体升高的趋势（$F = 56.73$，$p < 0.001$，$\eta^2 = 0.009$）。小学阶段学生的手机成瘾平均得分为24.69±11.18分，而初中阶段学生的平均得分为26.53±11.54分。小学四年级学生的手机成瘾得分与五、六年级学生无显著差异，小学五年级学生的手机成瘾得分显著低于六年级学生。初中三个年级学生的手机成瘾得分均显著高于小学三个年级学生。初二、初三学生的手机成瘾得分显著高于初一学生，初二和初三学生的手机成瘾得分不存在显著差异（见图8）。

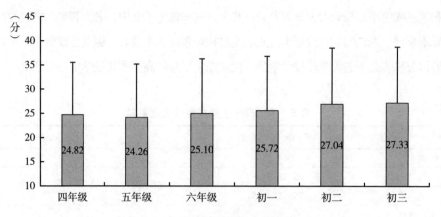

图8　不同年级学生的手机成瘾得分

资料来源：中国科学院心理研究所国民心理健康数据库2022年心理健康蓝皮书数据集。

三　青少年心理健康的影响因素

（一）个人因素

1.内心存在状态

青少年时期是探索生命目标、建立自我意识、形成人生观的关键时期。这期间他们内心感受到的存在感可能较之年龄更小时有了更多和更深的体验，较之成年期又有一定的波动性，因而与他们的心理健康紧密相关。生命意义是人们对自己存在和生命本质的感觉，是理解和追求生活目标的强烈程度，包括目前的生命意义感和积极探索、寻找生命意义的努力程度（Steger et al.，2008）。以往研究表明，生命意义与个体的身心健康均密切相关，是减少自杀的保护性因素（Chen & Gao，2021）。而空虚无聊是一种主观内心体验，是心理健康的重要影响因素之一（Martin & Levy，2022）。

本次调查表明，生命意义的目前生命意义感和寻找生命意义感两个方面均与青少年的抑郁、孤独和手机成瘾存在显著的负相关；空虚无聊与青少年的抑郁、孤独和手机成瘾存在显著的正相关（见表6）。因此，青少年内在生存状态越好，即当下的生命意义感越强，或更积极地探索自身生命意义，空虚无聊感越低，则抑郁风险也更小，更少孤独，也更少可能地过度沉迷于手机。不过需要指出的是，这些变量间的关系很可能是互为因果、彼此关联的。这也提示当发现青少年有任何这些问题时，都需要同时注意发现和了解其他可能同时存在的对其健康成长不利的因素。

表6 青少年生命意义感、空虚无聊与其心理健康的相关关系

	1	2	3	4	5	6
1 抑郁	—					
2 孤独	0.56***	—				
3 手机成瘾	0.34***	0.32***	—			
4 目前生命意义感	−0.43***	−0.35***	−0.34***	—		
5 寻找生命意义感	−0.23***	−0.16***	−0.17***	0.59***	—	
6 空虚无聊	0.68***	0.64***	0.40***	−0.45***	−0.20***	—

*** $p<0.001$。

资料来源：中国科学院心理研究所国民心理健康数据库2022年心理健康蓝皮书数据集。

2. 睡眠

（1）睡眠不足状况有所好转，但仍有待改善

上学日，小学生（4~6年级）睡眠时长的中位数为9.0小时，平均睡眠时长为9.1小时，相比2020年小学生8.7小时的平均睡眠时长有所增加；初中生睡眠时长的中位数为7.8小时，平均睡眠时长为7.9小时，相比2020年初中生平均7.6小时的睡眠时长也有所增加。休息日，小学生平均睡眠时长达到了10小时，初中生超过了9小时（见表7）。

教育部明确规定了学生睡眠时间，小学生每天睡眠时间应达到10小时，初中生应达到9小时。[1] 本次调查表明，上学日，仅12.2%的小学生睡眠时长为10小时及以上，相比2020年4.5%的比例有所提高。初中生中，在上学日也只有约一成（11.0%）的青少年睡够了9小时（9小时及以上），不过相比2020年9.2%的比例也略有提升。

---

[1] 《教育部办公厅关于进一步加强中小学生睡眠管理工作的通知》，http://www.moe.gov.cn/srcsite/A06/s3321/202104/t20210401_523901.html，最后访问日期：2022年8月5日。

表7 青少年2020年与2022年的睡眠时长

		2020年调查				2022年调查			
		上学日		休息日		上学日		休息日	
		小学	初中	小学	初中	小学	初中	小学	初中
睡眠时长占比（%）	<5小时	0.2	0.9	0.3	0.9	0.2	0.7	0.1	0.3
	5~6小时	0.1	3.1	0.3	0.9	0.2	2.3	0.2	0.4
	6~7小时	1.5	16.8	0.9	2.4	0.8	13.0	0.4	1.4
	7~8小时	9.6	40.8	3.1	9.7	5.6	37.8	1.8	5.1
	8~9小时	47.1	29.2	14.0	23.7	34.0	35.2	8.0	17.4
	9~10小时	37.0	7.1	34.6	30.4	47.1	8.7	31.7	32.0
	≥10小时	4.5	2.1	46.8	32.0	12.2	2.3	57.9	43.5
平均睡眠时长（小时）		8.7±0.8	7.6±1.0	9.7±1.2	9.2±1.6	9.1±1.0	7.9±1.3	10.1±1.5	9.8±2.0
睡眠时长中位数（小时）		8.7	7.7	9.7	9.0	9.0	7.8	10.0	9.5

资料来源：中国科学院心理研究所国民心理健康数据库2020年心理健康蓝皮书数据集与2022年心理健康蓝皮书数据集。

（2）睡眠时长与心理健康关系密切

无论是上学日还是休息日，不同睡眠时长组的抑郁风险检出率也存在显著差异（$\chi^2_{上学日}(12)=2046.82$，$p<0.001$，Cramer's $V=0.186$；$\chi^2_{休息日}(12)=825.34$，$p<0.001$，Cramer's $V=0.119$）。睡眠不到10小时的青少年中，随着睡眠时长增长，存在抑郁风险的比例呈现明显的下降趋势（见图9）。

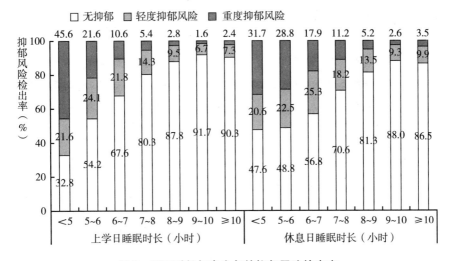

图9 睡眠时长与青少年的抑郁风险检出率

资料来源：中国科学院心理研究所国民心理健康数据库2022年心理健康蓝皮书数据集。

如表8所示，在控制年级后，不论是上学日还是休息日，睡眠时长仍均与青少年的心理健康关系密切。首先，在抑郁方面，上学日的睡眠时长越长，抑郁的得分均越低，不过当睡眠时长达到9小时，即9~10小时和10小时及以上时，两组的抑郁得分差异不再显著；休息日的睡眠时长越长，抑郁得分也有降低的趋势，不过睡眠时长短的两组间（<5小时和5~6小时）抑郁水平都较高，没有显著差异。

在孤独方面，上学日的睡眠时长越长，孤独的得分越低，不过当睡眠时长达到9小时，即9~10小时和10小时及以上时，两组的孤独得分差异不再显著；休息日睡眠不足8小时的四组间差异不显著，9~10小时和10小时及以上两组的差异也不显著。在手机成瘾方面，7 小时以下睡眠时长的三组间差异不显著，9~10 小时和 10 小时及以上两组的差异也不显著。

表 8　睡眠时长与青少年心理健康

睡眠时长	抑郁		孤独		手机成瘾	
	平均数 ±标准差		平均数 ±标准差		平均数 ±标准差	
	上学日	休息日	上学日	休息日	上学日	休息日
<5 小时	14.04 ± 8.88	11.73 ± 9.15	5.99 ± 2.15	5.27 ± 2.13	31.39 ± 13.26	32.90 ± 14.09
5~6 小时	9.95 ± 7.41	11.30 ± 8.07	5.41 ± 1.90	5.44 ± 1.93	30.52 ± 12.51	31.04 ± 11.99
6~7 小时	7.61 ± 6.45	9.29 ± 7.27	4.92 ± 1.79	5.28 ± 2.02	29.58 ± 12.09	30.53 ± 13.40
7~8 小时	5.61 ± 5.44	7.17 ± 6.54	4.57 ± 1.68	4.83 ± 1.83	27.11 ± 11.34	28.12 ± 11.72
8~9 小时	4.27 ± 4.68	5.33 ± 5.52	4.33 ± 1.58	4.52 ± 1.70	25.51 ± 11.18	26.72 ± 11.63
9~10 小时	3.39 ± 4.05	4.16 ± 4.63	4.09 ± 1.45	4.29 ± 1.56	23.70 ± 10.88	25.22 ± 11.13
≥ 10 小时	3.51 ± 4.51	4.41 ± 4.94	4.05 ± 1.48	4.30 ± 1.58	23.23 ± 11.06	25.20 ± 11.30
F	343.80***	127.23***	152.90***	40.71***	92.22***	23.81***
χ^2	0.065	0.026	0.030	0.008	0.018	0.005

*** $p<0.001$。

资料来源：中国科学院心理研究所国民心理健康数据库 2022 年心理健康蓝皮书数据集。

总体来看，在平时上学日，尽量保证更多的睡眠时间，如果可以达到至少 9 小时的睡眠时间对青少年的心理健康是更有利的，而在周末或节假日，如果不能适当地补觉，依然睡眠不足，可能有损青少年的心理健康。对于手机成瘾的影响，总体上也显示出随睡眠时长增加，手机成瘾得分降低的趋势，不过睡眠不足 7 小时的三组间没有显著差异，9~10 小时和 10 小时及以上两组的差异也是不显著的。

3. 运动

对于运动的分析表明，参加本次调查的青少年中约一半（52.3%）每周运动至少 4 次。方差分析显示，每周运动次数越多，青少年抑郁、孤独和手机成瘾的得分均越低（见表 9）。

表9 每周运动次数与青少年心理健康得分

每周运动次数	比例(%)	抑郁	孤独	手机成瘾
		平均数 ± 标准差	平均数 ± 标准差	平均数 ± 标准差
0 次	3.3	8.72 ± 7.49	5.25 ± 1.95	32.66 ± 13.40
1 次	7.2	5.93 ± 5.55	4.76 ± 1.68	29.93 ± 11.71
2 次	18.0	5.29 ± 5.09	4.59 ± 1.64	27.73 ± 11.13
3 次	19.2	4.60 ± 4.78	4.40 ± 1.57	26.17 ± 11.10
4 次及以上	52.3	3.99 ± 4.82	4.16 ± 1.55	23.67 ± 10.93
F		292.08 ***	209.60 ***	359.00 ***
η^2		0.037	0.027	0.045

*** $p < 0.001$。

资料来源：中国科学院心理研究所国民心理健康数据库 2022 年心理健康蓝皮书数据集。

每周运动频次越高，抑郁风险的检出率更低（$\chi^2_{运动频次}$（8）= 771.93，$p < 0.001$，Cramer's $V = 0.112$）。本次调查显示，每次运动 40~60 分钟，抑郁风险的检出率最低（见图 10）。

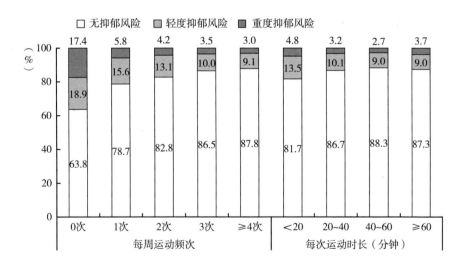

图 10 运动情况与青少年的抑郁风险检出率

资料来源：中国科学院心理研究所国民心理健康数据库 2022 年心理健康蓝皮书数据集。

对每周参加运动的青少年的分析发现，每次运动时间"20分钟以内"，"20~40分钟"，"40~60分钟"和"60分钟及以上"四组，所占的比例分别为22.4%、45.9%、16.7%和15.0%。每次运动时间对青少年的抑郁、孤独和手机成瘾有显著影响。总体上呈现每次运动时间越长，抑郁（$F = 97.49$，$p < 0.001$，$\eta^2 = 0.010$）、孤独（$F = 114.99$，$p < 0.001$，$\eta^2 = 0.011$）和手机成瘾（$F = 192.80$，$p < 0.001$，$\eta^2 = 0.019$）得分越低的趋势（见图11）。

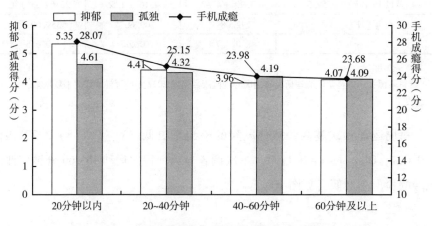

图11　每次运动时长与青少年的心理健康得分

资料来源：中国科学院心理研究所国民心理健康数据库2022年心理健康蓝皮书数据集。

4. 青春期发育

青少年阶段一个极为重要的特征就是青春期发育，这是一个生理和心理都会发生显著变化的时期。研究发现，青春期发育的状态，特别是与同龄人相比发育得早或晚是影响他们心理健康的重要因素。青少年自我报告或感知的青春期发育时相被认为是一个可靠的有效的指标，被用于研究青春期发育与青少年心理发展的关系（Mendle et al.，2019）。本次调查采用了这种方法，由青少年对与同年龄、同性别的人相比自己身体发育更晚（相对晚熟）、差不多（适时成熟）、更早（相对早熟）的回答，获得他们感知的青春期发育时相。

由于以往研究发现青春期发育时相对于心理健康的影响在男生和女生中

可能是不尽相同的，本次调查分别针对男生和女生进行了分析，结果如图12所示。在控制了年龄后，抑郁方面，不论男生、女生，青春期发育时相对他们的抑郁得分均有影响（$F_男 = 140.93$，$p < 0.001$，$\eta^2 = 0.018$；$F_女 = 154.26$，$p < 0.001$，$\eta^2 = 0.020$），且均是三组间都存在显著差异（相对早熟>相对晚熟>适时成熟）。在抑郁风险检出率上，男生中最低的为适时成熟组，轻度抑郁风险检出率为7.5%，重度抑郁风险检出率为2.2%；其次是相对晚熟组，轻度抑郁风险和重度抑郁风险检出率分别为10.6%和3.5%；抑郁风险检出率最高的是相对早熟组，轻度抑郁风险检出率为14.1%，重度抑郁风险检出率为5.6%（$\chi^2_{运动频次}(4) = 185.96$，$p < 0.001$，Cramer's $V = 0.077$）。女生中也是类似的情况，最低的为适时成熟组，轻度抑郁风险检出率为11.2%，重度抑郁风险检出率为3.9%；其次是相对晚熟组，轻度抑郁风险和重度抑郁风险检出率分别为12.3%和5.0%；抑郁风险检出率最高的是相对早熟组，轻度抑郁风险检出率为17.3%，重度抑郁风险检出率为9.5%（$\chi^2_{运动频次}(4) = 209.39$，$p < 0.001$，Cramer's $V = 0.083$）。

在孤独得分上，女生中青春期发育时相三组间的差异都是显著的（$F = 141.46$，$p < 0.001$，$\eta^2 = 0.018$）（相对早熟>相对晚熟>适时成熟）；而在男生中（$F = 79.27$，$p < 0.001$，$\eta^2 = 0.010$），适时成熟组的孤独得分显著低于相对早熟组，也显著低于相对晚熟组，不过相对早熟组和相对晚熟组间的差异不显著。在手机成瘾上，同样，女生中青春期发育时相三组间的差异都是显著的（$F = 62.30$，$p < 0.001$，$\eta^2 = 0.008$）（相对早熟>相对晚熟>适时成熟）；而在男生中（$F = 39.17$，$p < 0.001$，$\eta^2 = 0.005$），适时成熟组的手机成瘾的得分显著低于相对早熟组，也显著低于相对晚熟组，不过相对早熟组和相对晚熟组间的差异不显著。

总体上，相对于同龄人青春期发育的早晚与青少年的心理健康存在关系，无论是男生还是女生，相对早熟可能都是抑郁的风险因素。不过对于孤独和手机成瘾的影响显示出男女生间的性别差异，具体表现为，在女生中相对早熟比相对晚熟更是一个风险因素，而在男生中相对早熟和相对晚熟造成的影响可能是相近的。

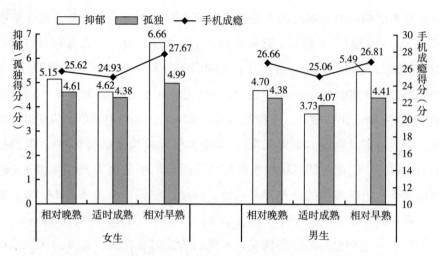

图 12　自我感知的青春期发育时相与青少年的心理健康得分

资料来源：中国科学院心理研究所国民心理健康数据库 2022 年心理健康蓝皮书数据集。

（二）家庭因素

1.家庭社会经济地位

家庭社会经济地位通过父母的受教育程度以及青少年对于家庭经济状况的感知两类指标来测量。本次调查显示，父母的受教育程度是青少年心理健康的影响因素。

在抑郁方面，父亲和母亲受教育程度不同，青少年抑郁得分和抑郁风险检出率存在差异（$\chi^2_{母亲受教育程度}(8) = 159.84$，$p < 0.001$，Cramer's $V = 0.052$；$\chi^2_{父亲受教育程度}(8) = 211.25$，$p < 0.001$，Cramer's $V = 0.059$）。父母受教育程度为小学及以下的组，青少年的抑郁得分最高（见表 10），同时存在抑郁风险的比例也更高，存在轻度和重度抑郁风险的比例在 20% 以上（见图 13）。总体上，随着父、母受教育程度的提高，青少年抑郁得分和抑郁风险检出率都有所下降。不过当父、母尤其是父亲的受教育程度是硕士及以上时，青少年的抑郁得分有所增加，抑郁风险检出率也有所升高。当母亲受教育程度为硕士及以上时，青少年抑郁得分与母亲受教育程度为初中、高中或中专、本科

或大专的青少年之间差异不显著；当父亲受教育程度为硕士及以上时，青少年抑郁得分显著高于父亲是本科或大专受教育程度的青少年，与父亲受教育程度是初中、高中或中专两组的差异不显著。抑郁得分和抑郁风险检出率最低的是父、母受教育程度为本科或大专的青少年（见图13）。

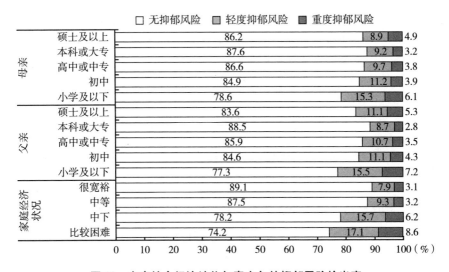

图13　家庭社会经济地位与青少年的抑郁风险检出率

资料来源：中国科学院心理研究所国民心理健康数据库2022年心理健康蓝皮书数据集。

　　如表10所示，在孤独方面，同样是父、母受教育程度为小学及以下组，青少年的孤独得分最高，其次是父、母受教育程度为初中组。而在父、母受教育程度为高中或中专、本科或大专、硕士及以上三组间的青少年的孤独得分不存在显著差异。在手机成瘾方面，呈现随父、母受教育程度提高，青少年手机成瘾问题减少的趋势。手机成瘾得分最高的是父、母受教育程度为小学及以下组。母亲受教育程度为初中、高中或中专这两组间的青少年手机成瘾得分无显著差异。父亲受教育程度为本科或大专和硕士及以上这两组间的差异不显著，其他组均呈现父亲受教育程度越高，青少年手机成瘾得分越低的特征。

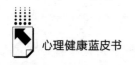

表10　父母受教育程度与青少年心理健康得分

父母受教育程度	抑郁		孤独		手机成瘾	
	平均数 ±标准差		平均数 ±标准差		平均数 ±标准差	
	母亲	父亲	母亲	父亲	母亲	父亲
小学及以下	5.73 ± 5.63	6.09 ± 5.93	4.61 ± 1.71	4.73 ± 1.73	27.01 ± 11.66	27.50 ± 11.65
初中	4.76 ± 5.10	4.82 ± 5.16	4.39 ± 1.62	4.40 ± 1.62	26.05 ± 11.27	26.19 ± 11.39
高中或中专	4.39 ± 4.99	4.48 ± 4.98	4.28 ± 1.56	4.28 ± 1.57	25.71 ± 11.47	25.52 ± 11.31
本科或大专	4.15 ± 4.85	4.03 ± 4.70	4.28 ± 1.58	4.26 ± 1.57	24.77 ± 11.36	24.70 ± 11.34
硕士及以上	4.56 ± 5.44	4.65 ± 5.55	4.32 ± 1.68	4.36 ± 1.69	23.59 ± 11.28	24.16 ± 11.35
F	59.10 ***	81.36 ***	28.25 ***	43.17 ***	33.67 ***	39.85 ***
η^2	0.008	0.011	0.004	0.006	0.004	0.005

*** $p < 0.001$。

资料来源：中国科学院心理研究所国民心理健康数据库2022年心理健康蓝皮书数据集。

本次调查显示，家庭经济状况是青少年心理健康的影响因素。在抑郁方面，家庭经济状况不同，青少年抑郁得分和抑郁风险的检出率存在差异。在控制了父母受教育程度后，家庭经济状况越好，青少年的抑郁得分越低（见表11），同时存在抑郁风险的比例也更低（$\chi^2(6)=514.38$，$p<0.001$，Cramer's $V=0.091$）。家庭经济状况比较困难的青少年中，超过1/4存在不同程度的抑郁风险（轻度抑郁风险占17.1%，重度抑郁风险占8.6%）；家庭经济状况中下的青少年中，存在轻度抑郁风险的有15.7%，存在重度抑郁风险的有6.2%；家庭经济状况中等的青少年中，存在轻度抑郁风险和重度抑郁风险的比例分别降低到9.3%和3.2%；而在家庭经济状况很宽裕的青少年中，存在轻度抑郁风险和重度抑郁风险的比例进一步下降到7.9%和3.1%（见图13）。

如表11所示，在孤独方面，家庭经济状况越好，青少年的孤独得分越低。在手机成瘾方面，也呈现了家庭经济状况越好，青少年手机成瘾得分越低的趋势，不过在比较困难和中下这两组家庭经济状况比较差的青少年间手机成瘾的得分差异不显著。

表 11　家庭经济状况与青少年心理健康得分

家庭经济状况	抑郁		孤独		手机成瘾	
	平均数 ± 标准差		平均数 ± 标准差		平均数 ± 标准差	
比较困难	6.37 ± 6.27		4.86 ± 1.87		28.60 ± 12.21	
中下	5.85 ± 5.68		4.73 ± 1.71		27.95 ± 11.56	
中等	4.21 ± 4.76		4.27 ± 1.55		25.13 ± 11.18	
很宽裕	3.66 ± 4.75		3.96 ± 1.50		22.44 ± 11.23	
F	182.37 ***		183.45 ***		137.66 ***	
η^2	0.018		0.018		0.014	

*** $p<0.001$。

资料来源：中国科学院心理研究所国民心理健康数据库 2022 年心理健康蓝皮书数据集。

结果提示，家庭社会经济地位可能是青少年心理健康的影响因素之一，父母受教育程度低（特别是小学及以下）和家庭经济状况不佳的青少年可能在心理健康上面临更高的问题风险。

2. 家庭结构

结果显示，本次调查中不同家庭结构对青少年心理健康的影响是显著的，不过效应较小。如表 12 所示，在抑郁方面，在核心家庭、主干家庭、联合家庭、单亲/离异家庭和隔代养育家庭中，存在显著差异的是单亲/离异家庭与核心家庭和主干家庭中的青少年，单亲/离异家庭中青少年的抑郁得分显著高于核心家庭和主干家庭中的青少年。其他类型家庭结构中的青少年在抑郁上无显著差异。同时，在抑郁风险的检出率上的差异也是显著的（$c^2(6)=63.78$，$p<0.001$，Cramer's $V=0.033$）。单亲/离异家庭中的青少年存在抑郁风险（"轻度抑郁风险"和"重度抑郁风险"）的比例为 19.5%，其次为隔代养育家庭中的青少年，为 17.2%；然后是联合家庭中的青少年，为 15.7%；来自主干家庭和核心家庭的青少年存在抑郁风险的比例相对低一些，分别为 14.3% 和 14.1%（见图 14）。

如表 12 所示，在孤独方面，得分较高的是来自单亲/离异家庭以及隔代养育家庭中的青少年，这两组间没有显著差异，不过都显著高于核心家庭、

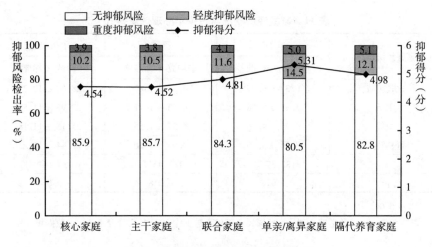

图 14 家庭结构与青少年的抑郁状况

资料来源：中国科学院心理研究所国民心理健康数据库 2022 年心理健康蓝皮书数据集。

主干家庭中的青少年。其他类型的家庭结构中青少年的孤独得分差异不显著。在手机成瘾方面，存在显著差异的主要是单亲/离异家庭与核心家庭和主干家庭中的青少年，单亲/离异家庭中的青少年的手机成瘾得分显著高于核心家庭和主干家庭中的青少年。其他类型家庭结构中的青少年在手机成瘾得分上无显著差异。

表 12 家庭结构与青少年心理健康得分

家庭结构	抑郁	孤独	手机成瘾
	平均数 ±标准差	平均数 ±标准差	平均数 ±标准差
核心家庭	4.54 ± 5.06	4.34 ± 1.60	25.46 ± 11.32
主干家庭	4.52 ± 5.04	4.32 ± 1.61	25.54 ± 11.50
联合家庭	4.81 ± 5.17	4.37 ± 1.56	25.59 ± 11.13
单亲/离异家庭	5.31 ± 5.59	4.52 ± 1.69	26.42 ± 11.67
隔代养育家庭	4.98 ± 5.40	4.54 ± 1.73	26.32 ± 11.48
F	15.72***	11.09***	5.16***
η^2	0.002	0.002	0.001

*** $p < 0.001$。

资料来源：中国科学院心理研究所国民心理健康数据库 2022 年心理健康蓝皮书数据集。

总之，家庭结构对青少年的心理健康产生了一定的影响，主要是单亲/离异家庭中的青少年相比核心家庭和主干家庭中的青少年总体上有更高的心理健康风险，不过其影响的效应值是比较小的。

3. 养育风格

对于父母养育风格对青少年心理健康的影响，根据常见的父母养育的风格类型，即严父慈母、慈父严母、严父严母、慈父慈母，通过学生报告进行调查。不同类型的父母养育风格对青少年的心理健康状况存在影响。在抑郁风险检出率上不同父母养育风格的差异也是显著的（$X^2(6) = 404.58$，$p < 0.001$，Cramer's $V = 0.087$）。抑郁风险检出率最高的是父、母同属于严厉养育风格（"严父严母"）的青少年（22.8%），而在父、母同属于慈爱、关爱养育风格（"慈父慈母"）的青少年中抑郁风险检出率为9.9%（见图15）。

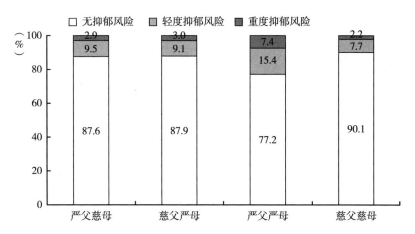

图15　不同父母养育风格青少年的抑郁风险检出率

资料来源：中国科学院心理研究所国民心理健康数据库2022年心理健康蓝皮书数据集。

在抑郁得分上（$F = 190.28$，$p < 0.001$，$\eta^2 = 0.021$），差异主要体现在父、母同属于严厉的养育风格（"严父严母"）这一组，抑郁得分显著高于父母是其他类型养育风格的青少年；而父、母同属于慈爱、关爱的养育风格（"慈父慈母"）这一组的青少年，比父母为其他类型养育风格的青少年有更低的抑郁水

平；当父母其中一方严厉，另一方慈爱时，无论严厉的是父亲还是母亲，都可能增加青少年的抑郁风险，这两组（"严父慈母"和"慈父严母"）间的差异不显著。

与抑郁的结果相同，在孤独和手机成瘾上不同养育风格间也存在显著差异（$F_{孤独} = 124.24$，$p < 0.001$，$\eta^2 = 0.014$；$F_{手机成瘾} = 54.46$，$p < 0.001$，$\eta^2 = 0.006$）。父、母同属于严厉养育风格（"严父严母"）的青少年，孤独和手机成瘾得分均显著高于父母是其他类型养育风格的青少年；父、母同属于慈爱、关爱养育风格（"慈父慈母"）的青少年，比其他养育风格组的青少年有更低的孤独和手机成瘾水平；当父母其中一方严厉，另一方慈爱时，无论严厉的是父亲还是母亲，都会增加青少年的孤独和手机成瘾的风险，且这两组（"严父慈母"和"慈父严母"）间的差异不显著（见表16）。

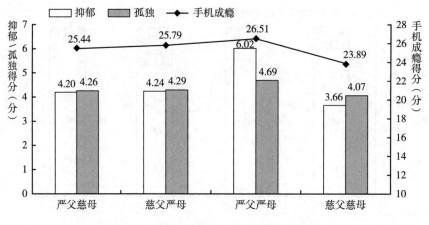

图16 养育风格与青少年心理健康得分

资料来源：中国科学院心理研究所国民心理健康数据库2022年心理健康蓝皮书数据集。

4. 父母关系

青少年对"你当前的家庭中父母的关系"进行和睦程度的5点评分。在抑郁风险检出率上父母关系和睦程度的影响也是显著的（$\chi^2(6) = 3043.44$，$p < 0.001$，Cramer's $V = 0.222$）。当父母关系不和睦时（"不太和

睦"或"很不和睦"），青少年抑郁风险检出率都占将近一半，而在父母关系非常和睦的青少年中，抑郁风险检出率下降至7.3%。（见图17）

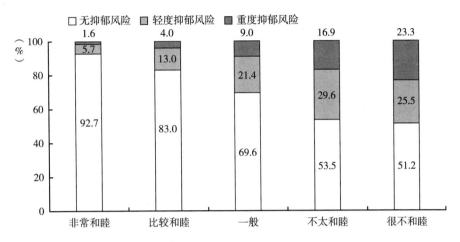

图17　不同父母关系下青少年的抑郁风险检出率

资料来源：中国科学院心理研究所国民心理健康数据库2022年心理健康蓝皮书数据集。

　　在控制了父母婚姻状况后，父母关系的和睦程度依然对青少年的心理健康状况产生影响。在抑郁方面，父母关系越和睦，青少年的抑郁得分越低（$F=1105.17$，$p<0.001$，$\eta^2=0.126$）。当父母关系非常和睦时，青少年的抑郁得分仅为3.20分，而在父母关系很不和睦组，青少年的抑郁得分高达10.51分。孤独的结果与抑郁类似，父母关系越和睦，青少年的孤独得分越低（$F=742.59$，$p<0.001$，$\eta^2=0.088$）。在手机成瘾方面，父母关系和睦程度不同的组间也存在显著差异（$F=333.71$，$p<0.001$，$\eta^2=0.042$），主要体现在父母关系和睦（"非常和睦"和"比较和睦"）时的保护作用，而当父母关系一般或不和睦（"不太和睦"和"很不和睦"）时，手机成瘾的得分都是相对比较高的，且二者不存在显著差异（见图18）。

（三）社会环境因素

1.地区

在控制了家庭的社会经济地位（父、母的受教育程度和家庭经济状况）后，

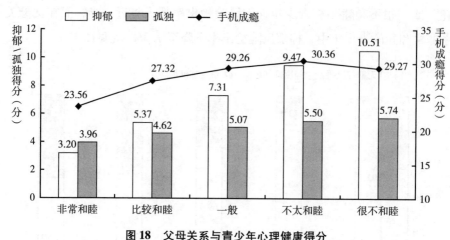

图18 父母关系与青少年心理健康得分

资料来源：中国科学院心理研究所国民心理健康数据库2022年心理健康蓝皮书数据集。

来自东部、中部、西部三个地区的青少年的心理健康得分仍存在显著差异。西部地区青少年的抑郁、孤独、手机成瘾得分均略高于东部和中部地区的青少年，不过总体而言这些差异相对是非常小的，总体上三个地区是接近的（见表13）。

表13 不同地区青少年的心理健康得分

地区	抑郁		孤独		手机成瘾	
	平均数	标准差	平均数	标准差	平均数	标准差
东部	4.66	5.17	4.37	1.63	25.74	11.61
中部	4.48	5.00	4.33	1.59	25.50	11.27
西部	5.18	5.47	4.46	1.67	25.93	11.58
F	10.17***		5.51**		5.62**	
η^2	0.001		<0.001		<0.001	

*** $p<0.001$；** $p<0.01$。

资料来源：中国科学院心理研究所国民心理健康数据库2022年心理健康蓝皮书数据集。

三个地区青少年的抑郁风险检出率呈现差异（$\chi^2(4) = 71.62$，$p<0.001$，Cramer's $V=0.034$）。西部地区存在轻度抑郁风险和重度抑郁风险的比例分别为13.8%和4.8%，总体上抑郁风险检出率达到18.6%；东部地区存在轻

度抑郁风险和重度抑郁风险的比例为分别为 10.6% 和 4.3%，总体上抑郁风险检出率为 14.9%；中部地区存在轻度抑郁风险和重度抑郁风险的比例为分别为 10.1% 和 3.7%，总体上抑郁风险检出率为 13.8%（见图 19）。

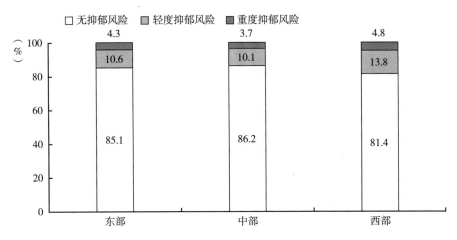

图 19 不同地区青少年抑郁风险检出率

资料来源：中国科学院心理研究所国民心理健康数据库 2022 年心理健康蓝皮书数据集。

2. 户口

在控制了家庭的社会经济地位（父、母的受教育程度和家庭经济状况）后，农村户口的青少年与城镇户口的青少年的心理健康仍存在显著差异（$F_{抑郁} = 60.60$，$p < 0.001$，$\eta^2 = 0.002$；$F_{孤独} = 29.60$，$p < 0.001$，$\eta^2 = 0.001$；$F_{手机成瘾} = 14.38$；$p < 0.01$，$\eta^2 < 0.001$）。总体上，农村户口的青少年的抑郁、孤独、手机成瘾得分均略高于城镇户口的青少年（见图 20）。不过需要指出的是，这些差异的效应是比较小的。

在抑郁风险的检出率上，农村户口的青少年比城镇户口的青少年略高，但二者差异不显著（$\chi^2 = 3.50$，$p = 0.17$）。农村户口的青少年中存在轻度抑郁风险和重度抑郁风险的比例分别为 11.1% 和 3.9%，总体上抑郁风险检出率为 15.0%；城镇户口的青少年中存在轻度抑郁风险和重度抑郁风险的比例分别为 10.5% 和 4.1%，总体上抑郁风险检出率达到 14.6%。

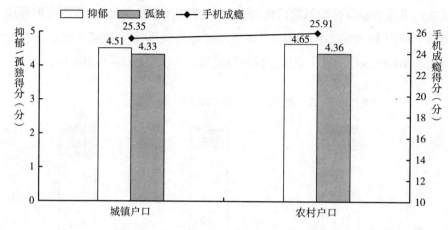

图 20 户口类型与青少年的心理健康得分

资料来源：中国科学院心理研究所国民心理健康数据库 2022 年心理健康蓝皮书数据集。

四　对策建议

通过对 2022 年小学四年级至初中三年级学生的心理健康状况调查结果进行的分析，我们了解了青少年群体的抑郁、孤独和手机成瘾的基本状况、变化及群体差异，发现了一些重要的影响因素，同时，也提示我们有一些值得关注的状况。本次调查表明，仍有约 15% 的青少年存在不同程度的抑郁风险，且随着年级的升高，这种风险也有增加的趋势。相比两年前抑郁风险检出率（19.0%）有所下降。2020 年的调查是在疫情发生后的半年左右实施的，而本次调查时，处于疫情防控常态化阶段，学生们基本都恢复了正常的学习生活。国内外的研究均发现疫情对青少年群体的心理健康有显著的负面影响。[①] 另外，本次调查发现与两年前的数据相比，小学生、初中生的睡眠时长都有所增加，而睡眠时长与青少年心理健康的关系十分密切，睡眠时

[①] CDC, New CDC Data Illuminate Youth Mental Health Threats during the COVID‐19 Pandemic, https：//www.cdc.gov/nchhstp/newsroom/2022/2021‐ABES‐findings‐press‐release.html, 2022 年 8 月 10 日；Kazi & Mashtaq, 2021；Ma et al., 2021。

长不足更易导致心理健康问题。2021年9月，国家正式实施"双减"政策，根据《2022中国健康睡眠白皮书》的结果，"双减"政策实施后，六成中小学生睡眠时长有不同程度的增加。

本次调查表明家庭关系不良、家庭结构不完整、经济条件差是青少年心理健康的家庭风险因素，青春期发育与同龄人不同步，偏早或偏晚都可能对青少年的心理健康造成负面影响，而睡眠时长不足、缺乏运动也与更高的心理健康风险密切相关。根据调查结果，针对青少年群体的心理健康状况，本报告从下列几个方面提出促进青少年心理健康的建议。

（一）进一步完善青少年心理健康筛查和检测机制

对于中小学生的心理健康测评要进一步规范化、常态化，通过科学规范的检测每年至少开展一次心理健康测评；全面推动建立心理健康档案，结合不同年龄段学生发展特点动态追踪心理健康状况。建立分级管理制度，对筛查出来存在心理问题苗头而尚未形成严重症状的青少年尽早提供适当的支持，避免发展为更为严重的问题；对于筛查出的高危个体提供专业的就诊和转诊指导，防止出现极端行为。在学校层面加强心理健康知识普及，不仅聚焦于学生，还应面向学校的领导和教师，要提升学校教师的心理健康素养，对于学生的心理健康问题可以早了解、早调整、早干预、早治疗。

（二）着力加强西部地区及农村地区青少年的心理健康工作

总体上，西部地区和农村地区中小学生的心理健康风险略高，尽管这些差异并不大。但实现教育公平和资源公平配置是重要的一环，经济欠发达地区心理健康工作所需的人员、物资、场地、平台等还有待增强。可借助互联网技术，实现发达地区对欠发达地区的援助和帮扶，实现资源共享。一方面，可面向学生开设相关的心理健康知识课程，对于有需要的学生提供线上咨询；另一方面，开展对教师的培训，增加教师相应的知识，提高相应的技能。可率先创建一批特色示范校，构建规范的学生心理健康维护和促进体系。

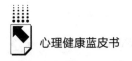

（三）加强对高风险群体心理健康的精准预防和干预工作

青少年心理健康工作重要的是防患于未然，要重视一些重要风险因素对中小学生心理健康的影响，如缺失父母陪伴和照顾，不管是因父母外出工作，还是因父母离异，或是因学生住校，成长中缺少父母的监管和关爱都不利于青少年的心理健康。家庭关系紧张、父母不和睦的青少年的心理健康风险更高。对于这些青少年，更需加强家校沟通，发挥家长学校对父母的教育指导作用。对来自经济困难家庭的学生，可通过设立奖学金、提供勤工俭学的机会，减轻他们的经济和心理压力。同时，要通过学校的教育和宣传减少对这些风险群体的污名化，不要贴标签，减少物质性攀比。重视青春期知识的普及，减轻青春期身体发育偏早学生的心理负担。

（四）进一步保障青少年获得足够的睡眠和运动

尽管相对 2020 年的调查，本次调查显示，学生的总体睡眠时长有所增加，不过与《健康中国行动（2019—2030 年）》倡导的小学生每天睡眠时间不少于 10 小时、初中生不小于 9 小时，仍有较大的差距，仅有一成多的学生可以达标。睡眠对于青少年身心健康有多方面的重要影响，争取让更多的青少年有足够的睡眠时间，这还需多方的努力。切实落实"双减"政策，减少学生的课业负担，不断改变因作业量过大而侵占睡眠时间的状况。各级教育部门要加强监管，确保学生不提前到校。重视电子设备使用对青少年睡眠的干扰，倡导睡前半小时以阅读书籍、听音乐等休闲方式替代玩手机。此外，本次调查再次显示了运动对青少年心理健康的重要性。一方面，要确保校内学生活动锻炼时间，每周至少有 3 课时体育课，有条件的学校每天开设 1 节体育课。另一方面，也鼓励学生在校外积极参加体育锻炼，特别是参加户外可接触自然光的项目，每次运动 40 分钟以上。要提高家长和学生对于睡眠和运动的重视程度，加大科普和宣传力度，提高健康素养，了解睡眠和运动与大脑发育和心理健康的密切关系，重视睡眠和运动，提高自觉性和主动性。

（五）倡导青少年健康使用手机，减少手机成瘾风险

当今社会，手机已成为必需品，互联网的普及也使手机成为青少年获取信息、社交、学习、娱乐的重要工具。2021年6月，新修订的《中华人民共和国未成年人保护法》正式实施，其中新增"网络保护"专章。国务院于2021年9月印发《中国儿童发展纲要（2021—2030年）》，要求加强未成年人网络保护，落实政府、企业、学校、家庭、社会保护责任，为儿童提供安全、健康的网络环境，保障儿童在网络空间中的合法权益（国务院，2021）。在有法律和制度护航的同时，也需进一步重视青少年群体自身、家庭和学校多方面的预防。在青少年方面，需提升青少年对过度使用手机危害性的认识，培养和探索更为广泛的兴趣爱好，掌握积极的情绪调节策略。在家庭方面，为青少年营造温暖和谐的家庭氛围，提供良好的社会支持，父母本身有节制地使用手机，以身作则。在学校方面，在加强手机管理的同时，通过主题讲座、校园宣传栏等引导学生合理使用手机。创建和谐、友好、关爱的校园班级环境，重视师生、学生间的支持和情感交流。将手机成瘾纳入学校心理健康工作内容，及时筛查和识别可能存在手机成瘾的青少年，尽早进行干预。

参考文献

国务院，2021，《国务院关于印发中国妇女发展纲要和中国儿童发展纲要的通知》，http://www.gov.cn/zhengce/content/2021-09/27/content_ 5639412.htm，最后访问日期：2022年，8月15日。

何津、陈祉妍、郭菲、章婕、杨蕴萍、王倩，2013，《流调中心抑郁量表中文简版的编制》，《中华行为医学与脑科学杂志》第22卷第12期，第1133~1136页。

侯金芹、陈祉妍，2021，《2009年和2020年青少年心理健康状况的年际演变》，《中国国民心理健康发展报告（2019~2020）》，社会科学文献出版社。

Chen, W., Gao, R. 2021. "A Generalizability Analysis of the Meaning in Life Questionnaire for Chinese Adolescents." *Frontiers in Psychology* 12:687589.

Cheung, T. , Lee, R. L. , Tse, A. C. , et al. 2019. "Psychometric Properties and Demographic Correlates of the Smartphone Addiction Scale-short Version among Chinese Children and Adolescents in Hong Kong," *Cyberpsychology, Behavior, and Social Networking* 22 (11):714-723.

Cole, A. , Bond, C. , Qualter, P. , et al. 2021. "A Systematic Review of the Development and Psychometric Properties of Loneliness Measures for Children and Adolescents," *International Journal of Environmental Research and Public Health* 18 (6):3285.

Dubas, J. S. , Graber, J. A. , Petersen, A. C. 1991. "A Longitudinal Investigation of Adolescents' Changing Perceptions of Pubertal Timing," *Developmental Psychology* 27 (4):580-586.

Hu, Y. , Qian, Y. 2021. "COVID - 19 and Adolescent Mental Health in the United Kingdom," *Journal of Adolescent Health* 69 (1):26-32.

Hawkley, L. C. , & Cacioppo, J. T. 2010. "Loneliness Matters: A Theoretical and Empirical Review of Consequences and Mechanisms. " *Annals of behavioral medicine*, 40 (2), 218-227.

Hughes, M. E. , Waite, L. J. , Hawkley, L. C. , et al. 2004. "A Short Scale for Measuring Loneliness in Large Surveys: Results from Two Population-based Studies," *Research on Aging* 26 (6):655-672.

Kazi, F. , Mushtaq, A. 2021. "Adolescents Navigating the COVID - 19 Pandemic," *Lancet Child Adolesc Health* 5 (10):692-693.

Kwon, M. , Kim, D. J. , Cho, H. , et al. 2013. "The Smartphone Addiction Scale: Development and Validation of A Short Version for Adolescents. " *PloS One* 8 (12):e83558.

Lew, B. , Chistopolskaya, K. , Osman, A. , et al. 2020. "Meaning in Life as a Protective Factor against Suicidal Tendencies in Chinese University Students," *BMC Psychiatry* 20 (1):1-9.

Luo, Y. Wu, A. Y. Zhang, H. 2021. "Parental Punishment and Adolescents' Loneliness: a Moderated Mediation Model of General Self-concept and Teacher-student Relationships," *Frontiers in Psychology* 12:693222.

Ma, L. , Mazidi, M. , Li, K. , et al. 2021. "Prevalence of Mental Health Problems among Children and Adolescents during the COVID - 19 Pandemic: A Systematic Review and Meta-analysis," *Journal of Affective Disorders* 293:78-89.

Martin, J. A. , Levy, K. N. 2022. "Chronic Feelings of Emptiness in a Large Undergraduate Sample: Starting to Fill the Void," *Personality and Mental Health* 16 (3):190-203.

Mendle, J. , Beltz, A. M. , Carter, R. , et al. 2019. "UnderStanding Puberty and Its Measurement: Ideas for Research in a New Generation," *Journal of Research on Adolescence* 29 (1): 82-95.

Patel, V. , Saxena, S. , Lund, C. , et al. 2018. "The Lancet Commission on Global Mental Health and Sustainable Development. " *The Lancet* 392:1553-98.

Patra, S. , Patro, B. K. 2020. "COVID – 19 and Adolescent Mental Health in India," *The Lancet Psychiatry* 7 (12):1015.

Steger, M. F. , Frazier, P. , Oishi, S. , et al. 2006. "The Meaning in Life Questionnaire: Assessing the Presence of and Search for Meaning in Life." *Journal of Counseling Psychology* 53 (1):80-93.

Steger, M. F. , Kashdan, T. B. , Sullivan, B. A. , et al. 2008. "Understanding the Search for Meaning in Life: Personality, Cognitive Style, and the Dynamic between Seeking and Experiencing meaning," *Journal of Personality* 76 (2):199-228.

Yang, J. , Fu, X. , Liao, X. , & Li, Y. 2020. "Association of Problematic Smartphone Use with Poor Sleep Quality, Depression, and Anxiety: A Systematic Review and Meta-analysis," *Psychiatry Research* 284:112686.

B.3
2022年大学生心理健康状况调查报告

方圆　王路石　陈祉妍*

摘　要： 大学生是一个特殊的社会群体，正经历着从青春期向成年早期的过渡和转变。大学阶段是个体发展、身心成长、知识储备、健康素养培养的关键时期。2022年，我们对全国来自北京、陕西、河南、黑龙江、贵州、浙江等31个省、自治区和直辖市的大学生进行了心理健康状况调查，回收有效问卷75542份，其中专科生问卷26753份，本科生问卷48789份。本次调查结果显示，大学生的总体心理健康状况良好，其对生活的满意度较高。本报告分析了睡眠、压力、无聊等因素对大学生心理健康的影响。另外，本次调查还了解了大学生学业与恋爱的现状及存在的问题。根据本次调查结果，针对大学生的心理健康状况，本报告提出以下对策建议以期维护与促进大学生的心理健康：加强学校心理健康智能筛查体系建设，提高危机应对能力；大力倡导健康生活方式，培养学生"健身健心"的科学理念；加强生涯规划教育，完善就业升学指导体系；加强恋爱心理健康教育，培养正确婚恋观。

关键词： 大学生　心理健康　抑郁　焦虑　恋爱

---

* 方圆，博士，中国科学院心理研究所博士后，研究方向为心理健康大数据；王路石，中国科学院心理研究所、中国科学院大学硕士研究生，研究方向为应用心理学；陈祉妍，博士，中国科学院心理研究所教授，中国科学院心理研究所国民心理健康评估发展中心负责人，主要研究领域为国民心理健康评估与促进。

一 引言

大学阶段是个体发展、身心成长、知识储备、健康素养培养的关键时期。对个体而言，大学生尤其是大一新生，处在人生发展的关键时期，正经历着从青春期向成年早期的过渡和转变，其学习、生活、个人成长开始步入新的发展阶段。对社会而言，大学生为社会发展注入新鲜活力，推动社会积极进步，为国家发展提供人才储备。《2021年全国教育事业发展统计公报》的数据显示，截至2021年，全国共有高等学校3012所，各种形式的高等教育在学人数总规模4430万人，比上年增加247万人（中华人民共和国教育部，2021）。随着我国高等教育毛入学率逐年提升，大学生这一群体人数日趋庞大。大学生良好的身心状况是他们保持活力、发挥潜能、培养专业技能、成为社会栋梁之材的基础。然而，他们的生活却充满不确定性和不稳定性，面临多重压力，例如，生活与学习方式的变化、激烈的升学与就业竞争、让人捉摸不透的恋爱问题，因此大学生更容易遭受心理问题的困扰。

近年来，国家高度重视大学生的心理健康问题。2022年，教育部将"加强和改进学生心理健康教育工作，实施学生心理健康促进计划，做好科学识别、实时预警、专业咨询和妥善应对"作为年度工作要点之一（中华人民共和国教育部，2022a）。2021年11月29日，教育部召开全国高校学生心理健康教育工作推进会，强调提高政治站位，加强源头治理，强化过程管理，完善综合保障。① 2021年7月21日，教育部办公厅印发的《关于加强学生心理健康管理工作的通知》要求，"进一步提高学生心理健康工作针对性和有效性，切实加强专业支撑和科学管理，着力提升学生心理健康素养"，强调高校要面向本专科生开设心理健康公共必修课，每年在新生入校后适时开展全覆盖的心理健康测评，健全完善"学校—院系—班级—宿舍/

---

① 《提高政治站位 加强源头治理 强化过程管理 完善综合保障——教育部召开全国高校学生心理健康教育工作推进会》，http://www.moe.gov.cn/jyb_xwfb/gzdt_gzdt/moe_1485/202111/t20211130_583568.html，最后访问日期：2022年12月20日。

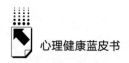

个人"四级预警网络,强化心理咨询服务平台建设,主动争取与精神卫生医疗机构建立定点合作关系,按师生比不低于1∶4000的比例配备心理健康教育专职教师且每校至少配备2名,要为心理健康教育与咨询配备必要的办公场地和设备。在国家政策支持下,我国高校当前正大力开展心理健康工作。

我国大学生心理健康状况有待进一步提升。有研究对我国209000名大学生在2010~2020年主要心理健康问题的检出率进行元分析后发现,这11年间我国大学生的抑郁、焦虑风险检出率显著上升,焦虑风险检出率为13.7%,抑郁风险检出率为20.8%(陈雨濛等,2022)。然而,2012年的一项关于大学生心理健康的横断历史研究显示,在1986~2010年,我国大学生心理健康水平逐步提高(辛自强等,2012)。可见,我国大学生的心理健康水平呈现先提升后下降的情况,现阶段存在下降的趋势,应当结合当前的时代背景重视提高大学生的心理健康水平。基于此,本报告将分析2022年全国大学生心理健康状况调查数据,了解当前大学生心理健康状况及其影响因素,关注其学业与恋爱状况,并提出相应的对策建议,以期为高校心理健康教育工作和政策编制提供有益参考。

二 研究方法

(一)调查对象

本次调查共有来自北京、陕西、河南、黑龙江、贵州、浙江等全国31个省、自治区和直辖市的大学生参与;回收有效问卷75542份,其中本科生问卷48789份,专科生问卷26753份。调查对象中,男生26674人,占35.31%;女生48868人,占64.69%。调查对象的年龄范围为15~26岁,平均年龄为19.54岁,标准差为1.32岁,年龄的众数和中位数均为19岁。调查对象的基本情况如表1所示。

本科生中,男生18635人,占38.20%;女生30154人,占61.80%。年龄范围为15~26岁,平均年龄为19.56岁,标准差为1.35岁,年龄的中位数和众数均为 19 岁。城镇户口 18210 人，占 37.32%；农村户口 30579 人，占 62.68%。未来计划读研的有 31099 人，占 63.74%；不打算读研的有 14404 人，占 29.52%；有 3286 人未报告，占 6.74%。

表 1　调查对象的基本情况

单位：人，%

分布特征	人数	百分比	分布特征	人数	百分比
性别			感情状态		
男	26674	35.31	恋爱	20857	27.61
女	48868	64.69	单身	50858	67.32
学段			缺失作答	3827	5.07
本科生	48789	64.59	是否打算读研		
重点院校	1993	2.64	是	38104	50.44
其他院校	43510	57.60	否	32219	42.65
缺失作答	3286	4.35	缺失作答	5219	6.91
专科生	26753	35.41	地域		
户口类型			东部	38398	50.83
城镇户口	23026	30.48	中部	12592	16.67
农村户口	52516	69.52	西部	24514	32.45
			缺失作答	38	0.05

资料来源：中国科学院心理研究所国民心理健康数据库 2022 年心理健康蓝皮书数据集。

专科生中，男生 8039 人，占 30.05%；女生 18714 人，占 69.95%。年龄范围为 15~25 岁，平均年龄为 19.51 岁，标准差为 1.28 岁，年龄的中位数和众数均为 19 岁。城镇户口 4816 人，占 18.00%；农村户口 21937 人，占 82.00%。未来计划读研的有 7005 人，占 26.18%；不打算读研的有 17815 人，占 66.59%；有 1933 人未报告，占 7.23%。

（二）调查工具

1. 流调中心抑郁量表（简版）

本调查采用流调中心抑郁量表（简版），评估个体在一周内的抑郁情绪严重程度。该量表是在流调中心抑郁量表（The Center for Epidemiological

Studies Depression Scale，CES－D）原版基础上修订的简版（何津等，2013）。量表共9题，采用4点计分，从0"完全没有"到3"几乎每天"。将所有题目的得分相加，总分范围在0~27分，得分越高表明个体的抑郁情绪越严重。参考我国年龄人群分数分布的80百分位和95百分位制定分数划段标准如下：0~9分代表无抑郁风险；10~16分代表轻度抑郁风险；17~27分代表重度抑郁风险。在本调查中，该量表的内部一致性系数为0.87。

2. 广泛性焦虑障碍量表

本调查采用广泛性焦虑障碍量表（Generalized Anxiety Disorder－7，GAD-7）测量个体两周内的焦虑症状（Spitzer et al.，2006）。该量表共7题，采用4点计分，从0"完全没有"到3"几乎每天"。将所有题目的得分相加，分数范围为0~21分，得分越高表明个体的焦虑水平越高。GAD-7不同分数段的意义为：0~4分代表无焦虑风险；5~9分代表轻度焦虑风险；10~14分代表中度焦虑风险；15~21分代表重度焦虑风险。在本调查中，GAD-7量表的内部一致性系数为0.92。

3. 生活满意度量表

本调查采用单题测量个体过去一年的生活满意度情况。量表采用7点计分，从1"很糟糕"到7"非常满意"，选项分别为："很糟糕"、"很不满意"、"比较不满意"、"很难讲是否满意"、"基本满意"、"满意"和"非常满意"，得分越高表明个体对自己的生活越满意。为了更清晰地呈现调查结果，将选项"基本满意"、"满意"和"非常满意"合并为倾向于满意，将选项"很糟糕"、"很不满意"和"比较不满意"合并为倾向于不满意。

4. 睡眠时长和睡眠质量测量

本调查采用自我报告的方式测量个体的睡眠时长和睡眠质量。询问个体在周一到周五上学的日子中，通常几点上床睡觉和几点起床。将计算的上床睡觉和起床之间的时间长度作为衡量睡眠时长的指标。睡眠质量通过询问个体一周内的睡眠质量来评估，采用11点计分，从0"非常差"到10"非常好"，得分越高表明个体的睡眠质量越好。为了便于呈现调查结果，将相关选项进行合并，选项"0"为"睡眠质量非常差"，选项1~3为"睡眠质量比较差",选项4~6为"睡眠质量一般",选项7~9为"睡眠质量比较好",选项10为"睡眠质量非常好"。

5. 生活事件量表

本调查列出10项学生常见的压力来源,询问个体这些事件在过去12个月中发生的情况,包括学业方面(例如,学习负担重)和个人方面(例如,长期离家、思念家人)。量表按照压力源发生的频率计分,"未发生"计0分,"1个月前发生"计1分,"1个月内发生"计2分,"持续发生"计3分。将所有选项的得分相加,即为压力得分,得分范围为0~30分,分数越高表明个体遭受的压力越大。在本调查中,该量表的内部一致性系数为0.81。

6. 无聊量表

本调查通过5道题目测量个体一周内的无聊感受,采用4点计分,从1"完全没有"到4"几乎每天"。将量表所有题目的得分相加,即为个体的无聊感受得分,分数范围为5~20分,得分越高表明个体的无聊感受越强。在本调查中,该量表的内部一致性系数为0.90。

7. 学业效能感量表

本调查采用Patterns of Adaptive Learning Survey(PALS)中的学业效能感分量表测量学生对自己能否成功掌握课堂相关知识的信念(Midgley et al.,2000)。该量表包含5道题目,采用5点计分,从1"非常不同意"到5"非常同意"。将量表所有题目得分相加,即为个体的学业效能感得分,分数范围为5~25分,得分越高表明个体的学业效能感越高。在本调查中,该量表的内部一致性系数为0.91。

三 调查结果

(一)大学生基本心理健康状况

1. 抑郁

本次调查结果显示,大学生抑郁平均分为6.02分,标准差为5.29分,

中位数为 5.00 分，众数为 0 分。有 78.52%的学生无抑郁风险，有 16.54%
的学生存在轻度抑郁风险，有 4.94%的学生存在重度抑郁风险（见图 1）。
在本科生中，有 75.83%的学生无抑郁风险，有 18.33%的学生存在轻度抑
郁风险，有 5.84%的学生存在重度抑郁风险。在专科生中，有 83.42%的学
生无抑郁风险，有 13.28%的学生存在轻度抑郁风险，有 3.30%的学生存在
重度抑郁风险（见表 2）。

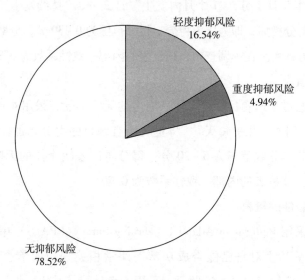

图 1　大学生抑郁风险检出率

说明：为简洁呈现，图中的百分比均为有效百分比。
资料来源：中国科学院心理研究所国民心理健康数据库
2022 年心理健康蓝皮书数据集。

抑郁得分在不同性别、户口类型、学段、学校类型等群体中存在差异。
具体而言，男生的抑郁平均分为 6.28 分，标准差为 5.72 分；女生的抑郁平
均分为 5.88 分，标准差为 5.03 分；男生的抑郁得分略高于女生（$t=9.50$，
$p<0.001$，Cohen's $d=0.07$）。城镇学生的抑郁平均分为 6.48 分，标准差为
5.79 分；农村学生的抑郁平均分为 5.81 分，标准差为 5.04 分；城镇学生
的抑郁得分显著高于农村学生（$t=15.06$，$p<0.001$，Cohen's $d=0.12$）。专
科生的抑郁平均分为 5.25 分，标准差为 4.82 分；本科生的抑郁平均分为

6.44 分，标准差为 5.48 分；本科生的抑郁得分显著高于专科生（$t = 31.00$，$p < 0.001$，Cohen's $d = 0.23$）。在本科生中，重点院校学生的抑郁平均分为 7.62 分，标准差为 5.77 分；其他院校学生的抑郁平均分为 6.35 分，标准差为 5.43 分；重点院校学生的抑郁得分显著高于其他院校学生（$t = 9.66$，$p < 0.001$，Cohen's $d = 0.23$）。

抑郁风险检出率在不同性别、户口类型、学段、学校类型等群体中也存在差异。具体而言，男生中存在抑郁风险的比例（16.87% 的男生有轻度抑郁风险，6.40% 的男生有重度抑郁风险）略高于女生（16.36% 的女生有轻度抑郁风险，4.14% 的女生有重度抑郁风险）（$\chi^2 = 78.70$，$p < 0.001$，$\eta^2 = 0.03$）。城镇户口学生存在抑郁风险的比例（17.80% 的城镇户口学生有轻度抑郁风险，6.90% 的城镇户口学生有重度抑郁风险）略高于农村户口学生（15.99% 的农村户口学生有轻度抑郁风险，4.08% 的农村户口学生有重度抑郁风险）（$\chi^2 = 204.01$，$p < 0.001$，$\eta^2 = 0.05$）。专科生存在抑郁风险的比例（13.28% 的专科生有轻度抑郁风险，3.30% 的专科生有重度抑郁风险）显著低于本科生（18.33% 的本科生有轻度抑郁风险，5.84% 的本科生有重度抑郁风险）（$\chi^2 = 589.24$，$p < 0.001$，$\eta^2 = 0.08$）。在本科生中，重点院校学生存在抑郁风险（23.93% 的重点院校学生有轻度抑郁风险，8.28% 的重点院校学生有重度抑郁风险）的比例略高于其他院校学生（17.95% 的其他院校学生有轻度抑郁风险，5.53% 的其他院校学生有重度抑郁风险）（$\chi^2 = 82.07$，$p < 0.001$，$\eta^2 = 0.04$）。大学生抑郁风险检出率各学段分布情况如表 2 所示。

2. 焦虑

本次调查结果显示，大学生焦虑平均分为 4.32 分，标准差为 3.91 分，中位数为 4.00 分，众数为 0 分。有 54.72% 的学生无焦虑风险，有 38.26% 的学生存在轻度焦虑风险，有 4.65% 的学生存在中度焦虑风险，有 2.37% 的学生存在重度焦虑风险（见图 2）。在本科生中，有 50.42% 的学生无焦虑风险，有 41.41% 的学生存在轻度焦虑风险，有 5.29% 的学生存在中度焦虑风险，有 2.88% 的学生存在重度焦虑风险。在专科生中，有 62.57% 的学生无焦虑风险，有 32.53% 的学生存在轻度焦虑风险，有 3.47% 的学生存在中度焦虑风险，有 1.43% 的学生存在重度焦虑风险（见表3）。

表2 大学生不同抑郁风险的人数比例

单位：%

学段	调查对象特征	无抑郁风险 0~9分	轻度抑郁风险 10~16分	重度抑郁风险 17~27分
本科	总体	75.83	18.33	5.84
	性别			
	男	74.57	18.12	7.31
	女	76.61	18.46	4.93
	地域			
	东部	76.04	17.85	6.11
	中部	73.92	20.28	5.80
	西部	77.87	17.44	4.69
	户口类型			
	城镇户口	74.15	18.54	7.31
	农村户口	76.84	18.20	4.96
	学校类型			
	重点院校	67.79	23.93	8.28
	其他院校	76.52	17.95	5.53
专科	总体	83.42	13.28	3.30
	性别			
	男	81.71	13.98	4.31
	女	84.15	12.99	2.86
	地域			
	东部	82.78	13.13	4.09
	中部	74.35	20.36	5.29
	西部	84.65	12.62	2.73
	户口类型			
	城镇户口	79.65	14.99	5.36
	农村户口	84.25	12.91	2.84

注：为简洁呈现，表中的百分比均为有效百分比。

资料来源：中国科学院心理研究所国民心理健康数据库2022年心理健康蓝皮书数据集。

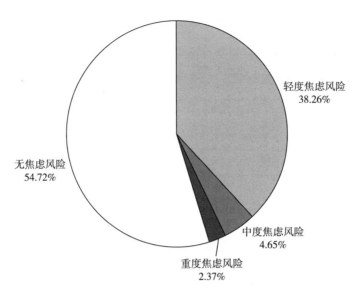

图2 大学生焦虑风险检出率

说明：为简洁呈现，图中的百分比均为有效百分比。

资料来源：中国科学院心理研究所国民心理健康数据库 2022 年心理健康蓝皮书数据集。

焦虑得分在不同性别、户口类型、学段、学校类型等群体中存在差异。具体而言，男生的焦虑平均分为 4.23 分，标准差为 4.28 分；女生的焦虑平均分为 4.37 分，标准差为 3.68 分；女生的焦虑得分略高于男生（$t=4.60$，$p<0.001$，Cohen's $d=0.04$）。城镇学生的焦虑平均分为 4.60 分，标准差为 4.30 分；农村学生的焦虑平均分为 4.20 分，标准差为 3.71 分；城镇学生的焦虑得分显著高于农村学生（$t=12.31$，$p<0.001$，Cohen's $d=0.10$）。专科生的焦虑平均分为 3.63 分，标准差为 3.61 分；本科生的焦虑平均分为 4.69 分，标准差为 4.01 分；本科生的焦虑得分显著高于专科生（$t=37.10$，$p<0.001$，Cohen's $d=0.28$）。在本科生中，重点院校学生的焦虑平均分为 5.61 分，标准差为 4.42 分；其他院校学生的焦虑平均分为 4.62 分，标准差为 3.97 分；重点院校学生的焦虑得分显著高于其他院校学生（$t=9.84$，$p<0.001$，Cohen's $d=0.24$）。

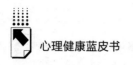

表3　大学生不同焦虑风险的人数比例

单位：%

学段	调查对象特征	无焦虑风险 0~4分	轻度焦虑风险 5~9分	中度焦虑风险 10~14分	重度焦虑风险 15~21分
本科	总体	50.42	41.41	5.29	2.88
	性别				
	男	53.91	36.78	5.54	3.77
	女	48.26	44.27	5.14	2.33
	地域				
	东部	51.90	39.81	5.26	3.03
	中部	45.25	46.13	5.72	2.90
	西部	51.94	41.07	4.76	2.23
	户口类型				
	城镇户口	51.38	38.60	6.18	3.84
	农村户口	49.84	43.08	4.77	2.31
	学校类型				
	重点院校	41.84	44.96	8.38	4.82
	其他院校	51.06	41.21	5.01	2.72
专科	总体	62.57	32.53	3.47	1.43
	性别				
	男	64.26	29.92	3.83	1.99
	女	61.84	33.66	3.31	1.19
	地域				
	东部	61.65	32.41	4.23	1.71
	中部	49.83	42.15	5.52	2.50
	西部	64.30	31.60	2.91	1.19
	户口类型				
	城镇户口	60.21	33.10	4.28	2.41
	农村户口	63.09	32.41	3.29	1.21

注：为简洁呈现，表中的百分比均为有效百分比。

资料来源：中国科学院心理研究所国民心理健康数据库2022年心理健康蓝皮书数据集。

　　焦虑风险检出率在不同性别、户口类型、学段、学校类型等群体中也存在差异。具体而言，男生中存在焦虑风险的比例（34.71%的男生有轻度焦虑风险，5.02%的男生有中度焦虑风险，3.24%的男生有重度焦虑风险）略低于女生（40.21的女生有轻度焦虑风险，4.44%的女生有中度焦虑风险，1.89%的女生有重度焦虑风险）（$\chi^2 = 319.75$，$p<0.001$，$\eta^2 = 0.05$）。值得注意的是，男生中存在中度焦虑风险的比例高于女生。城镇户口学生存在焦虑风险的比例（37.45%的城镇户口学生有轻度焦虑风险，5.78%的城镇户口学生有中度焦虑风险，3.54%的城镇户口学生有重度焦虑风险）略高于农村户口学生（38.62%的农村户口学生有轻度焦虑风险，4.15%的农村户口学生有中度焦虑风险，1.85%的农村户口学生有重度焦虑风险）（$\chi^2 = 302.72$，$p<0.001$，$\eta^2 = 0.05$）。专科生存在焦虑风险的比例（32.53%的专科生有轻度焦虑风险，3.47%的专科生有中度焦虑风险，1.43%的专科生有重度焦虑风险）显著低于本科生（41.41%的本科生有轻度焦虑风险，5.29%的本科生有中度焦虑风险，2.88%的本科生有重度焦虑风险）（$\chi^2 = 1101.23$，$p<0.001$，$\eta^2 = 0.12$）。在本科生中，重点院校学生存在焦虑风险的比例（44.96%的重点院校学生有轻度焦虑风险，8.38%的重点院校学生有中度焦虑风险，4.82%的重点院校学生有重度焦虑风险）略高于其他院校学生（41.21%的其他院校学生有轻度焦虑风险，5.01%的其他院校学生有中度焦虑风险，2.72%的其他院校学生有重度焦虑风险）（$\chi^2 = 110.16$，$p<0.001$，$\eta^2 = 0.05$）。大学生焦虑风险检出率的具体分布情况如表3所示。

此外，在本调查中，有39271人（51.99%）既无抑郁风险也无焦虑风险，有1351人（1.79%）既存在重度抑郁风险也存在重度焦虑风险。

3. 生活满意度

本次调查结果显示，选择"基本满意"的人数所占比例最高，其次是选择"满意"的人数。总样本的生活满意度状况如图3所示。倾向于对自己生活满意的人数占比为74.10%，倾向于不满意的人数占比为8.66%。可见，超过七成大学生对生活较为满意，仅有少数学生对生活不满意。

分学段来看，本科生和专科生均呈现与总样本相似的趋势（见图4）。本科生中，倾向于对自己生活满意的人数占比为74.21%，倾向于不满意的

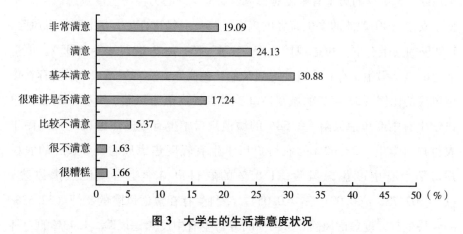

图3 大学生的生活满意度状况

说明：为简洁呈现，图中的百分比均为有效百分比。
资料来源：中国科学院心理研究所国民心理健康数据库2022年心理健康蓝皮书数据集。

人数占比为8.65%；专科生中，倾向于对自己生活满意的人数占比为73.90%，倾向于不满意的人数占比为8.67%。总的来说，大学生对自己生活的满意度较高。

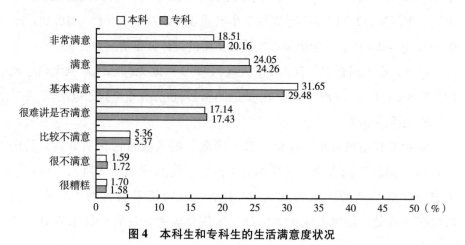

图4 本科生和专科生的生活满意度状况

说明：为简洁呈现，图中的百分比均为有效百分比。
资料来源：中国科学院心理研究所国民心理健康数据库2022年心理健康蓝皮书数据集。

（二）大学生心理健康的影响因素

1. 睡眠

睡眠与心理健康问题密切相关。有研究指出，普通人群中有将近1/3的人遭遇过睡眠问题的困扰（Ohayon，2011），睡眠不足或嗜睡均可导致多种心理健康问题。提高睡眠质量可以改善心理健康状况（Scott et al.，2021）。本次调查结果显示，大学生上学日的睡眠时长平均为8小时，标准差为1.36小时。有42.01%的学生睡眠时长为7~8小时。男生的睡眠时长平均为8.04小时，标准差为1.35小时；女生的睡眠时长平均为7.97小时，标准差为1.20小时；男生的睡眠时长略多于女生（$t = 6.33$，$p < 0.001$，Cohen's $d = 0.05$）。本科生的睡眠时长平均为7.91小时，标准差为1.25小时；专科生的睡眠时长平均为8.15小时，标准差为1.26小时；专科生的睡眠时长显著多于本科生（$t = 23.52$，$p < 0.001$，Cohen's $d = 0.19$）。大学生上学日的睡眠时长的人数分布情况如表4所示。

表4　大学生上学日不同睡眠时长的人数分布情况

单位：%

睡眠时长	总体	学段	
		本科	专科
不足6小时	3.96	4.40	3.19
6~7小时	16.90	19.56	12.18
7~8小时	42.01	42.51	41.12
8~9小时	25.60	23.17	29.91
9~10小时	6.64	5.90	7.94
10小时及以上	4.89	4.46	5.66

注：为简洁呈现，表中的百分比均为有效百分比。

资料来源：中国科学院心理研究所国民心理健康数据库2022年心理健康蓝皮书数据集。

大学生过去一周的睡眠质量状况如图5所示。有14.78%的学生认为自己的睡眠质量非常好，有8.02%的学生认为自己的睡眠质量比较差。自我

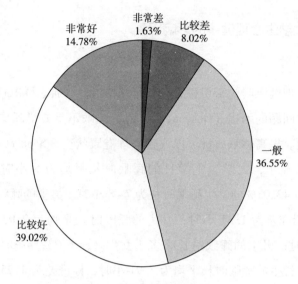

图 5　大学生睡眠质量状况

说明：为简洁呈现，图中的百分比均为有效百分比。
资料来源：中国科学院心理研究所国民心理健康数据
库 2022 年心理健康蓝皮书数据集。

报告的睡眠质量状况与抑郁关系密切。本次调查结果显示，在睡眠质量较好的组别中，无抑郁风险的比例较高，存在轻度及重度抑郁风险的比例较低；在睡眠质量较差的组别中，无抑郁风险的比例较低，存在轻度及重度抑郁风险的比例较高（见图 6）。睡眠质量与焦虑的关系亦呈现相似的趋势（见图 7）。

不同睡眠质量的学生在抑郁和焦虑得分上存在显著差异（$F_{抑郁}=4818.58$，$\eta^2=0.20$；$F_{焦虑}=4414.17$，$\eta^2=0.19$；$p<0.001$）。其中，报告睡眠质量非常差的学生的抑郁和焦虑得分最高；报告睡眠质量非常好的学生的抑郁和焦虑得分最低。

尽管专科生的睡眠时长多于本科生，但是专科生自我报告的睡眠质量略低于本科生（$t=-8.09$，$p<0.001$，Cohen's $d=-0.06$）。本科生中，有 1.67% 的学生认为自己的睡眠质量非常差，有 7.69% 的学生表示睡眠质量比较差，有 35.16% 的学生表示睡眠质量一般，有 40.83% 的学生表示睡眠

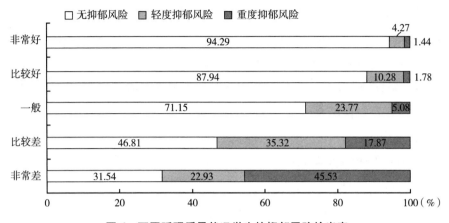

图6 不同睡眠质量状况学生的抑郁风险检出率

说明：为简洁呈现，图中的百分比均为有效百分比。

资料来源：中国科学院心理研究所国民心理健康数据库2022年心理健康蓝皮书数据集。

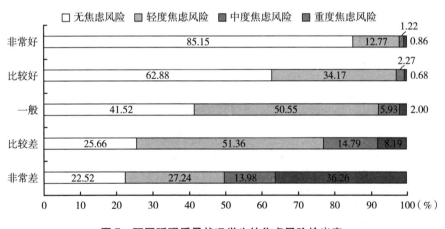

图7 不同睡眠质量状况学生的焦虑风险检出率

说明：为简洁呈现，图中的百分比均为有效百分比。

资料来源：中国科学院心理研究所国民心理健康数据库2022年心理健康蓝皮书数据集。

质量比较好，有14.65%的学生表示睡眠质量非常好。专科生中，有1.56%的学生认为自己的睡眠质量非常差，有8.62%的学生表示睡眠质量比较差，有39.09%的学生表示睡眠质量一般，有35.72%的学生表示睡眠质量比较好，有15.01%的学生表示睡眠质量非常好。

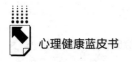

总的来说，睡眠时长为 7 小时及以上的学生人数占比接近八成（79.14%），但睡眠时长为 8 小时及以上的人数占比较低（37.13%），超过半数（53.80%）的学生认为自己的睡眠质量较好（包括"比较好"和"非常好"）。调查结果提示，个体的睡眠状况与心理健康密切相关。因此，大学生应按时作息、保障 8 小时及以上充足睡眠，进一步提升睡眠质量。

2. 压力源

压力与个体的心理健康状况密切相关。了解不同的压力来源，有助于有针对性地寻找缓解压力的途径，提高个体的心理健康水平。我们列出 10 项可能的压力源，由学生判断发生频率。总体上看，"学业负担重"、"长期离家，想念家人"和"不知道自己适合什么工作"是大学生的主要压力源。如图 8 所示，本科生和专科生的主要压力源基本一致，但是压力源的发生频率存在差异。其中，本科生报告"学业负担重"的发生频率比专科生高 13.91 个百分点，专科生报告"经济压力大"的发生频率比本科生高 8.13 个百分点，本科生报告"与人交往有困难"的发生频率比专科生高 6.54 个百分点（见图 8）。

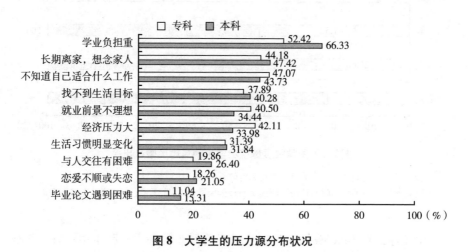

图 8　大学生的压力源分布状况

说明：为简洁呈现，图中的百分比均为有效百分比。

资料来源：中国科学院心理研究所国民心理健康数据库 2022 年心理健康蓝皮书数据集。

本次调查结果显示，大学生的压力平均分为7.54分，标准差为6.59分。男生的压力平均分为7.22分，标准差为7.00分；女生的压力平均分为7.72分，标准差为6.34分；女生的压力得分略高于男生（$t = 9.53$，$p < 0.001$，Cohen's $d = 0.08$）。专科生的压力平均分为7.20分，标准差为6.60分；本科生的压力平均分为7.72分，标准差为6.58分；本科生的压力得分略高于专科生（$t = 10.03$，$p < 0.001$，Cohen's $d = 0.08$）。

对压力与心理健康关系的分析发现，较高的压力得分与更高水平的抑郁、焦虑有关（$r_{抑郁} = 0.53$，$r_{焦虑} = 0.55$，$p < 0.001$）。根据压力得分，取得分最高的27%的个体组成高压力组，取得分最低的27%的个体组成低压力组，其余样本为中等压力组。压力的高、中、低三组在抑郁、焦虑得分上存在显著差异（$F_{抑郁} = 10454.21$，$\eta^2 = 0.23$；$F_{焦虑} = 11260.16$，$\eta^2 = 0.24$；$p < 0.001$）。其中，低压力组的抑郁和焦虑水平最低，高压力组的抑郁和焦虑水平最高。在抑郁风险检出率上，低压力组无抑郁风险的人数占比最高，而高压力组重度抑郁风险的人数占比最高（见图9）。焦虑风险检出率亦呈现相似的趋势（见图10）。这一结果提示，压力是影响心理健康的风险因素，需要关注大学生的压力来源，有针对性地制定缓解压力的干预措施。

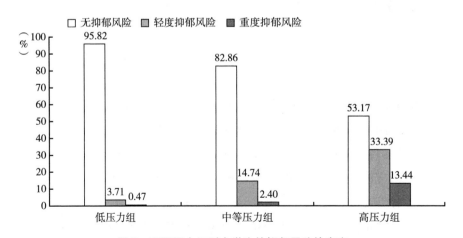

图9 不同压力组别大学生的抑郁风险检出率

说明：为简洁呈现，图中的百分比均为有效百分比。

资料来源：中国科学院心理研究所国民心理健康数据库2022年心理健康蓝皮书数据集。

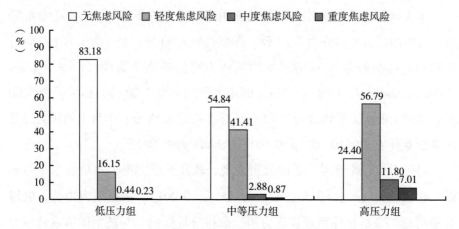

图 10 不同压力组别大学生的焦虑风险检出率

说明：为简洁呈现，图中的百分比均为有效百分比。

资料来源：中国科学院心理研究所国民心理健康数据库 2022 年心理健康蓝皮书数据集。

3. 无聊

无聊是"由于知觉到生活无意义而产生的负性情绪体验"（周浩、王琦、董妍，2012）。大学与高中阶段在学习和生活上有着明显的区别，对于大学生来说，大学有着更丰富多彩的生活和更多可支配的自由时间。时间上的弹性可以给学生们更多自由探索的空间，但是，如果不能合理利用时间，学生可能会长期无所事事、虚度光阴，感到无聊。本次调查结果显示，大学生的无聊平均分为 8.00 分，标准差为 3.16 分。男生的无聊平均分为 8.27 分，标准差为 3.53 分；女生的无聊平均分为 7.85 分，标准差为 2.93 分；男生的无聊得分显著高于女生（$t=16.52$，$p<0.001$，Cohen's $d=0.13$）。专科生的无聊平均分为 7.43 分，标准差为 2.82 分；本科生的无聊平均分为 8.31 分，标准差为 3.29 分；专科生的无聊得分显著低于本科生（$t=-38.53$，$p<0.001$，Cohen's $d=-0.29$）。

对无聊与心理健康关系的分析发现，较高的无聊得分与更高水平的抑郁、焦虑有关（$r_{抑郁}=0.65$，$r_{焦虑}=0.66$，$p<0.001$）。根据无聊得分，取得分最高的 27% 的个体组成高无聊组，取得分最低的 27% 的个体组成低无聊组，其余样本为中等无聊组。无聊的高、中、低三组在抑郁、焦虑得分上存在显著差异（$F_{抑郁}=17515.76$，$\eta^2=0.32$；$F_{焦虑}=19848.39$，$\eta^2=0.34$；

$p<0.001$）。其中，低无聊组的抑郁和焦虑水平最低，高无聊组的抑郁和焦虑水平最高。在抑郁风险检出率上，低无聊组无抑郁风险的人数占比最高，而高无聊组重度抑郁风险的人数占比最高（见图11）。焦虑风险检出率亦呈现相似的趋势（见图12）。这一结果提示，无聊可能是大学生心理健康的风险因素。大学生应积极参加各类活动，丰富课余生活，探寻生活意义，避免无聊。

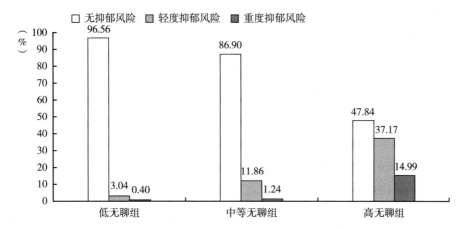

图11　不同无聊组别大学生的抑郁风险检出率

说明：为简洁呈现，图中的百分比均为有效百分比。

资料来源：中国科学院心理研究所国民心理健康数据库2022年心理健康蓝皮书数据集。

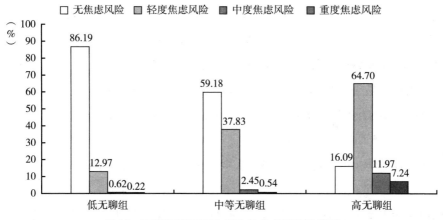

图12　不同无聊组别大学生的焦虑风险检出率

说明：为简洁呈现，图中的百分比均为有效百分比。

资料来源：中国科学院心理研究所国民心理健康数据库2022年心理健康蓝皮书数据集。

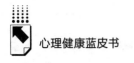

（三）大学生学业状况与心理健康

1. 未来规划与心理健康

近年来，考研逐渐在大学生中成为"主旋律"。教育部公布的 2022 年全国硕士研究生报名人数为 457 万人，比上年增加 80 万人，增长 21.22%（中华人民共和国教育部，2022b）。然而，2021 年全国硕士研究生报考人数为 377 万人（中华人民共和国教育部，2020），招收 105.07 万人（中华人民共和国教育部，2022b），硕士研究生考试录取率仅为 27.87%。激烈的竞争容易引发一系列心理健康问题。在这一背景下，有必要充分了解大学生的读研意向及其与心理健康的关系，及时为其提供生涯指导、考研辅导及其心理健康调适。

被调查大学生中，超过半数的学生有读研打算。具体来说，有 50.44% 的学生打算读研，有 42.65% 的学生不打算读研，有 6.91% 的学生未报告。大学生在是否有读研打算上存在性别差异（$\chi^2 = 52.93$，$p < 0.001$，$\eta^2 = 0.03$），女生打算读研的人数占比（55.22%）略高于男生（52.38%）。本科生打算读研的人数占比（68.34%）显著高于专科生（28.22%）（$\chi^2 = 10413.96$，$p < 0.001$，$\eta^2 = 0.39$）。单身学生打算读研的人数占比（56.13%）略高于恋爱中的学生（49.86%）（$\chi^2 = 219.23$，$p < 0.001$，$\eta^2 = 0.06$）。城镇户口学生中，有 62.05% 的学生打算读研，显著高于农村户口学生打算读研的人数占比（50.74%）（$\chi^2 = 767.05$，$p < 0.001$，$\eta^2 = 0.10$）。此外，对本专业越喜欢、学习成绩越好的学生，越有可能打算读研。调查对象读研打算的人数分布情况见表 5。

大学生是否打算读研与其心理健康状况有一定的关联。在抑郁得分上，有读研打算的学生（$M = 5.99$，$SD = 5.22$）和没有读研打算的学生（$M = 5.99$，$SD = 5.26$）不存在显著差异（$t = 0.14$，$p > 0.05$）。在焦虑得分上，有读研打算的学生的焦虑得分（$M = 4.41$，$SD = 3.85$）略高于没有读研打算的学生（$M = 4.14$，$SD = 3.92$）（$t = 9.05$，$p < 0.001$，Cohen's $d = 0.07$）。在抑郁风险检出率上，是否打算读研与不同的抑郁风险检出率之间呈现显著差异，但效应量较小（$\chi^2 = 7.33$，$p < 0.05$，$\eta^2 = 0.002$）。有读研打算的学生的抑郁风险检出率略高于没有读研打算的学生。在焦虑风险检出率上，是否打算

表5 调查对象读研打算的人数分布情况

单位：%

人口学特征	打算读研	不打算读研	人口学特征	打算读研	不打算读研
性别			是否喜欢本专业		
男	52.38	47.62	非常不喜欢	47.07	52.93
女	55.22	44.78	有点不喜欢	49.57	50.43
学校类型			中立	51.49	48.51
重点本科院校	79.23	20.77	有点喜欢	57.16	42.84
其他本科院校	67.85	32.15	非常喜欢	59.53	40.47
专科学校	28.22	71.78	户口类型		
感情状态			城镇户口	62.05	37.95
恋爱	49.86	50.14	农村户口	50.74	49.26
单身	56.13	43.87			

注：为简洁呈现，表中的百分比均为有效百分比。

资料来源：中国科学院心理研究所国民心理健康数据库2022年心理健康蓝皮书数据集。

读研与不同的焦虑风险检出率之间呈现显著差异（$\chi^2 = 77.51$，$p < 0.001$，$\eta^2 = 0.03$），有读研打算的学生的焦虑风险检出率高于没有读研打算的学生（见图13）。上述结果提示，大学生如果打算读研，更可能产生焦虑情绪。适度的焦虑情绪有利于学习、备考，但过度的焦虑情绪需要及时干预。

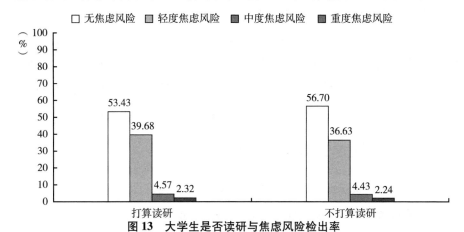

图13 大学生是否读研与焦虑风险检出率

说明：为简洁呈现，图中的百分比均为有效百分比。

资料来源：中国科学院心理研究所国民心理健康数据库2022年心理健康蓝皮书数据集。

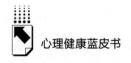

2.学业效能感与心理健康

学业效能感是学生对自己能否成功掌握学业知识的信念，与学业成就、心理健康有密切的关系。本次调查结果显示，大学生的学业效能感平均分为17.09分，标准差为4.15分。男生的学业效能感平均分为17.06分，标准差为4.66分；女生的学业效能感平均分为17.10分，标准差为3.83分；男生和女生在学业效能感得分上不存在显著差异（$t=-1.40$，$p=0.16$）。本科生的学业效能感平均分为17.13分，标准差为4.22分；专科生的学业效能感平均分为17.02分，标准差为4.02分；本科生的学业效能感得分略高于专科生（$t=3.37$，$p<0.01$，Cohen's $d=0.03$）。

对学业效能感与心理健康关系的分析发现，较高的学业效能感得分与更低水平的抑郁、焦虑有关（$r_{抑郁}=-0.34$，$r_{焦虑}=-0.28$，$p<0.001$）。根据学业效能感得分，取得分最高的27%的个体组成高学业效能感组，取得分最低的27%的个体组成低学业效能感组，其余样本为中等学业效能感组。学业效能感的高、中、低组在抑郁、焦虑得分上存在显著差异（$F_{抑郁}=3740.12$，$\eta^2=0.10$；$F_{焦虑}=2298.80$，$\eta^2=0.06$；$p<0.001$）。其中，低学业效能感组的抑郁和焦虑水平最高，高学业效能感组的抑郁和焦虑水平最低。在抑郁风险检出率上，低学业效能感组的抑郁风险检出率最高，高学业效能感组的抑郁风险检出率最低（见图14）。焦虑风险检出率亦呈现相似的趋势（见图15）。此外，本次调查还发现，高学业效能感组打算读研的比例最高（61.16%），中等学业效能感组打算读研的比例次之（55.00%），低学业效能感组打算读研的比例最低（47.54%）。上述结果提示，大学生对自己的学习能力越有信心，越有可能选择未来继续深造，心理健康状况更好。

（四）大学生恋爱状况与心理健康

进入浪漫关系是成人早期的重要任务之一，与许多人生重大议题相关。根据埃里克森的人格发展八阶段理论，大学生正处于亲密对孤独的冲突阶段（18~25岁）。这一阶段的主要发展任务是与他人建立深厚的友谊和亲密关系，获得爱与陪伴。如果个体能够顺利克服孤独感，其将会获得爱的美德。

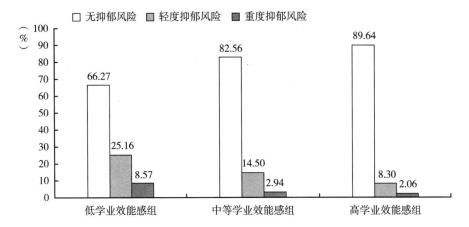

图14 不同学业效能感组别大学生的抑郁风险检出率

说明：为简洁呈现，图中的百分比均为有效百分比。

资料来源：中国科学院心理研究所国民心理健康数据库2022年心理健康蓝皮书数据集。

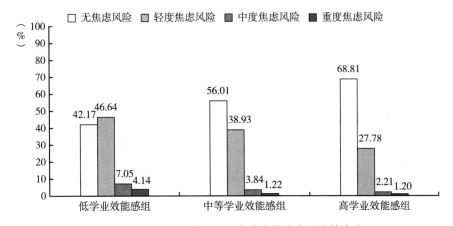

图15 不同学业效能感组别大学生的焦虑风险检出率

说明：为简洁呈现，图中的百分比均为有效百分比。

资料来源：中国科学院心理研究所国民心理健康数据库2022年心理健康蓝皮书数据集。

因此，在大学阶段，恋爱状况可能与大学生的人格发展和心理健康水平有关。

1. 大学生恋爱现状

调查显示，有27.61%的大学生处于恋爱状态，有41.93%的大学生处于单身不想脱单的状态，有 25.40% 的学生处于单身想脱单的状态，另有 5.06% 的学生未报告。大学生的恋爱现状如表 6 所示。在单身人群中，男生单身不想脱单的比例（33.95%）显著低于女生（49.61%）；男生单身想脱单的比例（36.75%）显著高于女生（21.42%）。专科生单身不想脱单的比例（44.08%）略低于本科生（44.21%）；专科生单身想脱单的比例（23.26%）略低于本科生（28.66%）。分年级来看，大二学生单身不想脱单的比例最高（44.55%），大四学生最低（39.75%）。上述结果可见，单身男生和大四单身学生更想脱单。

表6 调查对象不同感情状态的人数分布情况

单位：%

人口学特征	恋爱中	单身 不想脱单	单身 想脱单
性别			
男	29.30	33.95	36.75
女	28.97	49.61	21.42
户口类型			
城镇户口	29.06	43.36	27.58
农村户口	29.09	44.52	26.39
学段			
专科生	32.66	44.08	23.26
本科生	27.13	44.21	28.66
年级			
大一	25.94	44.14	29.92
大二	31.44	44.55	24.01
大三	33.73	42.95	23.32
大四	32.73	39.75	27.52

注：为简洁呈现，表中的百分比均为有效百分比。

资料来源：中国科学院心理研究所国民心理健康数据库 2022 年心理健康蓝皮书数据集。

2. 恋爱状态与心理健康

大学生的感情状态与其心理健康水平有一定的关联。在抑郁得分上，单身想脱单大学生的抑郁得分最高（$M = 6.38$，$SD = 5.33$），单身不想脱单的大学生次之（$M = 6.02$，$SD = 5.25$），恋爱中的大学生的抑郁得分最低（$M = 5.55$，$SD = 5.12$），三个群体之间的抑郁得分存在统计学上的显著差异（$F = 126.81$，$p<0.001$，$\eta^2 = 0.004$）。在焦虑得分上，单身想脱单大学生的焦虑得分最高（$M = 4.44$，$SD = 3.86$），恋爱中的大学生次之（$M = 4.28$，$SD = 3.88$），单身不想脱单大学生的焦虑得分最低（$M = 4.21$，$SD = 3.83$）（$F = 21.45$，$p<0.001$，$\eta^2 = 0.001$）。在抑郁检出率上，不同感情状态与抑郁风险检出率之间呈现显著差异（$\chi^2 = 140.72$，$p<0.001$，$\eta^2 = 0.04$），恋爱中的大学生的抑郁风险检出率最低，单身想脱单大学生的抑郁风险检出率最高（见图16）。在焦虑风险出率上，不同感情状态与焦虑风险检出率之间呈现显著差异（$\chi^2 = 32.56$，$p<0.001$，$\eta^2 = 0.02$），单身不想脱单大学生的焦虑风险检出率最低，单身想脱单大学生的焦虑风险检出率最高（见图17）。

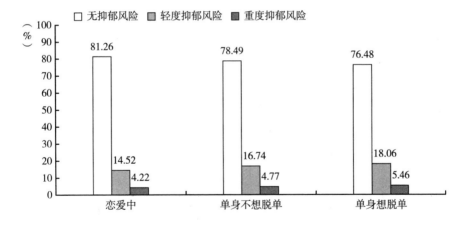

图16　大学生不同感情状态与抑郁风险检出率

说明：为简洁呈现，图中的百分比均为有效百分比。

资料来源：中国科学院心理研究所国民心理健康数据库2022年心理健康蓝皮书数据集。

3. 恋爱状态与无聊感

大学生的恋爱状态与其无聊状况有关（见图18）。恋爱中的大学生无聊得分最低（$M = 7.73$，$SD = 3.02$），单身不想脱单的大学生次之（$M = 7.89$，

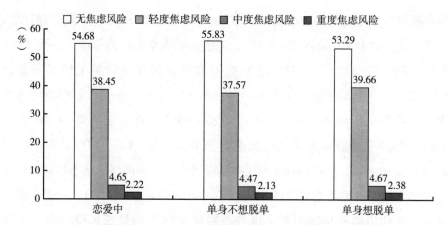

图 17　大学生不同感情状态与焦虑风险检出率

说明：为简洁呈现，图中的百分比均为有效百分比。

资料来源：中国科学院心理研究所国民心理健康数据库 2022 年心理健康蓝皮书数据集。

$SD=3.08$），单身想脱单的大学生的无聊得分最高（$M=8.37$，$SD=3.25$），三个群体之间的无聊得分存在统计学上的显著差异（$F=233.17$，$p<0.001$，$\eta^2=0.006$）。可见，单身想脱单的大学生群体更感到无聊。

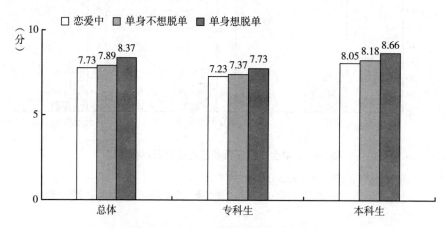

图 18　大学生不同感情状态与无聊得分

说明：为简洁呈现，图中的百分比均为有效百分比。

资料来源：中国科学院心理研究所国民心理健康数据库 2022 年心理健康蓝皮书数据集。

四 对策建议

本次调查结果显示，大学生总体心理健康状况良好，其对生活的满意度较高，但是本科生比专科生的心理健康状况差，应当引起重视；睡眠时间过长或过短、压力大、无所事事等，对大学生的心理健康会产生消极的影响。此外，本次调查还了解了大学生学业与恋爱的现状及存在问题。根据本次调查结果，针对大学生的心理健康现状，本报告提出以下对策建议，以期维护与促进大学生的心理健康。

（一）加强心理健康智能筛查体系建设，提高危机应对能力

搭建心理健康智能筛查体系，实现监测—反馈—干预自动化。首先，在监测方面，针对不同人群制定相应的监测指标与工具，提高评估的有效性。建立分级测评体系，精准识别可能存在的心理健康问题。从新生入校开始为其建立个人心理健康档案，定期监测心理健康状况，实现全员覆盖。并根据实际情况调整监测频率，及时了解大学生的心理健康状况。其次，在反馈方面，大学生在完成心理健康测试之后，及时给予测评反馈，为每位学生制定个性化的心理健康状况及应对方案，使大学生更加了解自身的心理健康状况，同时学习心理健康知识，提升心理健康素养。加大对大学生的心理健康教育，提高其参与积极性。最后，在干预方面，建立心理健康预警模型，实现智能筛查体系自动预警，遇到紧急情况自动通知各级负责人，进一步健全完善"学校—院系—班级—宿舍/个人"四级预警网络。同时，重视构建学校与精神卫生医疗机构的联动体系，获得专业支持。

（二）大力倡导健康生活方式，培养"健身健心"的科学理念

大力倡导健康生活方式，增强学生健康生活理念。开设健康生活相关课程，从饮食、作息、运动、疾病预防、心理健康等方面向大学生普及科学知识，使他们学会健康生活方式，树立"健康第一"的思想观念，切实落实

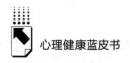

健康教育教学时间。开展全员参与的运动类活动，激发学生运动的积极性，增加内部和外部激励措施。完善运动设施，增设运动场地，让学生想运动时随时都可以运动。完善学校体育运动风险应对方案，教育学生避免因运动引起慢性损伤，懂得安全事故的应急处理方式。鼓励"每天运动一小时"，培养"健身健心"的科学理念。

（三）加强生涯规划教育，完善就业升学指导体系

推动高校生涯规划教育，让学生充分了解自身兴趣与专长、确立职业生涯目标和规划，明确升学与就业的选择。学校应注重培养学生的学术与职业道德意识，积极配备生涯规划专业指导教师，为学生提供系统专业的生涯规划咨询服务。建立完善细致的就业升学指导体系，挖掘与汇集招聘信息、搭建就业服务平台、有针对性地为学生提供就业信息与咨询服务。建立考研服务平台，定期为备考学生举办心理调适讲座，保障学生以健康的心态备考。鼓励多元化的就业与升学选择，避免"一刀切"现象。

（四）加强恋爱心理健康教育，培养正确婚恋观

加强恋爱心理健康教育，根据学生不同年龄的发展特点，有针对性地设立相关课程，帮助学生树立正确的交友观、恋爱观、生育观、婚姻观。开展多主题恋爱教育讲座，提供正确交友途径，举办寓教于乐的恋爱活动。引进家庭教育领域高层次人才，为学生提供专业指导服务，解答困惑。提供摆脱单身困扰和缓解恋爱冲突的解决路径，让学生有渠道学习正确应对单身苦恼的方法，增强创造和发展浪漫关系的能力，掌握解决恋爱冲突的技巧。加大师德师风建设，严肃处理师德失范行为。

参考文献

陈雨濛、张亚利、俞国良，2022，《2010—2020 中国内地大学生心理健康问题检出率的

元分析》，《心理科学进展》第 30 期，第 991~1004 页。

何津、陈祉妍、郭菲、章婕、杨蕴萍、王倩，2013，《流调中心抑郁量表中文简版的编制》，《中华行为医学与脑科学杂志》第 22 卷第 12 期，第 1133~1136 页。

辛自强、张梅、何琳，2012，《大学生心理健康变迁的横断历史研究》，《心理学报》第 5 期，第 664~679 页。

中华人民共和国教育部，2020，《2021 考研今开考：377 万人报名　各地强调考场防疫》，http：//www. moe. gov. cn/jyb_ xwfb/s5147/202012/t20201228_ 507808. html，最后访问日期：2022 年 10 月 20 日。

中华人民共和国教育部，2021，《2021 年全国教育事业发展统计公报》，http：//m. moe. gov. cn/jyb_ sjzl/sjzl_ fztjgb/202209/t20220914_ 660850. html，最后访问日期：2022 年 10 月 20 日。

中华人民共和国教育部，2022a，《教育部 2022 年工作要点》，http：//www. moe. gov. cn/jyb_ sjzl/moe_ 164/202202/t20220208_ 597666. html，最后访问日期：2022 年 10 月 20 日。

中华人民共和国教育部，2022b，《2022 年全国硕士研究生招生考试准备工作就绪》，http：//www. moe. gov. cn/jyb_ xwfb/gzdt_ gzdt/s5987/202112/t20211222_ 589176. html，最后访问日期：2022 年 10 月 20 日。

周浩、王琦、董妍，2012，《无聊：一个久远而又新兴的研究主题》，《心理科学进展》第 1 期，第 98~107 页。

Kroenke, K., Spitzer, R. L., Williams, J. B., Monahan, P. O., & Löwe, B. 2007. "Anxiety Disorders in Primary Care：Prevalence, Impairment, Comorbidity, and Detection." *Annals of Internal Medicine* 146（5）：317-325.

Midgley, C., Maehr, M. L., Hruda, L. Z., Anderman, E., Anderman, L., Freeman, K. E., & Urdan, T. 2000. "Manual for the Patterns of Adaptive Learning Scales (PALS)", http：//www. umich. edu/~pals/PALS%202000_ V13Word97. pdf.

Ohayon, M. M. 2011. "Epidemiological Overview of Sleep Disorders in the General Population." *Sleep Medicine Research* 2（1）：1-9.

Plummer, F., Manea, L., Trepel, D., & McMillan, D. 2016. "Screening for Anxiety Disorders with the GAD - 7 and GAD - 2：A Systematic Review and Diagnostic Metaanalysis." *General Hospital Psychiatry* 39：24-31.

Scott, A. J., Webb, T. L., Martyn - St James, M., Rowse, G., & Weich, S. 2021. "Improving Sleep Quality Leads to Better Mental Health：A Meta-analysis of Randomised Controlled Trials." *Sleep Medicine Reviews* 60：101556.

Spitzer, R. L., Kroenke, K., Williams, J. B., & Löwe, B. 2006. "A Brief Measure for Assessing Generalized Anxiety Disorder：The GAD-7." *Archives of Internal Medicine* 166（10）：1092-1097.

B.4
2022年中小学教师心理健康状况调查报告

侯金芹　陈祉妍*

摘　要： 教师是教育的第一资源，是建设高质量教育体系、实施高质量教育的根本力量。近些年来，社会变迁、宏观教育政策、教师行业发展等因素的交互作用使得原有的教育生态发生了变化，教师群体面临巨大的压力和挑战，也存在一定程度的心理健康问题。本研究将考察教师群体的心理健康状况，并从学校因素、工作特征、职业承诺和教师效能感等角度探寻教师心理健康的保护性因素。21876名教师参与了本次调研，结果发现，二成左右的教师的心理健康问题值得关注，初等教育教师的心理健康状况优于中等教育教师；教师每周平均工作时长超过40小时，然而工作时长对情绪健康的影响较小，工作特征、职业承诺对情绪健康的影响更为明显；睡眠质量、心理健康素养正向预测情绪健康。建议相关部门从教师减负增效、加强师范生教育和完善教师评价制度等方面统筹布局，维护教师群体的心理健康。

关键词： 心理健康　中小学教师　职业承诺　睡眠质量　心理健康素养

---

* 侯金芹，博士，中国教育科学研究院副研究员，研究方向为发展与教育心理学；陈祉妍，博士，中国科学院心理研究所教授，中国科学院心理研究所国民心理健康评估发展中心负责人，主要研究领域为国民心理健康评估与促进。

一 引言

2020年10月，党的十九届五中全会明确提出要"建设高质量教育体系""建成教育强国"①，这标志着我国教育进入高质量发展阶段。教师是教育的第一资源，是建设高质量教育体系、实施高质量教育的根本力量（任国平、程路，2022）。党和国家高度重视教师队伍建设，先后出台了《中共中央 国务院关于全面深化新时代教师队伍建设改革的意见》《中国教育现代化2035》，启动实施了"优师计划"（中西部欠发达地区优秀教师定向培养计划）、"强师计划"（新时代基础教育强师计划）、"三区"人才支持计划、农村义务教育阶段学校教师特设岗位计划等，为加快建强建好我国基础教育教师队伍做出全面部署。习近平总书记也高度重视教师队伍建设，提出"教师是立教之本、兴教之源"②，强调要"从战略高度认识教师工作的重要性"③，"牢记为党育人为国育才使命"④。

百年大计，教育为本；教育大计，教师为本。教师肩负着推动新时代教育高质量发展的重任。但有研究发现，教师群体遭遇发展困境，呈现不同程度的心理健康问题。近十余年来，教师的心理健康状况逐年下滑（王庆等，2021），职业倦怠逐年上升（刘贤敏等，2014），主观幸福感也呈现逐年下降的趋势（辛素飞等，2021），农村教师的心理健康水平逐年下降且降幅高于城市教师（肖桐、邬志辉，2018）。2019年发布的《中国国民心理健康发展报告（2017~2018）》显示，中小学教师的心理健康水平低于其他群体（傅小兰、张侃，2018）。研究者从社会发展、宏观政策变化、工作特征、个体因素等多个角度探寻教师心理健康的影响因素，结果发现影响教师心理

---

① 《中国共产党第十九届五中全会公报》，https：//www. nia. gov. cn/n794014/n1050181/n1050479/c1361877/content. html？ ivk_ sa=1024320u，最后访问日期：2022年12月20日。

② 《习近平向全国广大教师致慰问信》，http：//jhsjk. people. cn/article/22860213，最后访问日期：2022年12月20日。

③ 《习近平：做党和人民满意的好老师》，http：//jhsjk. people. cn/article/25629946，最后访问日期：2022年12月20日。

④ 《习近平：不忘立德树人初心　牢记为党育人为国育才使命　不断作出新的更大贡献》，http：//jhsjk. people. cn/article/31855197，最后访问日期：2022年12月20日。

健康的因素是多维且累积性的，可以从以下三个方面展开：一要考虑教师群体的工作特征以及社会文化赋予该群体的价值；二是探寻影响因素要考虑近端因素（如学校和家庭）和远端因素（社会变迁和宏观教育政策等）；三是要考虑上述因素间的相互作用。首先，从教师的工作特征来说，教师工作的对象主要是儿童和青少年群体，他们的心理健康水平直接影响着教师工作的难度和压力。近些年来，儿童和青少年群体的抑郁情绪、焦虑情绪、孤独感、无助感、自伤自杀行为都呈上升趋势（侯金芹，2021），给教师工作带来了新的挑战。另外，教师是多重角色的扮演者，需要面对多个群体，学校、家长和学生都对教师有很高的期待和要求，教师在角色扮演和转换的过程中面临着巨大的心理压力（靳娟娟、俞国良，2021）。其次，从近端、远端影响因素来说，经济的飞速发展带来了居民消费水平的上升，但工资增幅与消费水平增幅之间的不匹配是影响教师心理健康的因素之一（董洁，2016）。社会变迁带来了人际交往方式的变化，以往由大家庭提供的支持和联结功能减弱，虚拟化网络的社会比较增强，严重影响个体心理健康（池上新，2020）。最后，从影响因素间交互作用的角度来说，社会变迁进程叠加了宏观教育政策的影响会在短时间内让教师们感到适应困难。例如，随着城镇化进程的不断推进，为平衡城乡之间的教育资源，国家出台了教师轮岗交流政策，但由于相关的配套支持和管理机制的不健全，轮岗教师面临着新的适应困境。2021年实施的"双减"政策明确基础教育要提质增效，强调课后服务一般由本校教师承担，这意味着教师要投入更多的时间和精力在工作上，面临的来自家庭与工作之间的冲突、教学与事务性工作之间的冲突以及与各方人员沟通交流的时间冲突越来越多，也会影响教师的心理健康（代薇、谢静、崔晓楠，2022）。

综上所述，近些年来宏观因素、微观因素及其之间相互影响的多重变化使得原有的教育生态发生了变化，教师群体面临着巨大的挑战而呈现一定程度的心理健康问题。基于此，本报告将从抑郁、焦虑和工作倦怠等方面考察我国中小学教师的心理健康现状以及人群差异，从教师个体层面、学校层面、工作特征和时间投入等方面考察教师心理健康的影响因素。

二 研究方法

（一）研究对象

2022 年 3 月至 5 月，由多家合作单位组织邀请来自全国不同地区的 23106 名教师参与了本次调研。剔除无效问卷后，获得有效问卷 21876 份，问卷有效回收率为 94.68%。有效调查样本中，初等教育（小学阶段）教师有 10905 人，其中男教师占比为 11.4%，女教师占比为 88.6%。中等教育（包括初中、高中、职高和中专）教师有 7397 人，其中男教师占比为 30.0%，女教师占比为 70.0%。城镇户口教师有 11077 人，占比为 50.6%；农村户口教师有 9295 人，占比为 42.5%；缺失值为 1504 人，占比为 6.9%。教师的平均年龄为 38.09±9.45 岁。调查对象的详细分布情况如表 1 所示。

表 1　参加本次调查的教师样本结构

单位：人，%

项目		人数	百分比	项目		人数	百分比
性别	男 初等教育	1246	17.8	学历	高中/职高/中专及以下	576	2.6
	男 中等教育	2216			大专	4252	19.4
	男 缺失值	439			本科	14582	66.7
	女 初等教育	9659	75.8		硕士及以上	962	4.4
	女 中等教育	5181			缺失值	1504	6.9
	女 缺失值	1736		师范生	是	13754	62.9
	缺失值	1399	6.4		否	6470	29.6
年龄	30 及以下	5141	23.5		缺失值	1652	7.6
	31~40 岁	6662	30.5	班主任	是	8926	40.8
	41~50 岁	5610	25.6		否	11298	51.6
	51 岁及以上	2495	11.4		缺失值	1652	7.6
	缺失值	1968	9.0	任教科目	语文	6757	30.9
户口	城镇	11077	50.6		数学	5198	23.8
	农村	9295	42.5		英语	2371	10.8
	缺失值	1504	6.9		其他	5876	26.9
					缺失值	1674	7.7

资料来源：中国科学院心理研究所国民心理健康数据库 2022 年心理健康蓝皮书数据集。

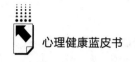

（二）研究工具

1.流调中心抑郁量表（简版）

抑郁情绪采用流调中心抑郁量表（The Center for Epidemiological Studies Depression Scale，CES-D）（简版）进行测量（何津等，2013）。量表共有 9 题，使用 0~3 评定最近一周内症状出现的频率，包括情绪低落、精力不集中和积极情绪缺乏等方面。此次调查的内部一致性系数为 0.89。得分 10~16 分说明有轻度抑郁风险，得分 17 分及以上说明有重度抑郁风险。

2.广泛性焦虑障碍量表

焦虑采用广泛性焦虑障碍量表（Generalized Anxiety Disorder-7，GAD-7）（简版）进行测量（Spitzer et al.，2006）。量表共 7 题，使用 0~3 评定最近两周内出现焦虑感受的频率，包括感到紧张、焦虑和睡眠障碍等方面。0~4 分说明没有临床意义上的焦虑风险，5~9 分说明有轻度焦虑风险，10~14 分说明有中度焦虑风险，15 分及以上说明有重度焦虑风险，得分越高说明焦虑风险越大。此次调查的内部一致性系数为 0.92。

3.工作倦怠的单题测量

工作倦怠采用单题进行测量，主观作答："你目前的工作状态是？"采用 5 点计分方式，分值越大说明工作倦怠越严重。具体的作答选项如下："1 我喜欢我的工作，我没有感到倦怠"；"2 我偶尔会感到压力，也不总像以前那样精力充沛，但没有感到倦怠"；"3 我确实感到倦怠，有相应的表现如身体或情绪上感到疲劳"；"4 我摆脱不掉倦怠，我常常想起工作中的挫折"；"5 我感到非常倦怠，不确定自己能不能撑下去，我可能需要做出改变或寻求帮助"。本调查中，选项"1"和"2"代表无倦怠，选项"3"代表倦怠，选项"4"和"5"代表严重倦怠。

4.职业承诺量表

职业承诺采用职业承诺量表来测量（Career Commitment）（Blau，1988）。量表共 7 题，采用 5 点计分，其中第 2、3、6 题反向计分，得分越高说明职业承诺越高。本次测量的内部一致性系数为 0.85。

5.工作特征量表

工作特征采用工作特征问卷（Job Characteristics）来测量，该工具考察与创新有关的环境因素，包括技能发展、决策自主性、工作压力、同事支持和领导支持 5 个分量表，共 19 题。其中，技能发展评估的是工作中是否有机会和有必要学习应用新的知识技能；决策自主性评估对于工作任务、时间、方法、环境等方面个人选择权和控制力的大小；工作压力评估工作中来自时间、任务、人际环境的过高或不一致的要求；同事支持和领导支持评估工作中得到的支持、倾听与信息。本次调查中，5 个分量表的一致性系数分别为 0.87、0.87、0.76、0.89 和 0.93。

6.国民心理健康素养问卷

心理健康素养采用国民心理健康素养问卷进行调查。问卷分为判断题、自我评估题和案例题三部分。其中，判断题共 20 题，总分 100 分；自我评估题共 8 题，总分 32 分；案例题共 2 组，总分 40 分。判断题总分不低于 80 分、自我评估题总分不低于 24 分、案例题总分不低于 28 分说明该调查对象的心理健康素养达标。

7.自我效能感量表

教师自我效能感采用中文版教师自我效能感量表简版（TSE）进行测量（吴量、詹浩洋，2017）。量表分为 2 个维度，共 12 题，采用 9 点计分，分值越高代表教师越确定自己能处理这种情况或做出反应。本次测量中，课堂管理效能感和教学效能感的内部一致性系数分别为 0.94 和 0.95。

8.睡眠质量和睡眠时长的测量

睡眠质量和睡眠时长采用自我报告的方式测量。其中睡眠质量是主观作答："过去一个月，总的来说，你的睡眠质量？"采用 10 点计分，从"0 很差"到"10 很好"，遵循数字大小递增。睡眠时长是通过对"工作日，你通常早上几点几分起床？通常晚上几点几分上床睡觉"以及"周末你通常早上几点几分起床？晚上几点几分上床睡觉"这两题的作答计算得出。

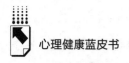

9.学校规模和班级规模的测量

学校规模和班级规模采用单题测量,其中学校规模的测量题目为:"您所在的学校大约有多少学生?"采用 6 点作答,分别为"不足 500 人"、"500～1000 人"、"1000～2000 人"、"2000～5000 人"、"5000～10000 人"和"10000 人及以上"。学校规模的测量题目为:"您所教的年级一个班平均有多少个学生?"采用 6 点作答,分别为"不足 20 人"、"20～30 人"、"30～40 人"、"40～60 人"、"60～80 人"和"80 人及以上"。

三 教师心理健康整体状况

(一)抑郁

1.教师的抑郁风险略低于全国普通人群

在参与调查的教师中,有 83.3%的抑郁得分低于 10 分,有轻度抑郁风险的为 12.7%,低于全国成人常模 4.0 个百分点;有重度抑郁风险的为 4.0%,低于全国成人常模 0.5 个百分点(见表 2)。男教师有轻度抑郁风险的为 14.2%,高出女教师 1.9 个百分点;有重度抑郁风险的为 4.8%,高出女教师 1.0 个百分点。独立样本 t 检验发现,男教师的抑郁得分高于女教师(M_d = 0.34, t = -3.51, $p < 0.001$),但效应量很小(Cohen's d = 0.06)。城镇户口教师有轻度抑郁风险的比例为 13.3%,有重度抑郁风险的比例为 4.8%;农村户口教师有轻度抑郁风险的比例为 12.1%,有重度抑郁风险的比例为 3.0%,略低于城镇户口教师。独立样本 t 检验发现,农村户口教师的抑郁得分显著低于城镇户口教师(t = 7.14, $p < 0.001$),但效应量较小(Cohen's d = 0.10)。从事初等教育的教师有轻度抑郁风险的为 11.9%,有重度抑郁风险的为 3.5%,显著低于从事中等教育的教师。独立样本 t 检验发现,从事中等教育的教师的抑郁得分显著高于从事初等教育的教师(t = -7.09, $p < 0.001$),但效应量较小(Cohen's d = -0.11)。

表2　教师样本抑郁风险检出率和平均分

	检出率(%)			$M\pm SD$	t	Cohen's d
	无抑郁风险	轻度抑郁风险	重度抑郁风险			
教师总体	83.3	12.7	4.0	—	—	—
全国成人常模	78.8	16.7	4.5	—	—	—
男教师	81.0	14.2	4.8	5.29±5.45	3.51***	0.06
女教师	83.8	12.3	3.8	4.95±5.01		
城镇户口	81.9	13.3	4.8	5.24±5.30	7.14***	0.10
农村户口	84.9	12.1	3.0	4.73±4.82		
初等教育	84.7	11.9	3.5	4.78±4.91	-7.09***	-0.11
中等教育	81.4	13.7	4.9	5.33±5.33		

*** $p<0.001$。

注：M 代表平均值，SD 代表标准差。

资料来源：中国科学院心理研究所国民心理健康数据库2022年心理健康蓝皮书数据集。

2. 41~50岁教师群体的抑郁风险最高

30岁及以下教师群体中有轻度抑郁风险的比例为11.4%，有重度抑郁风险的为3.3%；31~40岁教师群体中有轻度抑郁风险的为13.4%，有重度抑郁风险的为3.6%；41~50岁教师群体的抑郁风险检出率最高，其中有轻度抑郁风险的为13.5%，有重度抑郁风险的为5.1%；51岁及以上教师有轻度抑郁风险的为11.5%，有重度抑郁风险的为4.0%（见表3）。方差分析发现，四个年龄组的抑郁水平差异显著（$F=17.35$，$p<0.001$，$\eta^2=0.003$）。事后检验发现，41~50岁教师的抑郁水平最高，31~40岁教师次之，30岁及以下教师和51岁及以上教师的抑郁水平差异不显著，但总体来看，年龄差异的效应量较小。

表3　教师抑郁风险的年龄差异

年龄	检出率(%)			平均数	F	η^2
	无抑郁风险	轻度抑郁风险	重度抑郁风险			
30 岁及以下	85.3	11.4	3.3	4.70±4.81		
31~40 岁	83.0	13.4	3.6	5.08±4.99		
41~50 岁	81.4	13.5	5.1	5.34±5.39	17.35***	0.003
51 岁及以上	84.5	11.5	4.0	4.72±5.16		

*** $p < 0.001$。

资料来源：中国科学院心理研究所国民心理健康数据库2022年心理健康蓝皮书数据集。

3. 专业背景为师范生的教师的抑郁水平显著高于非师范生教师

如表4所示，教师的专业背景不同，在抑郁水平方面呈现显著差异。在专业背景为师范生的教师群体中，轻度抑郁风险的检出率为13.4%，高出非师范生教师2.3个百分点；而重度抑郁风险的检出率为4.5%，高出非师范生教师1.5个百分点。对抑郁得分进行独立样本 t 检验，结果发现专业背景为师范生的教师的抑郁得分显著高于非师范生（$t = 8.20$，$p < 0.001$，Cohen's $d = 0.12$）。

4. 数学教师的抑郁水平显著低于其他科目教师

单因素方差分析发现，不同科目教师的抑郁水平差异显著。数学教师的抑郁得分低于语文、英语和其他科目教师（$F = 9.29$，$p < 0.001$，$\eta^2 = 0.001$），后三者之间无显著差异，具体见表5。

表4　不同专业背景教师的抑郁风险差异

专业背景	检出率(%)			平均数	t	Cohen's d
	无抑郁风险	轻度抑郁风险	重度抑郁风险			
师范生	82.1	13.4	4.5	5.20±5.22	8.20***	0.12
非师范生	85.9	11.1	3.0	4.60±4.73		

*** $p < 0.001$

资料来源：中国科学院心理研究所国民心理健康数据库2022年心理健康蓝皮书数据集。

表5 不同学科教师的抑郁风险差异

所教学科	检出率(%)			平均数	F	η^2
	无抑郁风险	轻度抑郁风险	重度抑郁风险			
语文	82.6	13.0	4.4	5.14±5.19		
数学	85.6	11.4	3.0	4.70±4.80	9.29***	0.001
英语	82.9	12.7	4.4	5.24±5.14		
其他	82.4	13.4	4.2	5.04±5.19		

*** $p<0.001$。

资料来源：中国科学院心理研究所国民心理健康数据库2022年心理健康蓝皮书数据集。

（二）焦虑

1. 超半数教师存在轻度以上焦虑

在参与调查的教师群体中，49.4%的教师的焦虑得分低于4分，有轻度焦虑风险的比例为42.9%，有中度焦虑风险的比例为5.0%，有重度焦虑风险的比例为2.8%（见表6）。男教师的轻度焦虑风险检出率为39.5%，低于女教师4.2个百分点；中度焦虑风险检出率为4.7%，低于女教师0.3个百分点；重度焦虑风险检出率为3.5%，高出女教师0.9个百分点。独立样本 t 检验发现，男教师的焦虑水平显著低于女教师（$M_d=0.74$，$t=-3.46$，$p<0.001$），但效应量较小（Cohen's $d=-0.06$）。城镇户口教师的轻度焦虑风险检出率为43.3%，中度焦虑风险检出率为5.3%，重度焦虑风险检出率为3.3%；农村户口教师的轻度焦虑风险检出率为42.4%，中度焦虑风险检出率为4.5%，重度焦虑风险检出率为2.2%。独立样本 t 检验发现，农村户口教师的焦虑水平显著低于城镇户口教师（$t=5.61$，$p<0.001$），但效应量较小（Cohen's $d=0.08$）。从事初等教育的教师的轻度焦虑风险检出率为42.3%，中度焦虑风险检出率为4.6%，重度焦虑风险检出率为2.5%，各个程度的焦虑风险检出率均低于从事中等教育的教师；从事中等教育的教师的

轻度焦虑风险检出率为43.5%，中度焦虑风险检出率为5.5%，重度焦虑风险检出率为3.1%。独立样本 t 检验发现，从事中等教育的教师的焦虑水平显著高于从事初等教育的教师（ $M_d = 0.26$ ， $t = -4.35$ ， $p < 0.001$ ），但效应量较小（Cohen's $d = -0.07$ ）。

表6　教师焦虑风险检出率和平均分

	检出率(%)				$M \pm SD$	t	Cohen's d
	无焦虑风险	轻度焦虑风险	中度焦虑风险	重度焦虑风险			
教师总体	49.4	42.9	5.0	2.8	—	—	—
男教师	52.3	39.5	4.7	3.5	4.52±4.27	-3.46 ***	-0.06
女教师	48.7	43.7	5.0	2.6	4.78±3.89		
城镇户口	48.0	43.3	5.3	3.3	4.87±4.11	5.61 ***	0.08
农村户口	51.0	42.4	4.5	2.2	4.56±3.77		
初等教育	50.5	42.3	4.6	2.5	4.62±3.91	-4.35 ***	-0.07
中等教育	47.8	43.5	5.5	3.1	4.88±4.03		

*** $p < 0.001$

资料来源：中国科学院心理研究所国民心理健康数据库2022年心理健康蓝皮书数据集。

2. 31~50岁教师群体的焦虑水平较高

30岁及以下教师和51岁及以上教师的焦虑风险检出率较低，41~50岁教师的中度和重度焦虑风险检出率最高，其中，中度焦虑风险检出率为5.4%，重度焦虑风险检出率为3.8%。方差分析发现，四个年龄组的焦虑水平差异显著（ $F = 39.46$ ， $p < 0.001$ ， $\eta^2 = 0.003$ ）。事后检验发现，31~40岁和41~50岁教师的焦虑水平显著高于其他两组，30岁及以下教师和51岁及以上教师的焦虑水平差异不显著（见表7），但年龄差异的效应量较小。

表7　教师焦虑风险的年龄差异

| 年龄 | 检出率(%) | | | | $M\pm SD$ | F | η^2 |
	无焦虑风险	轻度焦虑风险	中度焦虑风险	重度焦虑风险			
30 岁及以下	54.5	39.0	4.8	1.7	4.31±3.72		
31~40 岁	46.5	45.9	5.0	2.6	4.92±3.88	39.46***	0.003
41~50 岁	46.5	44.3	5.4	3.8	5.02±4.17		
51 岁及以上	52.7	40.1	4.3	2.9	4.41±4.04		

*** $p<0.001$。

资料来源：中国科学院心理研究所国民心理健康数据库2022年心理健康蓝皮书数据集。

3.师范生出身和担任班主任的教师的焦虑水平较高

如表8所示，教师是否师范生出身在焦虑水平方面差异显著。在专业背景为师范生的教师群体中，教师中度焦虑风险的检出率为5.2%，高出非师范生教师近1.0个百分点；重度焦虑风险的检出率为3.1%，高出非师范生教师1.2个百分点。对焦虑得分进行独立样本 t 检验，结果发现师范生教师的焦虑得分显著高于非师范生教师（$t=7.21$，$p<0.001$，Cohen's $d=0.11$）。担任班主任的教师的中度焦虑风险检出率为5.7%，高出非班主任教师1.3个百分点；重度焦虑风险检出率为3.2%，高出非班主任教师0.8个百分点。对焦虑得分进行独立样本 t 检验，结果发现担任班主任的教师的焦虑得分显著高于非班主任教师（$t=7.63$，$p<0.001$，Cohen's $d=0.11$）。

表8　不同教师的焦虑风险差异

| | 检出率(%) | | | | $M\pm SD$ | t | Cohen's d |
	无焦虑风险	轻度焦虑风险	中度焦虑风险	重度焦虑风险			
师范生	47.8	43.8	5.2	3.1	4.86±4.06	7.21***	0.11
非师范生	52.6	41.1	4.3	1.9	4.44±3.71		
班主任	47.2	43.9	5.7	3.2	4.97±4.07	7.63***	0.11
非班主任	51.1	42.1	4.4	2.4	4.54±3.86		

*** $p<0.001$。

资料来源：中国科学院心理研究所国民心理健康数据库2022年心理健康蓝皮书数据集。

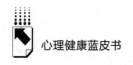

4. 数学教师的焦虑水平显著低于语文和英语教师

如表9所示，各科教师轻度焦虑风险的检出率为41.5%~46.3%，中度焦虑风险的检出率为4.0%~5.9%，重度焦虑风险的检出率为2.4%~3.3%。单因素方差分析发现，数学教师和其他科目教师的焦虑得分显著低于语文教师和英语教师（$F=17.05$，$p<0.001$，$\eta^2=0.002$），而数学教师和其他科目教师之间无显著差异。

表9　不同学科教师的焦虑风险差异

所教学科	检出率(%)				$M \pm SD$	F	η^2
	无焦虑风险	轻度焦虑风险	中度焦虑风险	重度焦虑风险			
语文	47.6	43.7	5.4	3.3	4.92±4.06		
数学	51.2	42.4	4.0	2.4	4.53±3.81	17.05***	0.002
英语	45.3	46.3	5.9	2.5	5.03±3.90		
其他	50.9	41.5	4.9	2.6	4.59±3.96		

资料来源：中国科学院心理研究所国民心理健康数据库2022年心理健康蓝皮书数据集。

（三）工作倦怠

本次调研中，两成多教师体验到倦怠感。其中，有20.7%的教师感到倦怠，还有3.5%的教师感到严重倦怠，需要做出改变或寻求帮助。各个教师群体的工作倦怠情况详见表10。其中，男教师的严重倦怠发生率高出女教师1.0个百分点。城镇户口教师的工作倦怠发生率高于农村户口教师，其中，倦怠的发生率高出3.7个百分点（22.4% vs. 18.7%），严重倦怠的发生率高出0.8个百分点（3.8% vs. 3.0%）。从事中等教育的教师的倦怠发生率高于从事初等教育的教师，其中，倦怠的发生率高出3.1个百分点（22.6% vs. 19.5%），严重倦怠的发生率高出0.4个百分点（3.7% vs. 3.3%）。班主任教师的倦怠发生率高于非班主任教师，其中倦怠的发生率高出4.9个百分点（23.4% vs. 18.5%），严重倦怠的发生率高出0.4个百分点（3.7% vs. 3.3%）。师范生教师的倦怠发生率高于非师范生教师，其中，倦怠的发生率高出 3.8 个百分点（21.9% vs. 18.1%），严重倦怠的发生率高出 0.7 个百分点（3.7% vs. 3.0%）。在任教科目方面，教师工作倦怠的发生率差异不大。

表 10　不同教师工作倦怠的发生率

单位：%

	无倦怠	倦怠	严重倦怠
总体	75.9	20.7	3.5
男教师	76.5	19.2	4.3
女教师	75.7	21.0	3.3
城镇户口	73.8	22.4	3.8
农村户口	78.3	18.7	3.0
初等教育	77.1	19.5	3.3
中等教育	73.7	22.6	3.7
班主任	72.9	23.4	3.7
非班主任	78.2	18.5	3.3
师范生	74.4	21.9	3.7
非师范生	79.0	18.1	3.0
语数外	75.8	20.8	3.4
其他科目	76.0	20.3	3.7

资料来源：中国科学院心理研究所国民心理健康数据库 2022 年心理健康蓝皮书数据集。

（四）工作时长

周一到周五的工作日中，49.3%教师的工作时长在 8 小时之内，50.7%教师的工作时长为 8 小时及以上，工作日平均工作时长为 9.12±1.93 小时。77.5%的教师需要在周末加班，周末的平均工作时长为 3.38±3.30 小时。对分群体样本的分析发现，男教师的工作时长显著高于女教师，其中工作日高出 0.36 小时

（$t=9.43$，$p<0.001$，Cohen's $d=0.18$），周末高出 1.33 小时（$t=21.11$，$p<0.001$，Cohen's $d=0.39$）。农村户口教师工作日的工作时长高出城镇户口教师 0.2 小时（$t=-7.36$，$p<0.001$，Cohen's $d=-0.10$），但周末的工作时长低于城镇教师 0.1 小时（$t=2.07$，$p<0.001$，Cohen's $d=0.03$）。班主任教师在工作日的工作时长高出非班主任教师 0.92 小时（$t=33.80$，$p<0.001$，Cohen's $d=0.49$），周末的工作时长高出非班主任教师 0.44 小时（$t=9.24$，$p<0.001$，Cohen's $d=0.13$）。初等教育教师的平日工作时长和周末工作时长显著低于中等教育教师（$t=-16.56$，$p<0.001$，Cohen's $d=-0.26$；$t=-25.60$，$p<0.001$，Cohen's $d=-0.39$）。语文、数学和英语教师平日的工作时长略高于其他科目教师，但周末的工作时长低于其他科目教师（见表11）。

表 11 不同教师的工作时长差异

	工作日单日工作时长		周末单日工作时长	
	$M\pm SD$	t/F（Cohen's d/η^2）	$M\pm SD$	t/F（Cohen's d/η^2）
男教师	9.41±2.23	9.43 ***	4.45±3.61	21.11 ***
女教师	9.05±1.84	(0.18)	3.12±3.17	(0.39)
城镇户口	9.02±1.87	−7.36 ***	3.42±3.23	2.07 *
农村户口	9.22±1.99	(−0.10)	3.32±3.38	(0.03)
班主任	9.63±2.10	33.80 ***	3.62±3.41	9.24 ***
非班主任	8.71±1.66	(0.49)	3.18±3.20	(0.13)
初等教育	8.87±1.58	−16.56 ***	2.85±3.01	−25.60 ***
中等教育	9.38±2.26	(−0.26)	4.13±3.50	(−0.39)
语数外教师	9.16±1.88	4.88 ***	3.23±3.23	−9.22 ***
其他教师	9.01±2.01	(0.08)	3.72±3.44	(−0.15)

*** $p<0.001$，** $p<0.01$，* $p<0.05$。

资料来源：中国科学院心理研究所国民心理健康数据库 2022 年心理健康蓝皮书数据集。

四 教师心理健康的影响因素

（一）抑郁

以抑郁水平为因变量，在控制了性别、年龄、学历、户口、师范生与否和班主任与否之后，从学校因素变量、工作特征变量、个人相关变量和时间相关变量四个方面考察教师的学校因素、工作承诺、工作特征、效能感、工作时长、睡眠时长和睡眠质量对抑郁水平的影响，结果如表 12 所示。在学校因素方面，从事中等教育（$\beta = 0.03$，$p < 0.05$）、学校规模较小（$\beta = -0.03$，$p < 0.05$）的教师的抑郁水平更高。工作因素方面，工作承诺负向预测抑郁水平（$\beta = -0.13$，$p < 0.001$），工作特征的六个维度除了领导支持维度和工作压力维度，其他维度均负向预测抑郁水平。工作压力正向预测抑郁水平（$\beta = 0.13$，$p < 0.001$），技能发展负向预测抑郁水平（$\beta = -0.11$，$p < 0.001$），决策自主负向预测抑郁水平（$\beta = -0.06$，$p < 0.001$），同事支持负向预测抑郁水平（$\beta = -0.05$，$p < 0.001$），但领导支持与否对教师的抑郁水平的影响不显著。在效能感的两个维度上，课堂管理效能感对教师抑郁水平的影响不显著（$\beta = 0.01$，$ns.$），但教学效能感负向预测教师的抑郁水平（$\beta = -0.10$，$p < 0.001$）。睡眠质量负向预测抑郁水平（$\beta = -0.26$，$p < 0.001$），心理健康素养负向预测抑郁水平（$\beta = -0.11$，$p < 0.001$）。

（二）焦虑

以焦虑水平为因变量，在控制了性别、年龄、学历、户口、师范生与否和班主任与否之后，从学校因素变量、工作特征变量、个人相关变量和时间相关变量四个方面考察教师的工作承诺、工作特征、效能感、工作时长、睡眠时长和睡眠质量对焦虑水平的影响，结果如表 12 所示。在学校因素方面，学校规模越小（$\beta = -0.03$，$p < 0.05$）的教师，班级规模越大（$\beta = 0.05$，$p < 0.05$）的教师的焦虑水平越高。工作承诺负向预测焦虑水平（$\beta = -0.11$，$p < 0.001$），

表 12 教师心理健康的影响因素

	抑郁		焦虑	
	β	t	β	t
控制变量				
年龄	-0.01	-0.47	0.02 *	1.93
性别	0.03 *	2.50	0.08 ***	7.54
户口	-0.03 **	-2.97	-0.02	-1.59
学历	0.00	0.19	0.02 *	2.30
班主任与否	0.00	0.58	-0.03 **	-2.45
师范生与否	-0.02 *	-2.49	-0.01	-1.03
学校因素变量				
所教学段	0.03 *	2.57	0.01	0.54
学校规模	-0.03 *	-2.76	-0.03 *	-2.56
班级规模	0.02	1.85	0.05 *	2.57
工作特征变量				
工作承诺	-0.13 ***	-10.36	-0.11 ***	-8.80
技能发展	-0.11 ***	-7.47	-0.07 ***	-4.81
决策自主	-0.06 ***	-4.68	-0.08 ***	-6.25
工作压力	0.13 ***	12.31	0.15 ***	13.99
同事支持	-0.05 ***	-3.57	-0.03 *	-2.11
领导支持	0.02	1.33	0.01	0.94
个人相关变量				
课堂管理效能感	0.01	0.68	0.00	0.03
教学效能感	-0.10 ***	-4.82	-0.07 **	-3.14
心理健康素养	-0.11 ***	-11.48	-0.08 ***	-8.47
睡眠质量	-0.26 ***	-24.86	-0.28 ***	-26.76
时间相关变量				
工作日睡眠时长	-0.01	-1.51	-0.01	-3.27
工作日工作时长	0.01	1.40	0.02	1.87
周末工作时长	0.01	1.45	0.02	2.42

*** $p<0.001$，** $p<0.01$，* $p<0.05$。

注：性别编码：1＝男，2＝女；户口编码：1＝城镇，2＝农村；班主任编码：1＝班主任，2＝非班主任；师范生编码：1＝师范生，2＝非师范生；所教学段编码：1＝初等教育，2＝中等教育。

资料来源：中国科学院心理研究所国民心理健康数据库2022年心理健康蓝皮书数据集。

工作特征变量中的工作压力维度对焦虑水平的影响最大（$\beta = 0.15$，$p < 0.001$），技能发展负向预测焦虑水平（$\beta = -0.07$，$p < 0.001$），决策自主负向预测焦虑水平（$\beta = -0.08$，$p < 0.001$），同事支持负向预测焦虑水平（$\beta = -0.03$，$p < 0.01$）。在效能感的两个维度中，课堂管理效能感对教师焦虑水平的影响不显著（$\beta = 0.00$，$ns.$），但教学效能感负向预测教师的焦虑水平（$\beta = -0.07$，$p < 0.01$）。心理健康素养负向预测教师的焦虑水平（$\beta = -0.08$，$p < 0.001$），睡眠质量负向预测教师的焦虑水平（$\beta = -0.28$，$p < 0.001$）。时间相关变量对焦虑水平的影响不显著。

综上所述，学校规模越大，教师的抑郁和焦虑水平越低，班级规模仅对教师的焦虑水平影响显著，表现为班级规模越大，教师越焦虑。工作承诺、技能发展和决策自主对教师的抑郁水平和焦虑水平的影响较为稳定，是教师心理健康的保护性因素。同事支持能显著降低教师的抑郁水平和焦虑水平，但领导支持的作用不显著。从效能感的维度来说，教学效能感是教师心理健康的保护性因素，教学效能感越高，教师的抑郁水平和焦虑水平越低。心理健康素养和睡眠质量也是心理健康的保护性因素，表现为心理健康素养水平越高，睡眠质量越好，遭受情绪困扰的可能性越小。工作时长对抑郁和焦虑水平的影响不显著。

五　讨论

（一）二成左右教师的心理健康状况值得关注

总体来说，本次调研发现教师的心理健康状况尚可。一成多教师有轻度抑郁风险，4.0%的教师有重度抑郁风险，均低于全国成人常模的相应比例。虽然约有一半的教师被焦虑情绪困扰，但其中四成多教师存在轻度焦虑风险，存在中度、重度焦虑风险的仅占7.8%。二成多教师存在工作倦怠，但存在严重倦怠的只有3.5%。但也有亚群体值得关注。首先，31~50岁的中青年教师是心理健康问题的易发群体。这个年龄段的教师一方面是工作中的主力，另

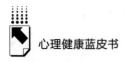

一方面是家庭生活的主力，面对上有老下有小的生活，分身乏术，体验到的工作和家庭间的冲突较其他年龄段群体要明显。其次，师范生出身的教师的心理健康状况值得关注。有研究发现目前由于行业待遇差距、社会地位和职业压力等多种因素，我国目前各地各类师范院校师范生从教意愿只有40%～60%的水平（钟云华、张维，2022）。如果不能有效促进师范生产生从教行为，也无法让师范生对教师这个职业产生认同，他们就丧失了学习动机（徐同洁、吴娜、赵琳，2022），更缺乏使命感、责任感和成就感。"身在曹营心在汉"的状态会严重影响个体的心理健康。最后，不同群体教师的心理困境不同，要分级分层次关注。例如，男教师的抑郁风险略高，但女教师的焦虑风险略高。农村户口教师呈现了良好的发展势头，抑郁和焦虑风险低于城镇户口教师，但抑郁风险还是偏高。中等教育教师的心理健康状况总体弱于初等教育教师，大班额教师的焦虑问题尤为值得关注等。

（二）教师周工作时长超过法定的40小时

总体来说，本次调研发现教师每周的平均工作时长为52.36小时，超出法定工作时间12.36小时，与已有研究相一致。"双减"政策的落地加大了教师在课后服务、作业设计和管理、作业批改、学业辅导以及家校沟通等方面的工作量，尤其是班主任教师，工作日每日的工作时长接近10小时。经济合作与发展组织（OECD）明确指出，教师用于完成课堂教学任务的工作时间算作教学工作量，而用于完成非教学任务的工作时间算作非教学工作量（OECD，2020）。研究发现，我国教师在教学上投入的时间显著低于高绩效国家，但非教学工作量却显著高于高绩效国家，其中在学生个别辅导、专业发展活动、学校管理工作以及与同事合作和交流等工作上花费的时间大幅超过了高绩效国家的平均水平（张倩，2022）。这与我国人口基数大、教师资源相对不足、教师要承担多项工作任务有关，是典型的亚太模式。高质量教育体系的建设应以教师减负为重要任务，而针对教师的减负要以减轻教师非教学工作量为目标。

（三）睡得好和心理健康素养水平高的教师，情绪更健康

相较于睡眠时长，睡眠质量对抑郁水平和焦虑水平的影响更为显著。现有研究发现，睡眠不足主要通过若干途径影响情绪健康。首先，炎症假说认为，睡眠不足会导致全天的炎症细胞因子水平提高，而炎症细胞因子水平升高与抑郁症相关，干预研究发现拮抗内源性炎症对减少抑郁症状也很有效（Raison et al.，2013）。其次，睡眠会通过生物化学途径影响情绪健康。研究发现，重度抑郁与快速眼动睡眠的中断有关，伴随着进入快速眼动睡眠，单胺类物质迅速减少，而胆碱能的张力增加。单胺假说认为，单胺类物质水平的改变是抑郁症产生的原因。最后，睡眠节律的紊乱也与情绪健康息息相关。昼夜节律系统在睡眠/觉醒周期调节中起着重要作用，包括睡眠时间、连续性和结构。而参与昼夜节律调节的基因参与了抑郁症的表达，重度抑郁症患者也多伴有昼夜节律的明显紊乱（Fang et al.，2019）。心理健康素养能有效改善心理健康状况已经得到许多研究的证实。首先，心理健康知识知晓度与心理健康水平呈正相关，与焦虑和抑郁得分呈负相关（韩建涛、秦鹏生、葛明贵，2013）。其次，心理疾病识别能力可以促进心理健康。因为如果个体能及时识别自己的心理健康问题，就会激发其应对行为模式，做到早发现、早干预、早治疗。最后，心理健康素养中专业的心理求助和治疗态度也是心理健康的保障因素（明志君、陈祉妍，2020）。

（四）积极的工作会促进教师的心理健康

上文提到，教师的工作时长大幅增加，也有研究发现工作超时对科技工作者的身心健康产生了负向影响（张娟娟、何光喜、薛姝，2021）。然而工作时长的增加必然会带来心理健康问题吗？本研究发现，在控制了与工作和个体相关的部分影响因素之后，工作时长对抑郁和焦虑水平的预测作用不显著。这可能是因为工作特征比单纯的工作时长更能影响心理健康。本研究发现，职业承诺以及工作特征对情绪健康的影响权重比工作时长更大。具体来说，如果教师在工作中有机会学习和应用新的技能，对工作任务、时间安排

或方法选择等方面有自主决策权，也能赢得各方的支持的话，遭受抑郁、焦虑和工作倦怠困扰的概率越低。同时，积极的工作特征也会激发教师的工作热情，促使其对自己的工作会更热爱、更认同也更乐意投入，产生较强的职业承诺，促进心理健康。另外，积极的工作特征和较高的职业承诺能激发教师的效能感，使其在课堂管理以及教育教学方面更有自信和方法，而较高的自我效能感又显著促进了教师的心理健康。本报告的研究结果与自我决定理论相契合（Ryan & Deci, 2017），当教师在工作中体验到了自主（决策自主、职业承诺）、胜任（自我效能感）和关系（同事支持、领导支持）的需求，工作本身会引领教师进入正循环，能有效促进心理健康。也即，工作量对教师心理健康的影响并非单维的，而是与工作特征有关，如果工作本身能满足教师的心理需求，教师可以从中体验到成就感和幸福感，工作时长的影响反而会减弱。

六　对策建议

创新教师工作体系，为教师减负增效。一方面，明晰教师育人的主责主业。制度方面，需要政府尽快完善相关政策，明确教师的工作职责和工作量标准，形成界定科学、权责清晰、统筹开展的教师负担管理制度体系；学校方面，要强化学校的办学自主权，明晰行政部门与学校的权责关系，切实减少行政部门对学校和教师的干扰；教师层面，要明确教师的主责主业，以加法来增强教学自主权和专业发展自主权，以减法来简化无关的事务性工作。另一方面，优化资源配置，各司其职，提升教师的教学工作量占比。建议国家和地方加大对基础教育的人力资源经费投入，赋予学校人事招聘权，增配相应的教辅人员和行政工作人员，将教师从事务性工作中解放出来，激发教师活力。

倡导多元教师评价机制，赋予教师工作更多的积极特征。激发教师的内在动机，将外在环境改变带来的压力转换为动力是教师队伍建设的要旨。教育部门或学校要彰显教育评价"指挥棒"的作用，强化教师的发展性评价，重在为教师赋能以最大限度地降低由绩效问责带来的压力。以评促进，通过评价方式的转换来引领教师创新自己的工作方式，赋予教师更多的专业自主权和决策权，释放教师的创造性和积极性。教师自身要培养成长型的思维方式，以"促进自我成长，获得技能发展"为工作信念替代"被动完成任务"的工作信念来激发个体的内驱力。

师范生教育政策要统筹兼顾各方追求，强化"身份认同"在师范生教育中的比重。一方面，师范生教育政策应继续以提高教师社会地位、培养优秀教师和教育家为基本目标，但同时要更加强调师范生的个人发展与追求，力图将师范生个人的发展与教师这个职业结合起来，从根本上解决师范生存在的自我定位模糊、从教动机功利和教育情怀缺失的问题。另一方面，师范生教育要注重"知情意行"的统一，强化理论学习、教育实习和社会实践三类关键教学事件的影响。理论学习要科学规划课程设置，提高基本实践技能的知识比重，破除"学无所用"的困境；教育实习是强化师范生"身份认同"的有效路径，通过创设实践实习机会，使师范生在时间上把过去（师范生）和将来（教师）融合进一条轨道，以实践来反哺认知，强化师范生的自我认同，在提升其教育教学知识和技能的同时也能促进其心理健康。

参考文献

池上新，2020，《由心至身：社会比较与中国居民健康》，《人口与发展》第 4 期。

代薇、谢静、崔晓楠，2022，《赋权与增能：教师参与课后服务"减负增效"路径研究》，《中国教育学刊》第 3 期。

董洁，2016，《我国城市化进程中居民主观幸福感的十年变迁》，《西南民族大学学报》（人文社科版）第 3 期。

傅小兰、张侃主编，2018，《中国国民心理健康发展报告（2017~2018）》，社会科学文献出版社。

韩建涛、秦鹏生、葛明贵，2013，《心理健康知识对大学生心理健康影响的研究》，《扬州大学学报》（高教研究版）第 6 期。

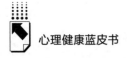

何津、陈祉妍、郭菲、章婕、杨蕴萍、王倩，2013，《流调中心抑郁量表中文简版的编制》，《中华行为医学与脑科学杂志》第 22 卷第 12 期，第 1133~1136 页。

侯金芹，2021，《以综合治理提升青少年心理健康水平》，《社会科学报》4 月 15 日，第 4 版。

靳娟娟、俞国良，2021，《教师心理健康问题与调适：角色理论视角的考量》，《教师教育研究》第 6 期。

刘贤敏、周炎根、曹艳杰、张岩，2014，《近十年我国教师职业倦怠状况的横断历史研究》，《教育导刊》第 5 期。

明志君、陈祉妍，2020，《心理健康素养：概念、评估、干预与作用》，《心理科学进展》第 1 期。

任国平、程路，2022，《以高质量教师队伍支撑高质量教育体系建设——访教育部教师工作司司长任友群》，《人民教育》第 5 期。

王庆、余衣、杨垠、姚宝骏，2021，《2010—2020 年国内中小学教师心理健康状况：基于 SCL-90 分值的 Meta 分析》，《和田师范专科学校学报》第 5 期。

吴量、詹浩洋，2017，《中文版教师自我效能感量表（TSE）（简版）的信度和效度研究》，《心理技术与应用》第 11 期。

肖桐、邬志辉，2018，《我国农村教师心理健康状况的变迁（1991—2014）：一项横断历史研究》，《教育科学研究》第 8 期。

辛素飞、梁鑫、盛靓、赵智睿，2021，《我国内地教师主观幸福感的变迁（2002—2019）：横断历史研究的视角》，《心理学报》第 8 期。

徐同洁、吴娜、赵琳，2022，《公费师范生教师职业认同对学业倦怠的影响：序列中介效应分析》，《中国临床心理学杂志》第 2 期。

张娟娟、何光喜、薛姝，2021，《工作时长如何影响科技工作者的身心健康——基于北京市调查数据的实证分析》，《中国科技论坛》第 5 期。

张倩，2022，《从资源配置到制度安排——国际比较视域下的教师减负》，《教育研究》第 2 期。

钟云华、张维，2022，《非公费师范生在读期间从教意愿动态变化的影响因素——基于典型个案的扎根理论分析》，《大学教育科学》第 3 期。

Blau, G, J. 1988. "Further Exploring the Meaning and Measurement of Career Commitment." *Journal of Vocational Behavior* 32（3）：284-297.

Fang, H. Tu, S. Sheng, J. and Shao, A. 2019. "Depression in Sleep Disturbance：A Review on a Bidirectional Relationship, Mechanisms and Treatment." *Journal of Cellular and Molecular Medicine 23*（4）：2324-2332.

OECD. 2022. Education at A Glance 2020. https：//doi. org/10. 1787/69096873 - en. 2020. 2022-8-15.

Ryan, R. M. and Deci, E. L. 2017. *Self-Determination Theory：Basic Psychological Needs in*

Motivation, *Development*, *and Wellness*. New York: Guilford Press.

Spitzer R. L., Kroenke, K., Williams J. B., & Löwe B. 2006. "A Brief Measure for Assessing Generalized Anxiety Disorder: The GAD-7." *Archives of Internal Medicine 166* (10): 1092-1097.

Raison, C. L., Rutherford, R. E., Woolwine, B. J., Shuo, C., Schettler, P., Drake, D. F., Haroon, E. and Miller, A. H. 2013. "A Randomized Controlled Trial of the Tumor Necrosis Factor Antagonist Infliximab for Treatment-resistant Depression: The Role of Baseline Inflammatory Biomarkers." *JAMA Psychiatry* 70 (1): 31-41.

B.5
2022年心理咨询工作者
职业状况与心理健康状况调查报告

王雅芯　蔡济民　陈祉妍*

摘　要： 面对日益增长的心理服务需求和社会心理服务体系建设的任务，心理咨询工作者需保持良好的心理健康和职业素养。为了解当前我国心理咨询工作者的基本状况，2022年心理咨询工作者专项调查以职业状况与心理健康状况为核心内容，调查覆盖全国32个省、自治区、直辖市及特别行政区的心理咨询工作者，有效调查样本为1311份。本次调查结果显示，心理咨询工作者心理健康状况总体良好，10.1%的调查对象存在抑郁风险，4.1%的调查对象有中度以上焦虑风险，从业不到5年的新手心理咨询工作者存在更突出的心理健康风险。心理咨询工作者的心理健康素养水平达标率为50.7%，整体水平远高于普通人群。心理咨询工作者具有多重专业背景，通常经过专业训练，并持续投入学习和个人发展。与此同时，仍有少量心理咨询工作者参加专业培训时长过短，伦理操作不规范。建议提高心理咨询工作者的心理健康素养，重点关注新手心理咨询工作者的心理健康风险；加强心理咨询工作者心理咨询伦理培训，提升心理咨询工作者专业胜任力；加强行业准入规范建设，杜绝行业虚假宣传。

关键词： 心理咨询工作者　抑郁　焦虑　职业伦理　心理健康素养

---

* 王雅芯，硕士，中国科学院心理研究所国民心理健康评估发展中心项目主管，研究方向为应用心理学；蔡济民，中国科学院心理研究所、中国科学院大学硕士研究生，研究方向为发展与教育心理学；陈祉妍，博士，中国科学院心理研究所教授，中国科学院心理研究所国民心理健康评估发展中心负责人，主要研究领域为国民心理健康评估与促进。

一　引言

当前，社会变迁所带来的价值冲突、职业选择、生活事件等各方面的压力使个体频繁处于应激状态，由此引发出各种各样的心理问题。多重环境影响促使国民心理健康意识不断提升，心理健康服务需求不断增加，越来越多的民众开始注重自己的心理健康，积极寻求各类心理健康服务。

人们日益增长的心理服务需求的满足，需要一批高素质的专业人员队伍。心理咨询是现阶段心理学服务于我国社会的重要形式之一（杨玉芳，2003）。建立一支职业化、高素质、高水平的心理咨询师专业队伍，对于调整人们的心理状态、减轻人们的心理压力、缓解各类社会矛盾，都起到重要作用。心理咨询师作为专业技术人员，通过运用心理学及相关学科的专业理论知识，借助心理咨询的技术与方法，发现求助者困境与痛苦的深层原因，并提供专业服务以解决心理问题，维护个体心理健康（李晓敏、郭镇西、韩布新，2012）。作为心理健康服务提供者、社会心理服务体系建设者，除了专业基础知识和基本技能外，心理咨询师群体的心理健康、职业道德等也影响着心理咨询服务的质量（温培源等，2001）。

中国临床与咨询心理学发展与社会和国家命运紧密相连，其发展的内在动力和外在条件都源于社会服务（王冬美等，2022）。近年来，我国的心理健康工作在政府引导下蓬勃发展。党的十九大提出了"加强社会心理服务体系建设，培育自尊自信、理性平和、积极向上的社会心态"（习近平，2017）的要求，努力建设更高水平的平安中国，推进国家治理体系和治理能力现代化，加快实施健康中国战略，促进公民身心健康，维护社会和谐稳定。党的二十大报告提出，增进民生福祉，提高人民生活品质，其中重点提到实现美好生活离不开健康中国建设，要推进全面的健康中国建设离不开心理健康和精神卫生工作，离不开专业队伍的支持与贡献。心理咨询工作者作为心理咨询服务的主要提供者，是社会心理服务体系的重要构成力量，在服务社会心理健康需求中，这支队伍快速发展、日益壮大。

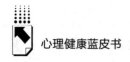

检索近十年的文献，有关我国心理咨询师群体心理健康状况及职业状态的研究揭示了存在的一些问题。有的研究探讨准心理咨询师队伍的心理健康状况（李静喆等，2012）；有的研究关注心理咨询师的伦理状况，指出心理咨询师的从业时长、是否接受督导和来访者的具体问题都可能影响心理咨询师的具体伦理操作，心理咨询师的伦理意识仍需进一步加强（张妩等，2014）；有的研究关注高校心理咨询师的职业倦怠问题（曾海萍等，2016）。总的来说，我国心理咨询师队伍尚有多方面不足，包括专业队伍不稳定、从业人员学历偏低、培训时数过少、实践技能训练缺乏、督导制度缺失（陈祉妍等，2016）。但近年来，关于心理咨询师队伍的心理健康状况及职业发展相关研究较为欠缺，在当前这一队伍快速发展的过程中，了解这些信息对引领专业人员发展、提升心理健康服务水平十分重要。因此，本次调查聚焦心理咨询工作者的职业发展状况和心理健康状况，以为相关工作开展与政策完善提供参考。

二　研究方法

（一）调查对象

1. 人口学信息

2022 年心理咨询工作者专项调查的开展得到了许多心理咨询专业机构与专业人员的协助，通过定向发布问卷链接，共有来自全国 32 个省、自治区、直辖市及特别行政区的心理咨询工作者参与答卷。收到问卷 1418 份，其中有效问卷 1311 份，有效回收率为 92.5%。有效样本中男性 288 人，占比为 22.0%，女性 1023 人，占比为 78.0%。平均年龄为 40.5 岁，标准差为 9.2 岁。30 岁及以下占 12.8%，31~45 岁占 55.3%，46 岁及以上占 31.0%。从地域分布来看，东部地区占 47.1%，中部地区占 21.1%，西部地区占 21.8%，东北地区占 5.0%。从学历分布来看，高中或中专及以下占 4.0%，大专占 11.5%，本科占 54.9%，硕士占 26.8%，博士占 2.7%。基本分布情况具体见表 1。

表1 调查对象基本分布情况

单位：人，%

分布特征		人数	百分比
性别	男	288	22.0
	女	1023	78.0
年龄	整体		
	30 岁及以下	168	12.8
	31~45 岁	725	55.3
	46 岁及以上	406	31.0
	缺失值	12	0.9
	男		
	30 岁及以下	49	3.7
	31~45 岁	138	10.5
	46 岁及以上	96	7.3
	女		
	30 岁及以下	119	9.1
	31~45 岁	587	44.8
	46 岁及以上	310	23.6
	缺失值	12	0.9
地域分布	东部	617	47.1
	中部	277	21.1
	西部	286	21.8
	东北	66	5.0
	缺失值	65	5.0
学历	初中及以下	4	0.3
	高中或中专	48	3.7
	大专	151	11.5
	本科	720	54.9
	硕士	352	26.8
	博士	36	2.7

资料来源：中国科学院心理研究所国民心理健康数据库2022年心理健康蓝皮书数据集。

2. 职业背景信息

本次调查对象主要为国家二级/三级心理咨询师①、中国心理学会注册

---

① 国家二级/三级心理咨询师，该资质证书由人力资源和社会保障部考核发放，分为中级心理咨询师（二级心理咨询师）和初级心理咨询师（三级心理咨询师），2017年后已停止考核发放。

系统督导师/心理师①、心理治疗师②、其他从事心理咨询工作的相关专业人员。具体分布情况如下：21.0%为国家三级心理咨询师；57.0%为国家二级心理咨询师；11.7%为心理治疗师；2.8%为精神科医师；2.7%为执业医师；4.0%为中国心理学会注册系统助理心理师；8.6%为中国心理学会注册系统心理师；1.8%为中国心理学会注册系统心理督导师；2.7%为中国心理卫生协会认证心理咨询师；1.4%为中国心理卫生协会认证心理督导师。因职业身份类型为多选题，当专业人员具有多重资质而在后续分析中需要使用单一身份时，判定的优先级是：心理治疗师>中国心理学会注册系统心理师>国家二级心理咨询师>国家三级心理咨询师。按此方法判定，本次调查中包括心理治疗师141人、中国心理学会注册系统心理师113人、国家二级心理咨询师603人、国家三级心理咨询师224人。

从专业分布来看，本次调查对象中，有45.1%最高学历的专业为心理学，20.4%为教育学，3.5%为精神医学/医学，4.2%为社会工作，26.8%为其他（见图1）。

从咨询流派来看，本次调查对象中，有24.0%为认知行为流派，28.8%为整合流派，18.8%为精神分析流派，11.2%为家庭治疗流派，8.2%为人本主义流派，9.0%为其他流派。

从工作年限来看，本次调查对象中，43.5%的心理咨询工作者工作年限为5年及以下，26.1%的心理咨询工作者工作年限在6~10年，12.6%的心理咨询工作者工作年限在11~15年，17.8%的心理咨询工作者工作年限超过15年。

从累计个案时长来看，本次调查对象中，有35.1%的心理咨询工作者累计个案时长为100小时及以下，29.2%的心理咨询工作者累计个案时长为101~500小时，16.1%的心理咨询工作者累计个案时长为501~1000小时，19.6%的心理咨询工作者累计个案时长为1001小时及以上。

---

① 中国心理学会注册系统督导师/心理师，该资质证书由中国心理学会注册系统考核发放。申请者一般需具有相应学科背景、培训经历和从业经验。
② 心理治疗师，该资质证书由国家卫生健康委员会考核发放。考取该资质一般需要精神医学、心理学等相应学科背景，并有相应从业经验。

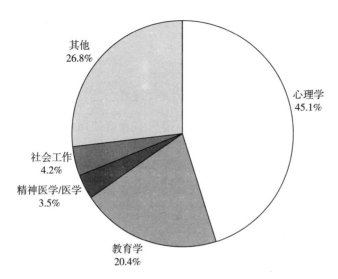

图1 心理咨询工作者最高学历专业分布情况

资料来源：中国科学院心理研究所国民心理健康数据库2022年心理健康蓝皮书数据集。

从工作地点来看，本次调查对象中，43.6%的心理咨询工作者主要在心理咨询室工作，28.0%的心理咨询工作者在网络咨询平台工作，23.8%的心理咨询工作者在中小学工作，19.4%的心理咨询工作者在高校工作，10.6%的心理咨询工作者在社区工作，7.8%的心理咨询工作者提供企业EAP服务。需要注意的是一位心理咨询工作者可能在多领域通过多种方式工作。

（二）调查工具

1.流调中心抑郁量表（简版）

流调中心抑郁量表（The Center for Epidemiological Studies Depression Scale，简称CES-D）为美国国家心理健康中心的Radloff于1977年编制，目前在国际上被广泛用于对普通人群进行抑郁症状的筛查，适用于青少年、成年和老年人群。中文简版共9题（CESD-9），由何津等（2013）以全国30801个普通人群样本和415个精神疾病患者样本为基础进行修订。量表要求答卷者使用0~3评定最近一周内症状出现的频次。量表得分0~9分代表无抑郁风

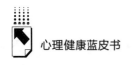

险，10～16 分代表轻度抑郁风险，17～27 分代表重度抑郁风险。该工具在本样本中的 Cronbach's α 系数为 0.82。

2. 广泛性焦虑障碍量表

广泛性焦虑障碍量表（Generalized Anxiety Disorder Scale－7，GAD－7）用于普通人群的焦虑水平评估。量表要求答卷者使用 0～3 评定最近两周内焦虑感受出现的频次。量表得分 0～4 分代表无焦虑风险，5～9 分代表轻度焦虑风险，10～14 分代表中度焦虑风险，15～21 分代表重度焦虑风险。在本次调查中，使用 10 分及以上作为焦虑风险的检出标准。该工具在本样本中的 Cronbach's α 系数为 0.87。

3. 工作倦怠单题测量

工作倦怠采用单题进行测量，本调查选用的单题测量来自 Knox 等（2008）的研究。答卷者回答："你目前的工作状态是？"具体的选项为："1 我喜欢我的工作，我没有感到倦怠"；"2 我偶尔会感到压力，也不总像以前那样精力充沛，但没有感到倦怠"；"3 我确实感到倦怠，有相应的表现如身体或情绪上感到疲劳"；"4 我摆脱不掉倦怠，我常常想起工作中的挫折"；"5 我感到非常倦怠，不确定自己能不能撑下去，我可能需要做出改变或寻求帮助"。采用 5 点计分方式，分值越大说明工作倦怠越严重。

4. 疲劳感单题测量

疲劳感采用单题进行测量，本调查选用的单题测量参考了 Van Hooff 等（2007）的研究。题目为："你目前的疲劳程度是？"调查对象采用 0～10 评分，0 分代表非常不疲劳，10 分代表非常疲劳，分数越高表明疲劳感越强。

5. 国民心理健康素养问卷

国民心理健康素养问卷为国家卫健委"心理健康促进行动"指标监测指定问卷，由判断题、自我评估题、案例题三个部分组成，判断题主要评估心理健康知识水平，题目选项为"对"、"错"和"不知道"，每题 5 分，总分的分值范围为 0～100 分。自我评估题主要评估积极心态、心理健康信息获取和心理健康意识，采取 4 点计分，每题 1～4 分，得分范围为 8～32 分。

案例题主要评估心理疾病识别、克服病耻感和心理专业求助的态度，总分范围为 0~40 分。当判断题总分不低于 80 分、自我评估题总分不低于 24 分、案例题总分不低于 28 分时，该调查对象的心理健康素养达标。

6. 心理咨询工作者伦理问卷

自编心理咨询工作者伦理问卷，选取了 16 个心理咨询中常见的伦理冲突或技能情景，由调查对象自评伦理行为的发生频率。选项为"从不"、"偶尔"、"经常"和"总是"。在计算得分时，符合伦理规范方向的 2 个选项记为 1 分，违背伦理规范方向的 2 个选项记为 0 分。例如，对描述恰当伦理行为的题目，若填答者选择"经常"或"总是"，则记 1 分；若填答者选择"从不"或"偶尔"，则记 0 分。得分越高，代表填答者伦理规范意识越强。在本次调查中该工具的 Cronbach's α 系数为 0.78。

7. 背景信息问卷

询问调查对象的人口学信息与职业状况信息，包括性别、年龄、学历、最高学历专业、所在城市、工作年限、累计个案时长、受训年限、是否需要排队、咨询形式、收费情况、咨询取向、从业身份类型、工作地点、督导情况、个人体验情况、接受培训情况等。

三 研究结果

（一）心理咨询工作者职业状况

1. 心理咨询工作者的职业伦理

心理咨询伦理是每一位心理咨询工作者必须履行的职责，也是对来访者福祉的有效保障。《中国心理学会临床与咨询心理学工作伦理守则（第二版）》明确指出心理咨询师应尊重每位寻求专业服务者，尊重其隐私权、保密性和自我决定的权利。本次调查自编了心理咨询工作者伦理问卷，共16 题，用于了解心理咨询工作者在日常工作中的伦理落实情况。调查部分结果如表 2 所示。表 2 中报告了通过率最高的 8 题，可以看出绝大部分的心

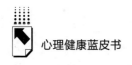

理咨询工作者能够遵守伦理规范，但仍有少数心理咨询工作者无法遵守伦理规范。例如，通过率最高的题目："你拥抱过来访者吗？"仍有 5.3% 的心理咨询工作者选择"经常"或"总是"。

表 2　心理咨询工作者伦理问卷中通过率最高的 8 题

单位：%

题目	通过率	符合伦理的处理
你拥抱过来访者吗？	94.7	从不、偶尔
你看过来访者的朋友圈/QQ 空间等私人网络空间吗？	92.3	从不、偶尔
如果来访者提前预存多次咨询的钱，你会给来访者折扣吗？	88.4	从不、偶尔
在咨询前，明确告知过来访者心理咨询的设置（如见面频率、见面场地等）吗？	89.7	经常、总是
你主动了解过来访者的精神疾病史吗？	87.1	经常、总是
你会告知来访者心理咨询能解决什么问题、不能解决什么问题吗？	86.6	经常、总是
在咨询室外使用案例，你会获得来访者的知情同意吗？	85.9	经常、总是
你会在正式咨询开始前告知来访者费用和收费机制吗？	85.7	经常、总是

资料来源：中国科学院心理研究所国民心理健康数据库 2022 年心理健康蓝皮书数据集。

当询问"您是否接受过心理咨询伦理培训"时，有 13.6% 的心理咨询工作者表示没有接受过，有 86.4% 的心理咨询工作者表示接受过。进一步分析伦理问卷得分在各个群体上的差异，将 16 题得分汇总分析发现，心理咨询工作者的伦理问卷得分在是否接受过心理咨询伦理培训上存在显著差异（$t = -10.92$，$p < 0.001$）。接受过培训的心理咨询工作者的得分（$M = 13.78$，$SD = 2.30$）显著高于未接受过培训的心理咨询工作者（$M = 11.39$，$SD = 2.71$）。

在本次调查中，各流派心理咨询工作者接受心理咨询伦理培训的比例见图 2，其中精神分析流派的心理咨询工作者受训比例最高，其他流派的心理咨询工作者受训比例最低。

方差分析结果显示，心理咨询工作者的伦理问卷得分在累计受训时长上有显著的差异。事后检验发现，受训时间越长，伦理问卷得分越高。累计受训时长为 0~6 个月的心理咨询工作者的得分显著低于其他累计受训时长的心理咨询工作者，累计受训时长为 6~12 个月的心理咨询工作者的得分显著低于

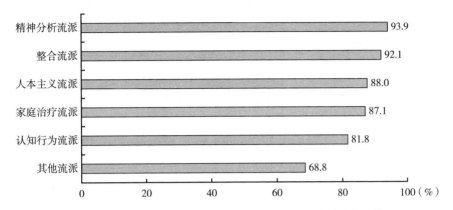

图2　不同流派心理咨询工作者接受心理咨询伦理培训的占比情况

资料来源：中国科学院心理研究所国民心理健康数据库2022年心理健康蓝皮书数据集。

累计受训时长为1年及以上的心理咨询工作者。累计受训时长为5年及以上的心理咨询工作者的得分显著高于12个月及以下的心理咨询工作者。这说明持续接受专业的伦理培训，能有效提升心理咨询工作者在伦理方面的表现。

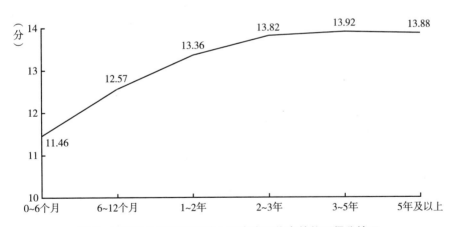

图3　不同累计受训时长的心理咨询工作者的伦理得分情况

资料来源：中国科学院心理研究所国民心理健康数据库2022年心理健康蓝皮书数据集。

2.心理咨询工作者的专业背景与受训情况

从学历来看，中国心理学会注册系统心理师拥有更高比例的硕士及以上学历，硕士与博士学历的人员占比高达59.3%。相比之下，其他资质的心理咨询师中硕士及以上学历的比例为26.8%~29.0%。学历具体分布情况如图4所示。

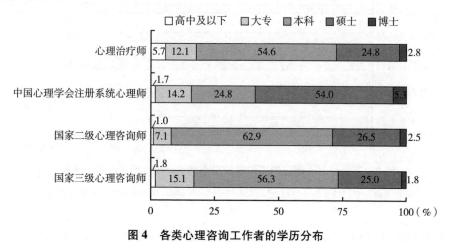

图4　各类心理咨询工作者的学历分布

资料来源：中国科学院心理研究所国民心理健康数据库2022年心理健康蓝皮书数据集。

分析不同流派心理咨询工作者的最高学历专业的分布情况可以发现，精神分析流派心理咨询工作者中有最多的心理学专业背景人员，占比高达58.7%（见表3）。

表3　不同流派心理咨询工作者最高学历的专业分布情况

单位：%

流派类型	心理学	教育学	社会工作	精神医学/医学	其他
家庭治疗流派	44.2	21.8	8.2	4.8	21.0
精神分析流派	58.7	11.4	2.8	1.6	25.5
人本主义流派	38.0	20.4	9.3	2.8	29.5
认知行为流派	43.0	20.1	4.5	5.7	26.8
整合流派	44.0	24.7	2.7	3.4	25.2
其他流派	33.1	24.6	1.7	0.8	39.8

资料来源：中国科学院心理研究所国民心理健康数据库2022年心理健康蓝皮书数据集。

心理咨询工作需要持续的学习交流与知识更新。统计参加本次调查的心理咨询工作者的累计受训时长可以发现，中位数约为3年。具体分布如图5所示。

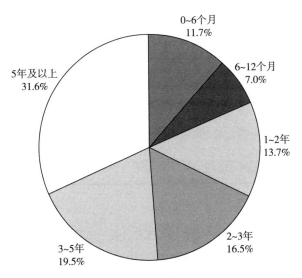

图5　心理咨询工作者的累计受训时长情况

资料来源：中国科学院心理研究所国民心理健康数据库
2022年心理健康蓝皮书数据集。

调查心理咨询工作者过去一年学习投入的天数，结果显示，平均为97.1天。其中，学习时长为0~30天的心理咨询工作者占35.4%，学习时长为30~60天的心理咨询工作者占20.8%，学习时长为60~120天的心理咨询工作者占19.5%，学习时长为120~180天的心理咨询工作者占5.7%，学习时长为180天及以上的心理咨询工作者占18.6%。不同工作年限的心理咨询工作者均保持着持续学习状态，即使工作年限超过10年的，仍会每年投入大量时间学习。不同工作年限心理咨询工作者过去一年学习投入的天数的具体分布情况如图6所示。

另外，考察心理咨询工作者过去一年投入的学习费用，结果显示，平均投入金额为12005元。具体分布情况如图7所示。工作年限超过15年的心理咨询工作者过去一年投入的学习费用低于工作年限更短的心理咨询工作者。

过去一年投入学习费用在不同流派之间也存在显著差异（$F = 9.12$，$p < 0.001$），由高到低依次是精神分析流派17647元，其他流派12266元，整合流派12249元，家庭治疗流派11832元，人本主义流派9009元，认知行为流派8168元。

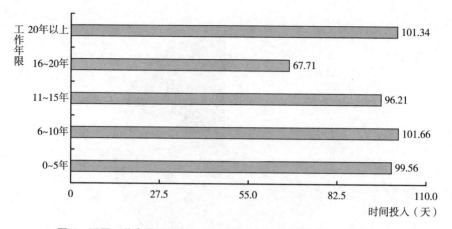

图6 不同工作年限心理咨询工作者过去一年学习投入的天数情况

资料来源：中国科学院心理研究所国民心理健康数据库2022年心理健康蓝皮书数据集。

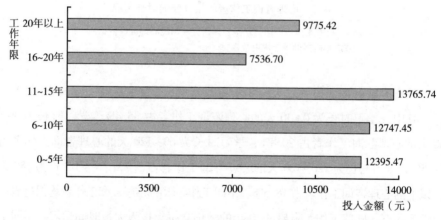

图7 不同工作年限心理咨询工作者过去一年学习投入的费用情况

资料来源：中国科学院心理研究所国民心理健康数据库2022年心理健康蓝皮书数据集。

3. 心理咨询工作者的工作量

心理咨询工作者每周接待咨询人次的中位数为4~5人次。经验越丰富的心理咨询工作者每周接待人次越多。具体来说，累计个案时长为0~100小时的心理咨询工作者平均每周接待2.23人次；累计个案时长为101~500小时的心理咨询工作者平均每周接待3.97人次；累计个案时长为501~1000小时的心理咨询工作者平均每周接待6.13人次；累计个案时长为1001~

2000 小时的心理咨询工作者平均每周接待 8.03 人次；累计个案时长为 2001~5000 小时的心理咨询工作者平均每周接待 10.73 人次；累计个案时长为 5001 小时及以上的心理咨询工作者平均每周接待 15.11 人次。

当心理咨询工作者提供的心理咨询时长有限而寻求咨询的人数较多时，会出现排队等待的现象，新的来访者需要等待一段时间才能获得心理咨询服务。总的来说，本次调查中有 29.4% 的心理咨询工作者需要排队，70.6% 的心理咨询工作者不需要排队。不同资质的心理咨询工作者的排队情况不同。其中，心理治疗师与中国心理学会注册系统心理师需要排队的比例较高（见图 8）。

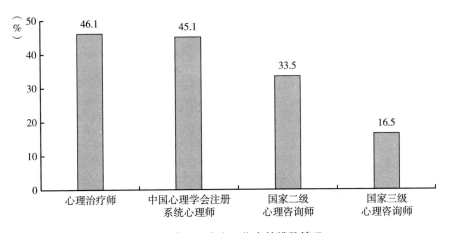

图 8　各类心理咨询工作者的排队情况

资料来源：中国科学院心理研究所国民心理健康数据库 2022 年心理健康蓝皮书数据集。

分析还发现，不同流派心理咨询工作者的排队率也存在差异，分别为：家庭治疗流派占 38.1%，精神分析流派占 36.4%，人本主义流派占 25.0%，认知行为流派占 27.1%，整合流派占 29.4%，其他流派占 15.3%。

4. 心理咨询工作者的收费与收入

心理咨询工作者单次平均收费为 268 元，中位数为 299 元。37.2% 的心理咨询工作者单次收费在 100 元及以下（包含公益性质的咨询收费），12.2% 的心理咨询工作者单次收费在 101~200 元，19.8% 的心理咨询工作者单次收费在 201~300 元，19.4% 的心理咨询工作者单次收费在 301~500 元，

11.4%的心理咨询工作者单次收费超过 500 元。

不同资质的心理咨询工作者的单次咨询收费水平差异显著（$F = 18.59$，$p < 0.001$），由高到低依次是：拥有心理治疗师证书者单次咨询收费平均为 348 元，获得中国心理学会注册系统注册认证者单次咨询收费平均为 324 元，拥有国家二级心理咨询师证书者单次咨询收费平均为 314 元，拥有国家三级心理咨询师证书者单次咨询收费平均为 154 元。

从每月的心理咨询收入来看（不包含咨询岗位固定收入，如高校心理教师工资），调查对象的心理咨询月收入平均为 4546 元，标准差为 8119 元，中位数为 2000 元。28.2%的心理咨询工作者没有来自心理咨询的月收入，28.1%的心理咨询工作者心理咨询月收入为 1~2000 元，17.2%的心理咨询工作者心理咨询月收入为 2001~5000 元，17.7%的心理咨询工作者心理咨询月收入为 5001~10000 元，8.8%的心理咨询工作者心理咨询月收入为 10001 元及以上。

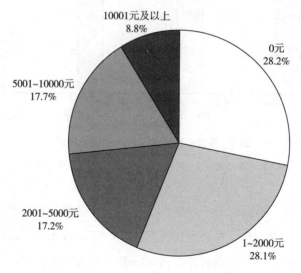

图 9　心理咨询工作者每月通过心理咨询获得的收入情况

资料来源：中国科学院心理研究所国民心理健康数据库 2022 年心理健康蓝皮书数据集。

不同资质的心理咨询工作者的心理咨询月收入差异显著（$F = 18.47$，$p < 0.001$），由高到低依次是：拥有心理治疗师证书者心理咨询月收入平均

为 9059 元，获得中国心理学会注册系统注册认证者心理咨询月收入平均为 5691 元，拥有国家二级心理咨询师证书者心理咨询月收入平均为 4659 元，拥有国家三级心理咨询师证书者心理咨询月收入平均为 2610 元。

经验不同的心理咨询工作者的心理咨询月收入存在显著差异，累计个案时长越多，心理咨询月收入越高（$F = 47.29$, $p < 0.001$）。由图 10 可见，累计个案时长为 100 小时及以下的新手心理咨询工作者的心理咨询月收入平均在 1526.7 元，累计个案时长超过 5000 小时的资深心理咨询工作者的心理咨询月收入平均在 13565.5 元。

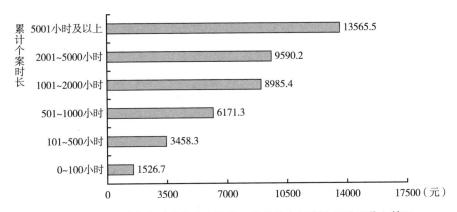

图 10　不同累计个案时长的心理咨询工作者的心理咨询平均月收入情况

资料来源：中国科学院心理研究所国民心理健康数据库 2022 年心理健康蓝皮书数据集。

不同地域的心理咨询工作者的心理咨询月收入差异显著（$F = 7.76$, $p < 0.001$），东部地区平均为 5066 元，中部地区平均为 3697 元，西部地区平均为 3032 元。

5. 新手心理咨询工作者的成长困境：收入与投入分析

心理咨询工作者的成长中，专业胜任力需要理论学习、个人体验、临床实践和督导全方位锻炼。新手心理咨询工作者阶段是心理咨询工作者成长的必经之路，新手心理咨询工作者在起步时往往面临学习费用高、个案来源缺乏等问题，从而导致收入较低，难以坚持职业成长之路。心理咨询工作者的职业成长往往以累计个案时长作为参考标准，累计个案时长具体指该心理咨

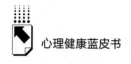

询工作者累计提供过多少小时的专业心理咨询服务。累计个案时长越多，其职业能力越强，职业经验往往也越丰富。本部分通过调查不同累计个案时长的心理咨询工作者在收入、投入方面的差异，为新手心理咨询工作者规划职业成长道路提供参考。

从心理咨询平均月收入情况来看，方差分析显示，新手心理咨询工作者因心理咨询经验少、心理咨询收费低、获取来访者途径少等情况，从心理咨询方面获取的月收入较低。

以500小时累计个案时长作为分界线，工作0~5年的心理咨询工作者中，仅有13.8%的累计个案时长能积攒到500小时。工作6~10年的心理咨询工作者中，仅有49.4%的心理咨询工作者累计个案时长能积攒到500小时，这说明心理咨询工作者在职业生涯早期积累个案时长有相当难度。

通过对每周接待来访次数的调查，我们可以发现，累计个案时长在500小时及以下的新手心理咨询工作者，平均每周仅有不到5位来访者。这可能让他们的经验积累更为困难。与此同时，如前所述，新手心理咨询工作者从事心理咨询工作获得的月收入也处于较低水平。

与较少的来访者数量形成对比的则是新手心理咨询工作者投入的大量学习时间成本。累计个案时长为0~100小时的心理咨询工作者过去一年投入学习的平均天数为89天左右。即使是累计个案时长为1000小时以上的较为成熟的心理咨询工作者，过去一年也需要投入100天以上的学习时间（见图11）。这可能意味着心理咨询工作者需要终身成长、终身学习，即使是在积累了丰富经验后，也需要花大量时间学习来磨砺自己的技能。

从过去一年学习投入金额情况来看，方差分析显示，不同累计个案时长的心理咨询工作者的年投入金额情况存在显著差异（$F=6.25$，$p<0.001$）。整体来看，随累计个案时长的增加，心理咨询工作者的学习投入金额有所增加（见图12）。这表明随着工作经验的积累，许多心理咨询工作者可能会选择投入更多金钱成本来学习更多心理学知识，心理咨询工作者呈现持续学习、持续投入的职业特点。

结合收入、来访者数量、过去一年学习天数、学习投入金额来看，新手

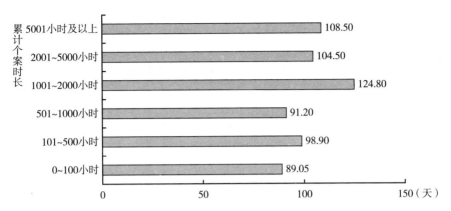

图11　不同累计个案时长的心理咨询工作者过去一年学习投入的天数情况

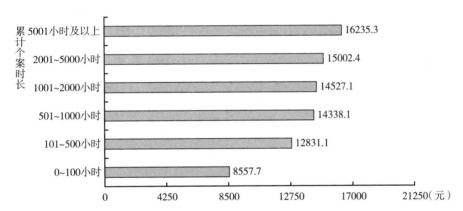

图12　不同累计个案时长的心理咨询工作者过去一年学习投入金额情况

资料来源：中国科学院心理研究所国民心理健康数据库2022年心理健康蓝皮书数据集。

心理咨询工作者往往面临着成本投入高但经验积累慢的问题。同时，与其他职业有所不同的是，心理咨询工作者有其职业特殊性。在度过新手期后，心理咨询工作者仍需要投入相当的金钱和时间来保持终身学习和成长。这些都与培训机构宣传的"投入少"、"上手容易"和"收益高"等概念不符。

（二）心理咨询工作者心理健康状况

1.心理咨询工作者的抑郁状况

本次调查中，有89.9%的心理咨询工作者无抑郁风险；有7.5%的心理咨询工作者得分为 10~16 分（轻度抑郁风险）；有 2.6% 的心理咨询工作者得分大于等于 17 分（重度抑郁风险）。虽然总的来说心理咨询工作者的抑郁风险较低，但少数心理咨询工作者存在重度抑郁风险，提示心理健康工作者也需要关注自身心理健康状况，及时做出有效应对。

进一步分析发现，不同性别及不同学历的心理咨询工作者在抑郁得分上并无显著差异。不同年龄段的心理咨询工作者在抑郁得分上存在显著差异（$F = 33.18$，$p < 0.001$）。30 岁及以下的心理咨询工作者的抑郁得分平均为 6.57 分，标准差为 5.41 分；31~45 岁的心理咨询工作者的抑郁得分平均为 4.82 分，标准差为 4.54 分；46 岁及以上的心理咨询工作者的抑郁得分平均为 3.35 分，标准差为 3.83 分。整体来看，随年龄增加，心理咨询工作者的抑郁得分呈下降趋势，这与普通人群的抑郁得分情况一致。

从工作年限来看，在控制年龄变量后，不同工作年限的心理咨询工作者存在显著的抑郁得分差异（$F = 6.05$，$p < 0.001$）。具体分布情况如图 13 所示。整体来看，随工作年限增加，心理咨询工作者的抑郁得分有所降低。一方面，工作年限与年龄存在一定的相关关系，显示出年龄差异的作用；另一方面，随着工作经验的积累，心理咨询工作者应对压力、自我调节的能力也会提高。

从心理咨询月平均收入情况来看，方差分析及事后比较显示，收入过万元的心理咨询工作者的抑郁得分显著低于其他收入水平的心理咨询工作者（$F = 2.51$，$p < 0.05$）。其他收入区间的心理咨询工作者间均无显著差异。

2. 心理咨询工作者的焦虑状况

本次调查中，61.5% 的心理咨询工作者的焦虑得分为 0~4 分（无焦虑风险），34.4% 的心理咨询工作者的焦虑得分为 5~9 分（有轻度焦虑风险），4.1% 的心理咨询工作者存在中度及以上焦虑风险。这一结果显示，绝大部分心理咨询工作者不存在突出的焦虑问题。

进一步分析发现，不同年龄段的心理咨询工作者在焦虑得分上有显著差异（$F = 19.02$，$p < 0.001$）。30 岁及以下的心理咨询工作者的焦虑得分为 4.61 分，标准差为 3.63 分；31~45 岁的心理咨询工作者的焦虑得分为 4.10

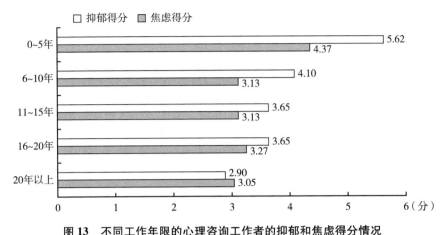

图 13 不同工作年限的心理咨询工作者的抑郁和焦虑得分情况

资料来源：中国科学院心理研究所国民心理健康数据库 2022 年心理健康蓝皮书数据集。

分，标准差为 3.26 分；46 岁及以上的心理咨询工作者的焦虑得分为 3.04 分，标准差为 3.13 分。随年龄上升，心理咨询工作者的焦虑得分有所下降。

从工作年限来看，控制年龄变量后，不同工作年限的心理咨询工作者存在显著的焦虑得分差异（$F=2.89$，$p<0.001$）。工作 0~5 年的心理咨询工作者的焦虑得分平均为 4.37 分，标准差为 3.68 分；工作 6~10 年的心理咨询工作者的焦虑得分平均为 3.13 分，标准差为 3.26 分；工作 11~15 年的心理咨询工作者的焦虑得分平均为 3.13 分，标准差为 2.67 分；工作 16~20 年的心理咨询工作者的焦虑得分平均为 3.27 分，标准差为 3.02 分；工作 20 年以上的心理咨询工作者的焦虑得分平均为 3.05 分，标准差为 3.47 分。整体来看，随工作年限增加，心理咨询工作者的焦虑得分有所降低。工作年限在 5 年及以下的这组心理咨询工作者的焦虑得分较高，而工作年限在 10 年以上的各组之间的差异很小。

3. 心理咨询工作者的工作倦怠状况

本次调查发现，超两成心理咨询工作者有不同程度的工作倦怠体验。具体来说，18.3% 的心理咨询工作者确实感到倦怠，有相应的表现如身体或情绪上感到疲劳；3.0% 的心理咨询工作者存在严重的工作倦怠，需要求助。近八成心理咨询工作者不存在工作倦怠，具体来说，22.0% 的心理咨询工作

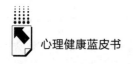

者喜欢自己的工作，没有感到倦怠；56.7%的心理咨询工作者偶尔感到压力，但没有感到倦怠。

方差分析及事后比较显示，不同收入水平的心理咨询工作者在工作倦怠程度上存在显著差异（$F=3.95$，$p<0.01$）。无收入的心理咨询工作者的工作倦怠程度显著高于其他收入水平的心理咨询工作者。不同单次收费水平的心理咨询工作者的工作倦怠程度存在显著差异（$F=5.70$，$p<0.001$）。单次收费水平在100元以下的心理咨询工作者的工作倦怠程度显著高于其他收费水平的心理咨询工作者。

分析还发现，不同工作年限的心理咨询工作者的工作倦怠程度存在显著差异（$F=5.62$，$p<0.001$）。工作年限为0~5年的心理咨询工作者的工作倦怠程度显著高于其他工作年限的心理咨询工作者。工作年限为0~5年的心理咨询工作者存在工作倦怠的比例为26.2%，高于其他工作年限的心理咨询工作者6.1~12.0个百分点（见图14）。

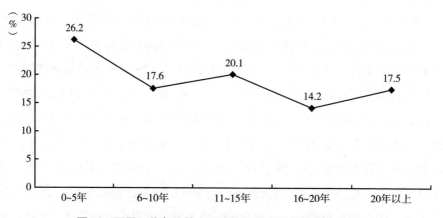

图14 不同工作年限的心理咨询工作者的工作倦怠情况

资料来源：中国科学院心理研究所国民心理健康数据库2022年心理健康蓝皮书数据集。

综上分析发现，收费低、收入低、工作年限较短的心理咨询工作者的工作倦怠风险更高。这很可能提示着心理咨询工作者在职业的初期阶段具有更高的工作倦怠风险。

4. 心理咨询工作者的疲劳感状况

近三成心理咨询工作者存在严重的疲劳感。在0~10分的代表疲劳程度的单题自评中，心理咨询工作者的平均得分为 4.90 分，标准差为 2.45 分。其中，选择 0~3 分、报告轻度疲劳感的心理咨询工作者占 19.0%，选择 4~7 分、报告中度疲劳感的心理咨询工作者占 51.9%，选择 8~10 分、报告重度疲劳感的心理咨询工作者占 29.1%。疲劳感与工作倦怠既有联系又有不同。一方面，工作倦怠往往伴随着疲劳感；另一方面，疲劳感不仅来自心理状态，也来自生理状态。报告重度疲劳感的心理咨询工作者比报告工作倦怠的心理咨询工作者多出一成，意味着部分心理咨询工作者的疲劳感并不直接来源于工作压力，而是可能来自其他压力或生活方式。

方差分析及事后比较显示，不同工作收入心理咨询工作者的疲劳感存在显著差异（$F=4.83$，$p<0.01$）。无收入的心理咨询工作者的疲劳感显著大于其他收入的心理咨询工作者。其他收入区间的心理咨询工作者间的疲劳感无显著差异。不同单次收费水平的心理咨询工作者的疲劳感存在显著差异（$F=5.58$，$p<0.001$）。单次收费在 100 元以下的心理咨询工作者的疲劳感显著大于其他单次收费水平的心理咨询工作者。

（三）心理咨询工作者的心理健康素养

1. 心理咨询工作者的心理健康素养达标情况

心理健康素养是一个能综合反映个体或群体的心理健康状况的相关理念、认知、行为、技能水平的健康指标，被认为是独立于遗传与自然因素、社会与经济环境、心理服务等之外的一个心理健康的重要影响因素。心理健康是"大健康"的重要组成部分，心理健康素养自然成为健康素养的重要组成。本次心理健康素养调查共包含三部分心理健康知识的考察，分别为心理健康知识水平、心理健康意识水平和心理健康知识应用水平。

心理健康素养为选答题，共有 761 位心理咨询工作者自愿填答并完成作答。本次调查结果显示，心理咨询工作者的整体心理健康素养达标率为 50.7%。其中，判断题达标率为 55.6%，自我评估题的达标率为 95.0%，案例题的达标率为 82.7%（见图 15）。

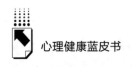
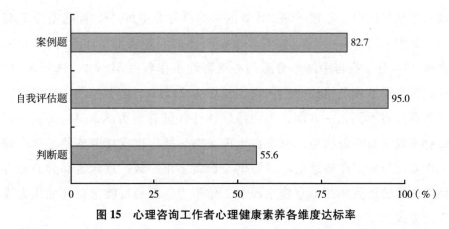

图 15 心理咨询工作者心理健康素养各维度达标率

资料来源：中国科学院心理研究所国民心理健康数据库 2022 年心理健康蓝皮书数据集。

具体分析心理咨询工作者在心理健康素养知识维度上的作答情况可以发现，有个别题的正确率较低。正确率最低的五道题如表 4 所示。

表 4 心理咨询工作者心理健康知识正确率最低的 5 题

单位：%

题目	正确率
大部分精神心理异常问题的主要来源在于遗传。	63.7
焦虑不安等情绪有害无利。	61.8
要培养孩子的自信心,应当经常表扬孩子聪明。	57.3
睡前少量饮酒,有助于提高睡眠质量。	57.0
高血压、冠心病、胃溃疡都属于心身疾病。	47.0

资料来源：中国科学院心理研究所国民心理健康数据库 2022 年心理健康蓝皮书数据集。

这五道题属于常见的心身健康、健康生活方式、儿童教育、情绪心理和精神疾病成因知识。结果提示，心理咨询工作者群体作为专业队伍，在相关维度方面的知识仍需要进一步加强。

2.心理咨询工作者在心理健康素养技能维度上的差异

具体分析心理咨询工作者在心理健康素养技能维度上的作答情况，在考察抑郁和社交焦虑诊断的两道案例题中，社交焦虑诊断题的正确率为

95.4%，抑郁诊断题的正确率为 72.3%。这说明绝大部分心理咨询工作者对于典型的抑郁、社交焦虑症状有识别能力，但仍有约 1/3 的心理咨询工作者无法准确识别抑郁症状。抑郁症状是临床工作中常见症状之一，这代表心理咨询工作者群体仍然需要加深对各类精神障碍的典型症状的理解，在实际工作中有效地识别才有利于工作开展，同时能保护来访者的权益。

当询问"您是否接受过精神科诊断培训"时，有 51.7% 的心理咨询工作者表示没有接受过，有 48.3% 的心理咨询工作者表示接受过。

具体分析各个题目的群体性差异，从是否参与训练来看抑郁诊断题作答情况，参与过精神科诊断训练的心理咨询工作者的正确率为 83.2%，未参与过精神科诊断训练的心理咨询工作者的正确率为 64.8%。卡方检验显示，二者存在显著差异（$\chi^2 = 32.12$，$p < 0.001$）。

从流派来看抑郁诊断题作答情况，家庭治疗流派心理咨询工作者的正确率为 77.1%；精神分析流派心理咨询工作者的正确率为 84.3%；人本主义流派心理咨询工作者的正确率为 64.2%；认知行为流派心理咨询工作者的正确率为 69.9%；整合流派心理咨询工作者的正确率为 78.8%；其他流派心理咨询工作者的正确率为 53.2%。卡方检验显示，不同流派间存在显著差异（$\chi^2 = 30.15$，$p < 0.001$）。

从最高学历专业来看抑郁诊断题作答情况，心理学专业毕业的心理咨询工作者的正确率为 82.8%；精神医学/医学专业毕业的心理咨询工作者的正确率为 88.9%；教育学专业毕业的心理咨询工作者的正确率为 64.0%；社会工作专业毕业的心理咨询工作者的正确率为 62.1%；其他专业毕业的心理咨询工作者的正确率为 64.4%（见图 16）。卡方检验显示，不同专业背景的心理咨询工作者群体间存在显著差异（$\chi^2 = 65.86$，$p < 0.001$）。

从流派来看社交焦虑诊断题作答情况，家庭治疗流派心理咨询工作者的正确率为 97.6%；精神分析流派心理咨询工作者的正确率为 98.7%；人本主义流派心理咨询工作者的正确率为 91.0%；认知行为流派心理咨询工作者的正确率为 97.3%；整合疗法心理咨询工作者的正确率为 99.4%；其他

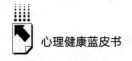
流派心理咨询工作者的正确率为96.8%。卡方检验显示，不同流派间存在显著差异（$\chi^2 = 15.67$，$p < 0.01$）。

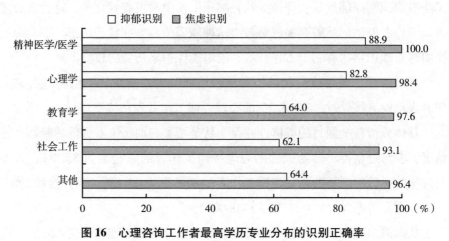

图16　心理咨询工作者最高学历专业分布的识别正确率

资料来源：中国科学院心理研究所国民心理健康数据库2022年心理健康蓝皮书数据集。

从最高学历专业来看社交焦虑诊断题作答情况，心理学专业毕业的心理咨询工作者的正确率为98.4%；精神医学/医学专业毕业的心理咨询工作者的正确率为100%；教育学专业毕业的心理咨询工作者的正确率为97.6%；社会工作专业毕业的心理咨询工作者的正确率为93.1%；其他专业毕业的心理咨询工作者的正确率为96.4%。卡方检验显示，不同最高学历专业的心理咨询工作者间存在显著差异（$\chi^2 = 211.33$，$p < 0.001$）。

四　建议

（一）提高心理咨询工作者的心理健康素养，重点关注新手心理咨询工作者的心理健康

本次调查发现，尽管心理咨询工作者的心理健康素养达标率远高于普通人群，但许多心理咨询工作者的心理健康素养还有待提高，对于抑郁等常见心理疾病的识别率有待提升，同时持有一些错误的知识观念，这不利于心理

咨询工作者的自我调节，也不利于为来访者提供高质量的心理健康服务。

心理咨询工作者的心理健康是其从事心理咨询工作的基本前提和有力保障，本次调查显示，约有10.0%的心理咨询工作者存在不同程度的抑郁风险，有34.4%的心理咨询工作者存在轻度焦虑风险，有4.1%的心理咨询工作者存在中度及以上焦虑风险。随工作年限上升，心理咨询工作者的抑郁和焦虑得分有所降低。新手心理咨询工作者的抑郁、焦虑得分显著高于其他工作年限的心理咨询工作者，有更强的疲劳感和工作倦怠，与此同时，还承受相对更高的心理风险，更需要引起关注。

（二）加强心理咨询工作者心理咨询伦理培训，提升心理咨询工作者专业胜任力

本次调查显示，有13.6%的心理咨询工作者没有接受过心理咨询伦理培训，有51.7%的心理咨询工作者表示没有接受过精神科诊断培训。这提示有部分心理咨询工作者可能没有系统掌握心理咨询行业伦理规范，在实际工作中可能会做出不利于来访者的举动和判断。本次自编的心理咨询工作者伦理问卷调查结果也显示，有部分心理咨询工作者会有违背伦理的操作，例如当询问"在咨询室外使用案例，你会获得来访者的知情同意吗"时，有14.1%的心理咨询工作者选择了"从不"和"偶尔"。同时调查显示，有超过半数心理咨询工作者从未接受过精神科诊断培训，这提示可能有相当部分的心理咨询工作者不具备识别常见精神障碍的能力，可能在实际工作中无法为来访者提供匹配的服务，接待超出心理咨询能力范围的来访者，甚至耽误来访者就医和治疗。

因此，建议加强心理咨询工作者队伍的心理咨询伦理培训，同时，提升心理咨询工作者的专业技能，提高专业胜任力，以最大限度保障来访者福祉。

（三）加强行业准入规范管理，杜绝行业虚假宣传

心理咨询作为一项专业技能，需要心理咨询工作者进行深入系统学习，不断提升自我素养。培训时长过短可能导致无法开展专业工作，培训内容不

专业甚至可能危害来访者的福祉。本次调查显示，心理咨询工作者中仍有相当一部分未经历足够时长的训练就开始进行咨询工作，这里提示存在一定的行业风险。与此同时，部分心理咨询工作者可能未完成相关学科的深入学习，如无法评估咨询技能培训的专业性，很难保证该群体提供的服务质量。

此外，目前市面上常见关于心理咨询工作者高薪的宣传与本次调查结果不符。本次调查显示，心理咨询工作者的心理咨询平均月收入为4546元，约五成心理咨询工作者由心理咨询带来的月收入不足2000元，17.7%的心理咨询工作者平均心理咨询收入为5001~10000元，仅8.8%的心理咨询工作者收入过万元。特别是对于新手心理咨询工作者来说，最初的500小时收益过少，且累计个案时长积累困难。因此，在选择职业道路时更应该注重规划安排，不要轻易相信机构的广告宣传。与此同时，心理咨询作为专业技能，需要长时间系统地学习、积累与更新，即使从业多年也仍然需要持续投入。

参考文献

陈祉妍、刘正奎、祝卓宏、史占彪，2016，《我国心理咨询与心理治疗发展现状、问题与对策》，《中国科学院院刊》第31卷第11期，第10页。

傅小兰、张侃主编，2018，《中国国民心理健康发展报告（2017~2018）》，社会科学文献出版社。

何津、陈祉妍、郭菲、章婕、杨蕴萍、王倩，2013，《流调中心抑郁量表中文简版的编制》，《中华行为医学与脑科学杂志》第22卷第12期，第1133~1136页。

李静喆、王健、马继伟、陈毅文，2012，《心理咨询师培训学员心理健康现状及相关因素》，《中国心理卫生杂志》第7卷第7期，第516~519页。

习近平，2017，《决胜全面建成小康社会　夺取新时代中国特色社会主义伟大胜利——在中国共产党第十九次全国代表大会上的报告》，https://www.12371.cn/2017/10/27/ARTI1509103656574313.shtml，最后访问日期：2022年12月20日。

李晓敏、郭镇西、韩布新，2012，《北京市心理咨询师学员心理健康状况调查》，《中国健康心理学杂志》第20卷第11期，第4页。

明志君、陈祉妍，2020，《心理健康素养：概念、评估、干预与作用》，《心理科学进展》

第 1 期。

王冬美、钱铭怡、樊富珉、江光荣，2022，《中国临床与咨询心理学百年发展简史（1921~2021）》，《中国临床心理学杂志》第 30 卷第 2 期，第 7 页。

温培源、霍大同、张日昇、梁耀坚，2001，《谁适合做心理治疗师？——对心理咨询与心理治疗专业人员资格的讨论（II）》，《中国心理卫生杂志》第 15 卷第 3 期，第 214~216 页。

杨玉芳，2003，《知识创新与心理学的发展》，《心理与行为研究》第 1 期，第 1 页。

曾海萍、赵静波、刘县兰、汤芳、尹绍雅，2016，《高校心理咨询师工作倦怠与胜任力的关系》，《中国学校卫生》第 37 卷第 3 期，第 4 页。

张妩、王觅、钱铭怡、王衍，2014，《心理咨询师突破保密的态度和决策》，《中国心理卫生杂志》第 28 卷第 1 期，第 5 页。

Knox, M., Willard-Grace, R., Huang, B. et al. 2008. "Maslach Burnout Inventory and a Self-Defined, Single-Item Burnout Measure Produce Different Clinician and Staff Burnout Estimates." *Journal of General Internal Medicine* 33：1344-1351.

Kroenke, K., Spitzer, R. L., Williams, J. B., Monahan, P. O., & Löwe, B. 2007. "Anxiety Disorders in Primary Care：Prevalence, Impairment, Comorbidity, and Detection." *Annals of Internal Medicine* 146（5）：317-325.

Spitzer, R. L., Kroenke, K., Williams, J. B., & Löwe, B. 2006. "A Brief Measure for Assessing Generalized Anxiety Disorder：The GAD-7." *Archives of Internal Medicine* 166（10）：1092-1097.

Van Hooff, M. L., Geurts, S. A., Kompier, M. A., and Taris, T. W. 2007. "How Fatigued Do You Currently Feel?" Convergent and Discriminant Validity of a Single-Item Fatigue Measure. "*Journal of Occupational Health* 49：224-234.

专题报告
Special Reports

B.6
2019~2022年心理学
与心理健康热点研究主题[*]

——基于SciVal的文献计量分析

刘明子　万　敬　卫垌圻[**]

摘　要： 科研热点主题不仅代表着学科领域的研究趋势和进展，也反映了
解决某类科学问题的迫切需要。本报告采用SciVal文献计量分析
平台，对2019~2022年心理学和心理健康两个领域的研究主题
进行系统分析，通过聚焦在全球图景下的中国研究，尝试揭示出
这两个领域的全球热点，以及我国学者重点关注的本土议题。从
研究规模上看，我国在心理学和心理健康两个研究领域均居世界
第3名，并且呈持续增长势头，但是学术影响力还有进一步提高

　* 特别感谢中国科学院心理研究所王佳舟、王玉正、李勇辉、严超赣和首都医科大学医学人文
　　学院刘颖等对本文的悉心指导。
　** 刘明子，理学硕士，中国科学院心理研究所潘菽图书馆文献情报馆员，主要研究领域为心理学
　　文献计量分析；万敬，工商管理硕士，爱思唯尔科研解决方案顾问；卫垌圻，管理学博士，中
　　国科学院心理研究所潘菽图书馆馆长、副研究馆员，主要研究领域为心理学文献情报信息。

的巨大空间。从研究主题的活跃程度来看，我国与国际主流一致，在正念冥想、网络与游戏成瘾、欺凌、脑功能连接组学、新冠肺炎疫情与心理健康等普遍关心的主题上，科研产出较多，我国正逐步融入国际心理学与心理健康主流研究趋势。与此同时，在心理学领域，我国偏重关注组织行为学研究，特别是关注员工心理资本和创新行为等相关主题；在心理健康领域，则更是在以动物实验为主的病理性基础研究上产出相对较多。这些反映出，我国学者仍保有其独立的问题意识，并非完全追逐国际热点。

关键词： 心理学　心理健康　科学计量　学科发展态势

一　引言

文献计量研究可通过文献大数据分析对整个学科领域的发展动向进行全景式勾勒，从而洞悉学科热点，把握学科发展态势。本报告依托 Scopus 数据库和 SciVal 统计工具，对 2019～2022 年全球心理学及心理健康领域文献进行计量分析，尝试描绘近四年来世界与我国①心理学及心理健康发展现状，比较国内外研究热点，挖掘我国独特研究主题，以便为心理学及心理健康领域发展提供宏观解读。本报告的数据主要来自 Scopus 数据库。Scopus 数据库共收录了 2.5 万多种期刊，设有 27 个一级学科和 334 个二级学科。心理学在 Scopus 中作为一级学科，下设 8 个二级学科，分别是 Applied Psychology、Clinical Psychology、Developmental and Educational Psychology、Experimental and Cognitive Psychology、General Psychology、Neuropsychology and Physiological Psychology、Psychology（miscellaneous）、Social Psychology，共 1500 种期刊。"心理健康"作为交叉复合的研究主题，涵盖面更为广泛，

---

① 仅限于中国大陆范围，不包括港澳台地区。

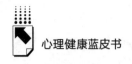

一般可以认为主要涉及心理学与精神病学两大一级学科。本研究所包含的数据主要来自 Scopus 中"精神病学与心理健康"一级学科下的全部内容，以及在"心理学"一级学科下涉及"健康"方向的研究。对这两部分数据进行整合，从而形成跨学科的心理健康基础数据。

基于以上数据源，SciVal 数据分析平台可以通过文献之间的引文关系构建研究主题（topic），每篇论文只会归属于一个研究主题。研究主题的名称由该主题下最常出现的三个高频关键词抽取形成。主题名称并不代表主题的核心研究内容。本文将对心理学和心理健康领域的主题聚类情况进行概述，将我国的研究工作放在全球图景下进行比较，希望在把握全球研究热点变化和科研进展的同时，聚焦中国，洞悉我国心理学与心理健康研究和全球相比的共性与个性。本报告的数据检索时间为 2022 年 7 月 6 日至 10 月 12 日。

二 各国心理学与心理健康研究的整体创新实力

（一）各国心理学研究的整体创新实力

在 Scopus 统计的 235 个国家/地区中，有 203 个国家/地区在 2019~2022 年共发表了心理学论文 318234 篇（检索时间：2022 年 7 月 7 日），其中有 10 个国家的论文数量在 1 万篇以上。美国的心理学研究成果最多，达到了 10 万篇以上的量级，远多于其他国家/地区。其论文产出超过了排在第 2 名到第 6 名的国家论文产出的总和，表现出在心理学领域中的强大实力。中国的文章数量排在第 3 名，共计 21798 篇（见表 1）。考虑到中国在 2002~2011 年这十年期间的论文总量在全球只能排到第 13 名（卫垌圻等，2014），短短十年间，排名上升了 10 名，单就论文数量来说，中国已经取得了长足的进步。不仅如此，中国进步的势头尚没有减缓的迹象。无论是学术成果的增长率还是学者人数的增长率，中国心理学领域在近几年的发展速度依旧较快，增速都在 120% 以上，明显高于其他国家/地区。

被引情况可在一定程度上反映某一国家/地区的学术影响力。领域加权引用影响力（Field-Weighted Citation Impact，FWCI）是文献的被引次数与同年发表在该学科领域的相同类型文献的预计总引用平均值之比。FWCI 的全球基准为 1。若某个国家/地区在某个领域的 FWCI 大于 1，则说明该国家/地区的总体研究水平高于全球平均水平。中国在心理学领域的 FWCI 为1.19，略微高于全球基准，但与其他发达国家/地区相比仍有很大的提升空间。在论文发表量居前十名的国家中，中国论文的篇均影响力居于末流，仅高于法国，居前 10 名国家中的第 9 名。人均论文产出上，中国则更为落后，人均产出数量只有 0.43 篇，而排名前十的国家中，多数国家的人均产出都在 1 篇以上。

从以上分析可以发现，在我国心理学研究产出不断增加、活跃度不断提高的同时，学术影响力与其他国家/地区相比仍有差距。值得注意的是，在成果总量居前十名的国家中，中国的作者人数（50330 人）仅次于美国（164314 人），名列第 2，在发表近乎同等数量论文的情况下，我国作者人数是德国（25028 人）的约 2 倍。我国进一步增加论文产出和提升学术影响力的空间都很大。

表1　2019～2022 年心理学学术成果量居前 10 名的国家

排名	国家/地区	科研产出（篇）	科研产出增长率(%)①	被引频次（次）	作者数量（人）	作者数量增长率(%)②	篇均被引频次（次）
1	美国	120598	18.3	578673	164314	23.6	4.8
2	英国	35038	21.7	208189	38923	26.5	5.9
3	中国	21798	119.4	96494	50330	131.5	4.4
4	德国	21526	31.3	109637	25028	31.3	5.1
5	加拿大	20220	38.3	105827	23946	35.8	5.2
6	澳大利亚	18670	21.3	112168	21060	19.4	6
7	意大利	13089	35.3	73152	18121	33.3	5.6
8	西班牙	12891	36.6	61203	18422	37.2	4.7
9	荷兰	12592	20.1	82834	13410	17.9	6.6
10	法国	10231	16.6	38337	13811	17.9	3.7

①2022 年数据暂未统计，此处是指 2021 年较 2019 年的科研产出增长率。
②2022 年数据暂未统计，此处是指 2021 年较 2019 年的作者数量增长率。
资料来源：根据 SciVal 基础数据，由作者统计整理得到。

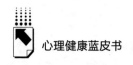

（二）各国心理健康研究的整体创新实力

全球有206个国家/地区在2019~2022年发表了259152篇心理健康领域的论文。各国/地区心理健康领域论文数量的排名与心理学基本一致。在排名靠前的10个国家中，美国占有绝对的优势，约6.5万篇，是中国论文数量的近6倍（见表2）。中国的心理健康相关论文数量为14317篇，与心理学领域的情况相同，在全球排名中同样名列第3。

我国在心理健康领域的科研人员也呈现迅猛的增长态势，论文作者人数较三年前翻一番，同期其他国家/地区的作者增长率几乎都在40%以下（个别超过40%）。我国的科研产出增长率也有惊人的大幅提升，达到112.9%，远高于其他心理健康科研强国（详见表2）。然而，从人均产出上看，我国的人均产出量较低，仅为0.3篇，是美国的一半，与澳大利亚（0.8篇）、英国（0.8篇）相比，更是相差甚远。以FWCI进行评估，中国（1.37）在心理健康领域排名第7，优于我国在心理学领域的排名。以篇均被引量为评价指标，中国的论文篇均被引频次（7.4次）在论文产出居前10名的国家

表2　2019~2022年心理健康学术成果量居前10名的国家

排名	国家/地区	科研产出（篇）	科研产出增长率(%)①	被引频次（次）	作者数量（人）	作者数量增长率(%)②	篇均被引频次（次）
1	美国	64904	24.2	413906	113320	31.8	6.4
2	英国	21328	29.6	184410	28159	37.8	8.6
3	中国	14317	112.9	105629	48839	108.1	7.4
4	德国	13186	21.0	85687	19633	20.7	6.5
5	加拿大	12838	37.2	97914	18233	38.4	7.6
6	澳大利亚	11892	25.5	95983	15284	25.6	8.1
7	意大利	8657	44.3	74148	18508	19.2	8.6
8	荷兰	7209	26.8	58991	9736	14.1	8.2
9	法国	6698	30.9	35901	11505	41.1	5.4
10	西班牙	6019	37.7	45422	11573	43.0	7.5

①2022年数据暂未统计，此处是指2021年较2019年的科研产出增长率。

②2022年数据暂未统计，此处是指2021年较2019年的作者数量增长率。

资料来源：根据SciVal基础数据，由作者统计整理得到。

中显得不是十分突出，但总体还是略优于论文量居第 1 名的美国（6.4 次）。这倒是出人意料，与我们通常的认识即认为中国论文普遍影响力较低的观念是不相符的。这说明，至少在心理健康领域，中国不仅仅在论文数量、研究人员数量上保持了较快的上升势头，而且论文质量也并不逊于国际一流水平。虽然人均产出较低，但是考虑到论文增长率高于作者增长率，说明人均产出量也缓慢增加。我国在心理健康领域呈现全指标的普遍向好趋势。

三 2019～2022年心理学热点研究主题

（一）全球图景下的中国心理学热点研究主题

通过 SciVal 将 Scopus 收录的 51300 篇心理学论文按照引文关系构建出 1283 个主题。每个主题的名称取自归属该主题的论文的高频关键词。每个主题有三个基础指标，分别是科研产出数量、领域加权引用影响力（FWCI）和主题显示度。每个主题下的科研产出数量不等，反映了每个主题的研究规模大小。根据每个主题内的论文被引次数，可以计算形成该主题的 FWCI，反映该主题的平均学术影响力。主题显示度（Prominence Percentile）融合了三个指标：在 n 和 $n-1$ 年发表的文献在第 n 年引用计数、在 n 和 $n-1$ 年发表的文献在第 n 年 Scopus 上的浏览次数以及在第 n 年发表的文献的平均 CiteScore[①]。高显示度的主题往往表明该主题受到学界较多的关注。通过主题显示度指标，可以发现研究热点和主题发展潜力，更清晰地呈现某个学科的研究趋势。

本研究首先分别通过主题研究规模和显示度指标从 1283 个心理学主题中各遴选出 20 个全球热点主题，其中有 15 个研究方向，例如正念冥想、网络与游戏成瘾、欺凌及犯罪、孤独与社交隔离、社交媒体等在研究规模和显示度上均排在前 20 名（见表 3）。

---

① CiteScore：通过计算某出版物在 2018～2021 年所发表论文、评论、会议论文、书籍章节和数据论文的引用次数，然后将该次数除以在 2018～2021 年所发表的文章总数。

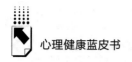

表3 2019~2022年全球热点研究领域文章数量、FWCI指数、主题显示度情况

排名	主题名称	科研产出数量(篇)	领域加权引用影响力	主题显示度
1	Mindfulness Meditation；Mindfulness；Inner Experience	5461	1.03	99.796
2	Internet Use；Addiction；Gaming	5287	1.47	99.895
3	Cyberbullying；Crime Victims；Workplace Bullying	4367	1.16	99.750
4	Social Networking Sites；Social Media；Instagram	3832	1.39	99.761
5	Adverse Childhood Experiences；Maltreatment；Child Abuse	3800	1.31	99.717
6	Psychological Capital；Work Engagement；Personnel	3516	1.26	99.698
7	Mental Health；Sexual and Gender Minorities；Sexual Behavior	3188	1.46	99.529
8	Need Satisfaction；Self-Determination Theory；Physical Education	3025	1.26	99.554
9	Automated Vehicle；Automation；Autonomous Driving	2971	1.38	99.482
10	Reproducibility；Open Science；P-Value	2804	2.33	99.484
11	Loneliness；Social Isolation；COVID-19	2795	2.02	99.780
12	Perceived Discrimination；African American；Racism	2695	1.75	99.367
13	Cognitive Behavioral Therapy；Mental Health；Patient Health Questionnaire	2525	1.12	99.592
14	Psychological Resilience；Resiliency；Mental Health	2257	1.26	99.308
15	Work-Family Conflict；Work-Life Balance；Personnel	2216	1.19	99.436

资料来源：根据SciVal基础数据，由作者统计整理得到。

从表3可以看到，正念冥想及与之相关的主题是最近四年心理学的热点研究主题，共有论文产出5461篇。其次为网络与游戏成瘾，共有5287篇论文，并且得益于该主题较高的FWCI，其在主题显示度上位列心理学榜首。排在第3名和第4名的热门主题同样与互联网有关。排在第3名的是欺凌，特别是网络欺凌，排在第4名的是社交网络媒体相关心理学研究。这反映出，在数字时代，人们不再仅仅以互联网作为信息获取的主渠道，而越来越多地将现实生活的方方面面映射重构在虚拟的互联网中，使得数字世界不再是现实世界可有可无的附庸，而是平行于现实世界并与现实世界互通互联的真实存在。人如何在泛在化的网络数字世界中面对自己与面对他人，如何适应和调节自己的网络身份与生活，都成为心理学当前热切探讨的问题。单从主题显示度上看，新冠肺炎疫情期间社交隔离所带来的孤独感这个主题，因为与当前全球热点有关，成为仅次于正念冥想、网络与游戏成瘾的排第3名的高显示度主题。

为了更聚焦中国的心理学研究现状，本研究按照中国在各个心理学研究主题上的产出数量进行排序，统计形成了中国2019~2022年心理学热点主题20个（见表4）。

表4 2019~2022年中国心理学热点研究主题

排名	主题名称	中国			全球	
		科研产出数量（篇）	论文占比（%）	论文占比增长（%）	领域加权引用影响力	主题显示度
1	Internet Use;Addiction;Gaming	897	17.50	58.9	1.79	99.895
2	Psychological Capital;Work Engagement;Personnel	474	14.01	53.8	1.25	99.698
3	Personnel;Innovative Behavior;Creative Performance	423	24.79	55.8	1.42	99.124
4	Mindfulness Meditation;Mindfulness;Inner Experience	405	7.65	47.9	0.86	99.796
5	Cyberbullying;Crime Victims;Workplace Bullying	365	8.52	115.4	1.53	99.750
6	Social Networking Sites;Social Media;Instagram	355	9.49	52.1	1.44	99.761
7	Ethical Leadership;Employee Voice;Organizational Citizenship Behavior	337	27.27	20.4	1.65	98.780
8	Subjective Well-Being;Happiness;Life Satisfaction	316	13.54	53.7	1.10	99.052
9	Automated Vehicle;Automation;Autonomous Driving	300	10.37	73.7	0.78	99.482
10	Sleep Initiation and Maintenance Disorders;Insomnia;Sleep Hygiene	269	14.80	38.0	0.73	99.006
11	Psychological Resilience;Resiliency;Mental Health	249	11.44	92.8	1.21	99.308
12	China;Migrant Workers;Internal Migration	243	80.46	-8.2	1.01	90.566
13	Distracted Driving;Young Drivers;Distraction	239	21.93	25.1	0.69	97.386
14	Near-Infrared Spectroscopy;Diffuse Optical Tomography;Brain Computer Interface	238	17.12	32.5	0.62	98.577
15	Traffic Behavior;Aggressive Driving;Anger	236	24.97	2.0	0.84	97.462
16	Work-Family Conflict;Work-Life Balance;Personnel	231	10.66	116.9	1.18	99.436
17	Emotional Labour;Emotion;Service Employees	218	15.71	59.3	0.99	98.477
18	Adverse Childhood Experiences;Maltreatment;Child Abuse	211	5.73	151.8	0.88	99.717
19	Abusive Supervision;Counterproductive Work Behavior;Personnel	202	25.22	44.5	1.56	97.923
20	Emotion;Evoked Potentials;Cognitive Strategies	190	13.93	26.1	0.58	98.493

资料来源：根据SciVal基础数据，由作者统计整理得到。

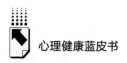

为更清晰地比较中国与全球趋势的差异，本研究再将世界热点主题排名和中国热点主题排名进行了直接的对照（见表5）。

表5　2019～2022年全球与中国心理学热点主题对比

心理学热点主题	世界排名	中国排名
Mindfulness Meditation；Mindfulness；Inner Experience	1	4
Internet Use；Addiction；Gaming	2	1
Cyberbullying；Crime Victims；Workplace Bullying	3	5
Social Networking Sites；Social Media；Instagram	4	6
Adverse Childhood Experiences；Maltreatment；Child Abuse	5	18
Psychological Capital；Work Engagement；Personnel	6	2
Mental Health；Sexual and Gender Minorities；Sexual Behavior	7	96
Need Satisfaction；Self-Determination Theory；Physical Education	8	21
Automated Vehicle；Automation；Autonomous Driving	9	9
Reproducibility；Open Science；P-Value	10	94
Loneliness；Social Isolation；COVID-19	11	22
Perceived Discrimination；African American；Racism	12	139
Cognitive Behavioral Therapy；Mental Health；Patient Health Questionnaire	13	75
Psychological Resilience；Resiliency；Mental Health	14	11
Work-Family Conflict；Work-Life Balance；Personnel ……	15	14
Subjective Well-Being；Happiness；Life Satisfaction ……	21	8
Sleep Initiation and Maintenance Disorders；Insomnia；Sleep Hygiene ……	24	10
Personnel；Innovative Behavior；Creative Performance ……	28	3
Near-Infrared Spectroscopy；Diffuse Optical Tomography；Brain Computer Interface ……	42	13
Ethical Leadership；Employee Voice；Organizational Citizenship Behavior ……	58	7
Distracted Driving；Young Drivers；Distraction ……	89	12
China；Migrant Workers；Internal Migration	353	15

资料来源：根据SciVal基础数据，由作者统计整理得到。

从表3、表4和表5可以看出，在正念冥想、网络与游戏成瘾、欺凌这三个全球热点主题上，中国同样有大量的研究产出，这三个主题的研究规模均可列入中国论文产出数量前5名。这是我国与全球主流趋势的相同之处，反映出这三个主题在全球范围内取得了心理学家们的高度一致关注。与全球热点不尽相同的是，我国在员工心理资本与工作投入、员工创新行为与创造性表现这两个管理心理学的主题研究上产出较多，但这两个主题在全球心理学热点主题排名中相对靠后。这两个主题可作为我国心理学家重点关注的独特主题。

主题的"论文占比"指标一定程度上可以反映我国在哪个研究主题上具有较好的研究优势。在聚焦中国农民工的主题（China；Migrant Workers；Internal Migration）上，中国研究论文占比达到80%以上，这并不令人意外。而在道德领导力与组织公民行为（Ethical Leadership；Employee Voice；Organizational Citizenship Behavior）、辱虐管理与员工的反生产行为（Abusive Supervision；Counterproductive Work Behavior；Personnel），以及路怒症（Traffic Behavior；Aggressive Driving；Anger）这三个主题上，几乎每四篇心理学论文中就有一篇有中国学者参与，这表明中国在这三个主题的心理学研究上有一定的领导力和参与度。一些国际上十分活跃的主题，我国并没有去追随。比如，在国际上排名第7的"性少数群体的性行为与心理健康"和排名第12的"非裔美国人的种族歧视知觉"这两个主题，在我国只排在第96名和第139名。这两个主题下，排名前20的发文机构几乎被美国垄断，说明这两个主题与美国国情和社会文化密切相关，而这种美国特异性的主题可以排在世界第7名和第12名，也间接反映出美国在心理学主流塑造上的统治地位。通过比较我国心理学研究倾向与国际心理学主题布局的异同，可以发现，心理学作为一门自然科学和社会科学的交叉学科，我国心理学研究的主题分布与热点趋势并没有完全追随国际潮流，体现了中国心理学家自主自发的问题意识，符合国家和社会现实的发展需要，反映中国自己的文化特点和主流价值观。

（二）心理学研究热点主题

下文中，本研究将分别重点介绍国际心理学三个热点主题"网络与游

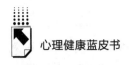

戏成瘾"、"正念冥想"、"欺凌"以及在我国具有相对优势的两个研究主题"员工的创新行为与创造性"和"员工心理资本与工作投入"在2019年以后的研究动态。

1. 热点主题：网络与游戏成瘾

随着互联网技术的发展，网络的使用越来越普遍，智能手机的出现以及手机应用程序的爆发式增长，使得心理学家必须要正视这些新生事物对人的心理与行为的影响。过度使用网络的行为成瘾问题及相关概念，包括智能手机成瘾和游戏成瘾问题持续得到心理学界的高度关注。2019年以后，该问题更进一步发酵，成为心理学领域所有主题中显示度最高的主题。这种高度关注无疑与2019年5月游戏成瘾被世界卫生大会正式作为一项疾病诊断列入ICD-11有关（King et al.，2020）。网络成瘾与游戏成瘾在多个要素上符合了行为成瘾的基本特征，比如不断增加的耐受性、戒断反应、渴求、忽视其他事物、感受到失去控制、无法停止即便明知有伤害。与该主题有关的有多个核心学术议题，包括但不限于以下几个方面。（1）如何界定、诊断与评估网络成瘾、游戏成瘾和手机成瘾等行为。虽然相应的努力和尝试非常多，比如针对游戏成瘾，平均每年都会有2.5项新的评估工具问世，但是该领域依旧需要建立一套统一的评估标准。另外，有些研究者提出，更应该对网络成瘾行为进一步细分，要考虑上网设备和访问内容的差别，因为不同的上网设备和访问内容决定了不同的访问动机与行为模式（Montag et al.，2021）。（2）过度的手机使用和网络使用是否会损伤心理健康，以及在多大程度上造成不良的心理结果，特别是针对儿童和青少年。比如，伦敦国王学院的学者通过元分析综合了41项相关研究，认为儿童青少年这个群体中的确存在广泛的手机不当使用问题，比例为10%~30%，而且不当的手机使用也的确与抑郁、焦虑、失眠、压力和学业成绩不达标之间存在明确的关联（Sohn et al.，2019）。（3）这些成瘾问题在全球不同国家/地区、不同文化的发生率如何。比如，澳大利亚的研究显示，游戏障碍在全球的发生率在3.05%上下，低于强迫性购买行为，但是高于问题博彩行为（problem gambling）（Stevens et al.，2021）。

（4）如何为手机成瘾和网络成瘾建立一套理论模型进行解释。I-PACE（Interaction of Person-Affect-Cognition-Execution）模型和不当手机使用行为的焦虑模型都是2019年以后提出的较有影响力的理论（Elhai，Levine，& Hall，2019；Brand et al.，2019）。

中国在网络与游戏成瘾主题上的研究非常活跃。在2019~2022年，我国发表了907篇论文，且论文产出依旧保持上升趋势，作者人数也明显增加，论文的FWCI指数高于全球水平。从机构角度上统计，北京师范大学的文章数量（87篇）最多，其次是华中师范大学（65篇），上海交通大学有51篇，中国人民大学有43篇。大部分研究都与青少年网络成瘾相关（见图1）。

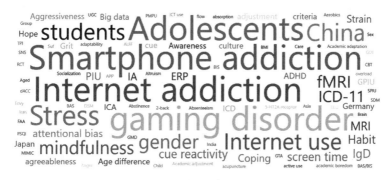

图1 2019~2022年中国在网络使用及成瘾主题关键词

资料来源：根据SciVal基础数据，由作者统计整理得到。

2.热点主题：正念冥想

正念冥想来自佛教哲学思想并拥有两千多年的悠久历史，但是得到心理学家青睐的时间并不长，属于当代临床健康心理学领域的新兴概念，并且心理学家重新给了它新的定义与定位，脱离了宗教与神秘的色彩，使其世俗化，更易于为现代人接受。心理学家们将正念视为带着好奇与接纳的态度对当下内在体验保持觉察的过程（Bishop et al.，2004）。几十年的心理学研究探索基本达成较为一致的结论，即认为正念活动与一系列的心理与生理健康状况改善有关（Baer et al.，2006；Barnes & Lynn，2010；Brown，Ryan，&

Creswell, 2007）。2019 年以后, 正念相关研究热度持续不减, 成为全球心理学领域中发表论文最多的研究主题。在该主题下, Scopus 从 2019～2022 年一共收录了 5461 篇同行评议研究论文, 相当于每天就有 5 篇研究论文发表。主要聚焦在以下几个学术议题。（1）正念训练对不同人群的有效性、适用性和效果。比如, 针对儿童和青少年群体开展正念训练是否具有认知和心理健康上的良好促进。剑桥大学的学者通过元分析研究综合了来自 3666 名儿童和青少年的随机控制组实验的数据后认为, 正念训练在降低儿童和青少年的抑郁和焦虑水平上是非常明确可信的（Dunning et al.，2019）。（2）正念训练除了在健康与认知属性上对练习者有所裨益外, 是否有助于促进其社会属性上的良好发展, 比如增强人的亲社会行为、改善人际关系状况等。研究者们正在反思, 如果正念活动仅仅满足于提高自己, 那么是过于自私的, 也与正念起源所本的东方哲学不相称（Donald et al.，2019）。（3）在不同应用场景下, 特别是在非临床环境中, 正念训练的成效如何。在管理心理学中, 涌现出大量研究, 分析探索在各类工作场所中开展正念训练对降低员工压力、增强工作幸福感、减少工作倦怠、提高工作满意度等预期目标实现的应用价值。2019 年后也有多篇综述论文和元分析研究对此进行了分析（Galante et al.，2021；Eby et al.，2019；Vonderlin et al.，2020）。（4）正念益处的研究非常多, 但对正念活动可能造成的损害的关注较少。正念训练的损害来源和路径是什么也不清晰。2019 年, Ruth 等的综述对此问题展开讨论, 认为训练项目本身、受训个体和督导师三方面均有可能产生正念训练的损害, 并呼吁开展更多研究, 探索在正念训练中如何保护受试个体避免训练损害（Baer et al.，2019）。

与全球的热点类似, 我国在正念冥想方向的研究处于较为活跃的状态（见图 2）, 但被引情况（0.86）低于全球水平。从发文机构上看, 北京师范大学的文章数量最多（46 篇）, 南京师范大学排在第 2 名（27 篇）。研究探讨了如何通过正念调节员工的心理压力以及在疫情背景下对心理健康状况的改善。

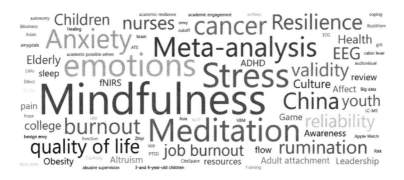

图2 2019～2022年中国正念冥想主题关键词

资料来源：根据 SciVal 基础数据，由作者统计整理得到。

3. 热点主题：欺凌

欺凌问题成为一项重要课题最早可以追溯到20世纪70年代。如今，欺凌行为相关研究的热度依旧不减，成为2019年以来在心理学研究领域中论文规模排名第3的研究主题。欺凌对受害者和施虐者来说都是严重的负面事件，并会带来一系列严重的行为、健康、社会和情绪问题，并且负面影响可能伴随较长的时间。以往的欺凌研究主要聚焦现实情景下的欺凌，而随着网络时代的到来，发生在网络在线环境下的欺凌事件引发了新一轮的密集研究。与此同时，研究所关注的行为发生场景，也主要由校园欺凌进一步扩展到职场欺凌等更多背景下的欺凌行为。回顾2019年以来该主题下的高被引论文，大体上可以梳理出以下关键议题。（1）识别欺凌的保护性因素，即那些可以避免成为欺凌的施暴者或者受害者的因素。（2）识别欺凌的风险性因素，即那些可以导致个人卷入欺凌现象的因素。比如，什么样的家庭背景和生活环境会塑造欺凌者（Nocentini et al.，2019）。（3）预防欺凌和网络欺凌发生的干预方法及其有效性（Gaffney et al.，2019）。

在国内，欺凌也是学界较为关注的研究点（见图3）。论文产出持续增加，论文发表数量居国内心理学第5名，论文增长也较快。在机构产出层

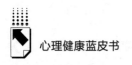
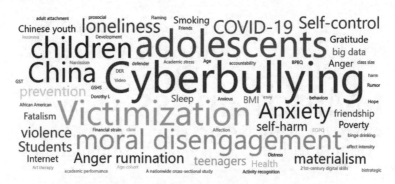

图3　2019~2022年我国欺凌与犯罪方向主题关键词

资料来源：根据SciVal基础数据，由作者统计整理得到。

面，中国人民大学、北京师范大学的文章数量较多，均在40篇左右，大部分文章对社会支持、道德感和欺凌之间的关系进行了探讨。

4.热点主题：员工心理资本与工作投入

员工心理资本与工作投入这个主题虽然在国际上也一直拥有较高的关注度和研究规模，但我国学者对该主题表现出了格外关注。该主题的论文产出数量在我国所有心理学领域论文中排名第2。

21世纪初积极心理学兴起后，引发了管理心理学领域的研究者们对工作投入的强烈兴趣。工作投入是一种以活力、奉献和专注为特征的，与工作相关的积极、完满的情绪与认知状态（倪旭东、王婷婷，2022）。工作投入中较为有影响力的理论"工作需求-资源模型"（Job Demands-Resources Model，JD-R）认为，员工个体资源受到威胁或投入资源没有得到收获时，员工将不愿再投入更多资源，会出现职业倦怠（Burnout）。为了避免职业倦怠的出现，增强员工个人的心理资本是一种可行的思路。心理资本是指个体在工作或成长发展的过程中表现出的相对稳定并可通过管理培训开发的一种积极心理品质。特别是在新冠肺炎疫情背景下，许多企业遭受了较大的冲击，员工的心理状态也受到一定程度的影响。构建员工的心理资本无论是对企业来说还是对员工个人来说都比以往更为重要。增加工作投入、避免职业倦怠的另外一条路径是进行工作重塑（Job Crafting）。工作重塑是指员工为了平衡工作要求和工作资源与个人能力和偏好而做出的主动改变（倪旭东、王婷婷，2022），旨在从员工的角度进行自下而上的工作再设计，这在一定程度上突破了自上而下的集权方式，可调动员工改变和创新的主动性。

2019年以来在该主题下的重要文献主要集中讨论了以下几个议题。（1）工作投入相关的理论研究进展。JD-R依旧是本主题下最具影响力的理论。基于纵向追踪研究数据开展的元分析基本上肯定了JD-R模型中岗位特征与幸福感之间的关系（Lesener et al.，2019）。Bakker等结合自我调节理论对JD-R模型做了补充，认为短期工作压力最终转化为长期的工作倦怠是由工作压力较大，工作资源较少，并且员工个人自我调节失败所致（转引自Bakker & de Vries，2021）。Zhang与Parker（2019）结合JD-R模型与工作重塑的原始理论形成了一个多层次的整合模型。（2）工作投入等测量工具的研发和进一步演进。比如，Schaufeli研发了一套非常简洁的工作投入量表UWES-3，并在5个国家进行了效度检验（Schaufeli et al.，2019）。（3）工作重塑的形式更为多样，更多考虑在人际互动环境下的工作重塑以及其对工作投入和工作表现的实际效果（Tims，Twemlow，& Fong，2022）。比如，Lichtenthaler等的元分析比较了预防定向的工作重塑与促进定向的工作重塑（Lichtenthaler & Fischbach，2019），Oprea等的元分析则集合验证了多种工作重塑干预对工作投入和绩效的效果（Oprea et al.，2019）。

我国在该主题的研究论文共有474篇，全球占比接近15%。结合主题关键词可发现，围绕着心理资本和工作投入的主题关键词有工作重塑、工作倦怠、工作满意度等（见图4），与国际上该主题研究类似。我国在该主题的主题显示度上近些年不断攀升，凝聚了更多的活跃度。我国科研机构的论文产出规模差别不大，均在20篇以内。其中，北京师范大学和中国人民大学的文章数量最多（均为19篇）。

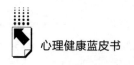

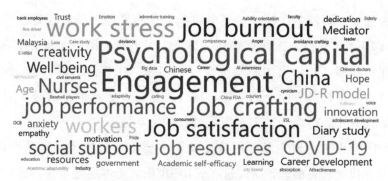

图4　2019~2022年中国员工资本与工作投入主题关键词

资料来源：根据SciVal基础数据，由作者统计整理得到。

5. 热点主题：员工的创新行为与创造性

与主题"员工心理资本与工作投入"相似，主题"员工的创新行为与创造性"也属于我国学者相对较为重点关注的主题。研究规模位列我国心理学2019年以来第3。该主题主要围绕着员工的创新行为及表现进行研究并对其创新力进行评估。

创新力是企业长久发展的命脉，是保持竞争力和差异化的重要因素。领导力和领导的角色及支持在增强员工创新行为中发挥重要的作用（Peng，Wang，& Chen，2019），例如变革性领导力（Mahmood，Uddin，& Fan，2019）、包容性领导力（Javed et al.，2019）对员工创新行为有激发作用。在该领域10篇的代表论文中，有8篇讨论了不同领导力与员工创新行为之间的关系，较为开放、环境友好型、团队服务型的领导易于团队成员发挥自我创新能力；另外2篇则主要解释了员工创新行为相关的定义并进行了综述和展望。在本领域，高被引和热点论文的作者中频繁出现中国学者，我国在员工创新能力研究上具有较多贡献。

通过本领域的高频关键词可进一步判断，与员工创造力息息相关的关键词包括领导力、管理者、创新行为、知识的实践应用等（见图5），其中创新行为作为创造力的外显指标是学者讨论的重点方向。在员工的创新过程中，知识的学习、获取、分享也是有助于提高员工创新力的重要因素。员工创造力的激活和增强不仅靠员工自己本身技能水平的提升，也需要领导者的激励和正确指导。这一结果与该领域代表作的研究方向相契合。

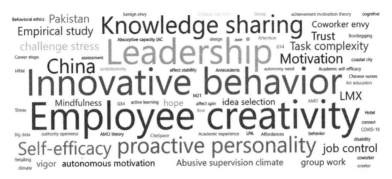

图5　2019～2022年中国员工的创新行为与创造性的表现主题关键词

资料来源：根据 SciVal 基础数据，由作者统计整理得到。

在本主题下，师范类高校主攻教育与青少年研究，在管理学领域不占优势。中国人民大学（21篇）、哈尔滨工程大学（18篇）、华中科技大学（18篇）、中国科学技术大学（18篇）等院校在员工管理相关的心理学研究上表现较为活跃。

四　2019～2022年心理健康热点研究主题

（一）全球图景下的中国心理健康热点研究主题

在 SciVal 学科分类中，与心理健康有关的主题主要分布在"心理学"大类与"精神病学和心理健康"大类中。为此，本研究从心理学大类中选取与"健康"有关的主题，将其与"精神病学与心理健康"大类下的主题进行整合，形成了全球心理健康研究主题清单。在此基础上，通过对每个主题的研究规模和主题显示度进行综合考量，遴选出了全球心理健康的活跃研究主题（见表6）。

表6 2019～2022年全球心理健康领域热点研究主题

排名	研究主题名称	科研产出数量（篇）	领域加权引用影响力	主题显示度	所属学科
1	Psychological Support;Mindfulness;COVID-19	18592	3.84	99.998	精神病学
2	Connectome;Functional Magnetic Resonance Imaging;Functional Connectivity	7251	1.15	99.894	精神病学
3	Prescription Drug Monitoring Programs;Narcotic Analgesic Agent;Morphinomimetic Agent	6566	1.25	99.735	精神病学
4	Mindfulness Meditation;Mindfulness;Inner Experience	5494	1.04	99.796	精神病学/心理学
5	Internet Use;Addiction;Gaming	5328	1.47	99.895	精神病学/心理学
6	Burnout;Well-Being;Medical Students	4681	1.14	99.709	精神病学
7	Cyberbullying;Crime Victims;Workplace Bullying	4391	1.15	99.746	精神病学/心理学
8	Vaping;Electronic Nicotine Delivery Systems;Tobacco	4325	1.54	99.801	精神病学
9	Adverse Childhood Experiences;Maltreatment;Child Abuse	3824	1.31	99.713	精神病学/心理学
10	Postnatal Depression;Pregnancy;Postpartum Period	3284	0.97	99.5	精神病学
11	Mental Health;Sexual And Gender Minorities;Sexual Behavior	3216	1.47	99.517	精神病学/心理学
12	Loneliness;Social Isolation;COVID-19	2811	2	99.777	精神病学/心理学
13	Caregiving;Care Behavior;Dementia	2724	1.2	99.345	精神病学
14	Perceived Discrimination;African American;Racism	2707	1.74	99.356	精神病学/心理学
15	Cognitive Behavioral Therapy;Mental Health;Patient Health Questionnaire	2543	1.15	99.591	精神病学/心理学
16	COVID-19;Pandemics;Coronavirus Infections	2461	1.54	99.652	精神病学
17	Transcranial Direct Current Stimulation;Stimulation;Motor Cortex	2442	1.04	99.386	精神病学
18	Psychological Resilience;Resiliency;Mental Health	2265	1.26	99.3	精神病学/心理学

资料来源：根据SciVal基础数据，由作者统计整理得到。

从表6可以看出，无论是在研究规模、影响力还是在主题显示度上，"新冠与心理健康"（Psychological Support；Mindfulness；COVID-19）都位列全球心理健康领域研究主题的榜首，毋庸置疑地成为这一时期全世界共同关注的心理健康问题。如果不考虑这种突发性公共卫生危机带来的现象级别的研究主题，"脑功能连接组学"（Connectome；Functional Magnetic Resonance Imaging；Functional Connectivity）相关的研究论文达到7000余篇，研究规模名列第2，是另外一个需要重点关注的学术主题。

依据与心理学领域同样的方法和遴选标准，对我国心理健康领域研究热点主题进行专门聚焦并汇总形成了表7。为了找出国内心理健康研究与国外的异同点，进一步将全球和中国重要主题的研究规模排名进行了对比，形成了表8。在重要的前两项研究主题上，国内外并没有区别。中国研究产出最多的两个主题也是"新冠与心理健康"和"脑功能连接组学"。只是，中国较早受疫情冲击，疫情导致的心理健康问题也最早得以发现和开展研究，随后因为疫情快速被控制住，因此，新冠与心理健康的研究历经一段时间的爆发期后就渐渐平缓，研究产出仅仅名列第2。而"脑功能连接组学"的相关研究，不仅论文产量在中国各主题中居第1名，而且在该主题的中国论文占比接近1/3，也远超其他主题，表现出我国在该主题上非常强的参与度和一定的领导力。粗略来看，探究人脑及生理机制的基础性研究在我国还是较为活跃的，典型的主题像"炎症与悬尾实验"（Involutional Depression；Tail Suspension Test；Inflammation），在中国按照研究规模可以名列第5，而该主题在世界的排名则在40以外（见表8）。与此同时，在全球热点研究中，也有不少我国所不关注的主题。比如，主题"处方药监测计划与机构"（Prescription Drug Monitoring Programs；Narcotic Analgesic Agent；Morphinomimetic Agent）相关研究获得了较多关注，在全球主题排名中居第3名，然而中国的研究却非常稀少，按照论文量，仅能排在第106名。该差异的主要原因是欧美等国对处方药监管研究越来越重视，尤其是研究的主力军美国，其本土研究逐渐演化为全球热点，但该热门研究与我国国情不符，未在国内形成大规模的研究热潮。

表7 2019~2022年中国心理健康领域热点研究主题成果产出

排名	研究主题名称	中国				全球	所属领域
		科研产出数量（篇）	论文占比（%）	论文占比增长（%）	领域加权引用影响力	主题显示度	
1	Connectome；Functional Magnetic Resonance Imaging；Functional Connectivity	2366	32.63	17.9	1.04	99.894	精神病学
2	Psychological Support；Mindfulness；COVID-19	1874	10.08	/①	6.42	99.998	精神病学
3	Internet Use；Addiction；Gaming	951	17.85	58.2	1.78	99.895	精神病学/心理学
4	Mindfulness Meditation；Mindfulness；Inner Experience	422	7.68	46.8	0.87	99.796	精神病学/心理学
5	Involutional Depression；Tail Suspension Test；Inflammation	413	24.75	21.1	1.33	99.31	精神病学
6	Cyberbullying；Crime Victims；Workplace Bullying	384	8.75	118.9	1.51	99.746	精神病学/心理学
7	Transcranial Direct Current Stimulation；Stimulation；Motor Cortex	281	11.51	26.5	0.71	99.386	精神病学
8	Postnatal Depression；Pregnancy；Postpartum Period	270	8.22	81.2	1.12	99.5	精神病学
9	Psychological Resilience；Resiliency；Mental Health	262	11.57	95.8	1.31	99.3	精神病学/心理学
10	Burnout；Well-Being；Medical Students	237	5.06	52.8	0.99	99.709	精神病学
11	Adverse Childhood Experiences；Maltreatment；Child Abuse	224	5.86	147.9	0.95	99.713	精神病学/心理学
12	Loneliness；Social Isolation；COVID-19	195	6.94	—②	1.15	99.777	精神病学/心理学

① 由于与新冠肺炎疫情相关的主题是2020年以来出现的科研主题，是之前从未出现的新兴研究，故此无法对2019~2022年的论文占比增长进行统计。
② 由于与新冠肺炎疫情相关的主题是2020年以来出现的科研主题，是之前从未出现的新兴研究，故此无法对2019~2022年的论文占比增长进行统计。
资料来源：根据SciVal基础数据，由作者统计整理得到。

表 8　2019~2022 年全球与中国心理健康领域热点研究主题排名对比

心理健康热点主题	世界排名	中国排名
Psychological Support；Mindfulness；COVID-19	1	2
Connectome；Functional Magnetic Resonance Imaging；Functional Connectivity	2	1
Prescription Drug Monitoring Programs；Narcotic Analgesic Agent；Morphinomimetic Agent	3	106
Mindfulness Meditation；Mindfulness；Inner Experience	4	4
Internet Use；Addiction；Gaming	5	3
Burnout；Well-Being；Medical Students	6	10
Cyberbullying；Crime Victims；Workplace Bullying	7	6
Vaping；Electronic Nicotine Delivery Systems；Tobacco	8	39
Adverse Childhood Experiences；Maltreatment；Child Abuse	9	11
Postnatal Depression；Pregnancy；Postpartum Period	10	8
Mental Health；Sexual And Gender Minorities；Sexual Behavior	11	99
Loneliness；Social Isolation；COVID-19	12	18
Caregiving；Care Behavior；Dementia	13	44
Perceived Discrimination；African American；Racism	14	141
Cognitive Behavioral Therapy；Mental Health；Patient Health Questionnaire	15	75
COVID-19；Pandemics；Coronavirus Infections	16	28
Transcranial Direct Current Stimulation；Stimulation；Motor Cortex	17	7
Psychological Resilience；Resiliency；Mental Health	18	9
……		
Sleep Hygiene；Slow Wave Sleep；Screen Time	27	20
Sleep Initiation and Maintenance Disorders；Insomnia；Sleep Hygiene	28	15
……		
Intranasal；Microtus Ochrogaster；Vasopressins	39	19
……		
Involutional Depression；Tail Suspension Test；Inflammation	41	5
……		
Cognitive Dysfunction；Neurofibrillary Tangles；Diabetes Mellitus	44	14
……		
Transcranial Magnetic Stimulation；Treatment-Resistant Depressive Disorder；Involutional Depression	48	16
Near-Infrared Spectroscopy；Diffuse Optical Tomography；Brain Computer Interface	49	18
……		
MicroRNAs；Neurogenesis；Biomarkers	61	13
……		
China；Migrant Workers；Internal Migration	341	17

资料来源：根据 SciVal 基础数据，由作者统计整理得到。

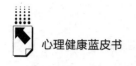

（二）心理健康研究热点主题

1.热点主题：脑功能连接组学与心理健康

从研究规模上看，脑功能连接组学与心理健康这个主题在全球排名第2，在中国排名第1，需要引起特别重视。大脑的功能取决于不同功能大脑系统彼此之间的有效信号传输。实现这些的神经基础就是神经连接组（Connectome）。利用各种网络神经科学的工具和算法，寻找大脑疾病的结构与功能连接上的改变，已经取得了令人瞩目的进展。脑功能连接组学在心理健康领域的应用集中在试图找到不同精神疾病或障碍的网络改变，希望功能网络特征可以作为精神疾患的特定生物学标记，阿尔兹海默症、自闭症、精神分裂症、抑郁症等均涉及默认网络模式的改变。2019年后，该主题下的重要文献主要涉及以下几个议题。（1）试图厘清功能连接和结构连接之间的关系，从多尺度上理解结构-功能联系（Suarez et al.，2020）；（Vazquez-Rodriguez et al.，2019）。（2）脑功能网络在预测人类行为和障碍中可以发挥的作用。科学家正在开展各种尝试来提高静息态功能磁共振信号对人类行为（见图6），包括认知、人格、情绪等的预测力，使其可以作为人类行为的"指纹"（Li et al.，2019；Kong et al.，2019；Liegeois et al.，2019）。（3）脑功能连接作为精神疾病诊断和研究工具的有效性和可靠性（Noble，Scheinost，& Constable，2019）。

该主题在我国有大量的研究工作开展，研究规模位居中国精神病学和心理健康领域第1。2019年以来有2366篇论文发表，占全球该主题论文的近1/3。但是中国的整体FWCI仅与世界平均水平相当，在影响力上还有进一步提升的空间。我国学者对该主题下的所有议题都有研究，尤其关注各类精神疾病的脑结构与功能网络特征。

在脑功能组学与心理健康研究范畴内，我国机构之间的活跃度存在一定的差异性。其中，电子科技大学论文量最多，近四年共223篇。

2.热点主题：新冠与心理健康

新冠相关主题无疑是学术界最热的话题（见图7）。在心理健康领域，新冠与心理健康的相互关系在我国心理健康热点研究主题中排名第2，在全

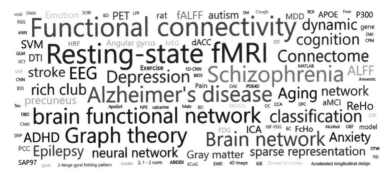

图6　2019~2022年中国静息态功能磁共振影像主题关键词

资料来源：根据 SciVal 基础数据，由作者统计整理得到。

球排名第1。该议题热度迅速攀升，其论文量和被引量呈爆发式增长，也使其成为心理健康领域的新兴研究主题。

新冠疫情的发生使之成为全球性的灾难，科学家忙于应对疾病带来的生命威胁与身体损害的同时，也发现疫情期间的心理健康问题日益凸显。一方面，传染性疾病给人们带来了对感染及死亡的高度恐惧和忧虑。另一方面，隔离和封城使人们的日常社交、学习和工作等都受到影响。有科学家表明，新冠疫情对人类心理健康的影响至少持续 20 年。在疫情防控常态化的时代背景下，如何适应这一巨变，提高心理韧性成为心理健康领域重要的研究议题。

在本主题的代表作中，有来自中国的 6 篇研究，主要探讨了新冠疫情对中国人心理健康的影响，例如超过一半的被访者认为疫情对心理的影响为中等甚至严重（Wang et al.，2020），抑郁、焦虑、失眠等风险较高（Lai et al.，2020；Cao et al.，2020；Qiu et al.，2020；Huang & Zhao，2020），有研究建议应对处于疫情当中的人，尤其是学生群体进行心理健康监测（Cao et al.，2020），而且制定相应的干预措施（Wang et al.，2020）。从研究对象的角度出发，新冠对医务人员的心理健康的影响也是十分活跃的研究领域。由于新冠的防疫政策不同，我国更为重视新冠的防治，因此在人口基数较大的中国，抗疫一线的医护人员也成为中坚力量。在压力超大的环境下，

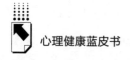
他们的心理健康问题也引起了广泛的关注。基于中国 34 家医院的 1257 名卫生保健工作者的人口数据和心理健康测量数据，通过中文版的患者健康问卷（9 项）、广泛性焦虑障碍量表（7 项）、失眠严重指数（7 项）和事件影响量表–修订（22 项）评估抑郁、焦虑、失眠和痛苦症状的程度，结果显示护士、一线医护人员等报告的所有心理健康症状测量程度比其他医护人员更严重（Lai et al.，2020）。如何帮助医务人员提高心理健康水平、应对心理健康危机等在持续地探讨和研究中。从科研机构类别上看，各高校、科研机构和医学院之间的论文数量差距较小。

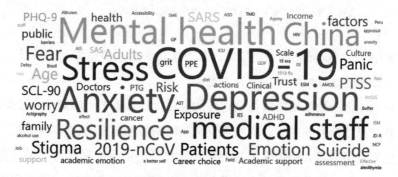

图 7　2019～2022 年中国新冠与心理健康主题关键词

资料来源：根据 SciVal 基础数据，由作者统计整理得到。

五　结论

本研究依托 Scopus 收录的"心理学"一级学科和"精神病学与心理健康"一级学科下的期刊论文，以及这些论文在 SciVal 平台聚类形成的研究主题作为分析对象，尝试对心理学和心理健康这两个领域 2019～2022 年的学科发展进行全景式勾勒，其中，重点聚焦我国的进展以及主题布局情况。我们的研究发现，无论是在心理学领域还是在心理健康领域，我国的整体研究规模均可以达到世界第 3 名，仅次于美国和英国，而且我国在这两个领域中的研究产出和研究人数的增长势头依旧强劲，有冲击世界第 2 的势头，但是在心理学与心理健康领域要挑战美国的绝对领军地位，还有更多的路要走，或许还必须拿出进一步全面改革的勇气才可以实现。从学科主题分布上看，2019 年以来，中国心理学的研究主题主要是"网络与游戏成瘾"、"员工心理资本与工作投入"、"员工的创新行为与创造性"、"冥想正念"和"欺凌"等，而心理健康的研究主题主要是"脑功能连接组学"和"新冠与心理健康"等。这些研究主题，有些是全球所共同关心的核心议题，有些则反映了我国的重点关注。这说明，在学术研究全球化的大背景下，我国的心理学与心理健康研究趋势与全球基本同步，但也并未一味追随国际潮流。中国有选择地跟随科研潮流，把握住中国自己特色的心理学与心理健康研究，体现出研究差异化，或有助于引领某个本土研究的发展并服务好当前我国心理学和心理健康的独特需要。

参考文献

倪旭东、王婷婷，2022，《工作重塑对工作投入的影响：过程机制及情境因素》，《经营与管理》第 9 期，第 124~131 页，https：//doi. org/10. 16517/j. cnki. cn12-1034/f. 2022. 09. 004。

卫垌圻、陈晶、王玮、雍武、谭宗颖，2014，《近 10 年中国心理学研究态势的文献计量分析》，《知识管理论坛》第 3 期，第 24~31 页，https：//doi. org/10. 13266/j. issn. 2095-5472. 2014. 03. 005。

Baer, R. , Crane, C. , Miller, E. , & Kuyken, W. 2019. "Doing No Harm in Mindfulness-Based Programs：Conceptual Issues and Empirical Findings [Review]." *Clinical Psychology Review* 71：101-114. https：//doi. org/10. 1016/j. cpr. 2019. 01. 001.

Baer, R. A. , Smith, G. T. , Hopkins, J. , Krietemeyer, J. , & Toney, L. 2006. "Using Self-report Assessment Methods to Explore Facets of Mindfulness [Article]." *Assessment* 13 (1)：27-45. https：//doi. org/10. 1177/1073191105283504.

Bakker, A. B. , & de Vries, J. D. 2021, Jan 2. "Job Demands-Resources Theory and Self-regulation：New Explanations and Remedies for Job Burnout." *Anxiety Stress and Coping* 34 (1)：1-21. https：//doi. org/10. 1080/10615806. 2020. 1797695.

Barnes, S. , & Lynn, S. 2010. "Mindfulness Skills and Depressive Symptoms：A Longitudinal Study." *Imagination, Cognition and Personality* 30：77 - 91. https：//doi. org/10. 2190/IC. 30. 1. e.

Bishop, S. R. , Lau, M. , Shapiro, S. , Carlson, L. , Anderson, N. D. , Carmody, J. , Segal, Z. V. , Abbey, S. , Speca, M. , Velting, D. , & Devins, G. 2004. "Mindfulness: A proposed operational definition [Article]." *Clinical Psychology: Science and Practice* 11 (3): 230-241. https://doi.org/10.1093/clipsy/bph077.

Brand, M. , Wegmann, E. , Stark, R. , Müller, A. , Wölfling, K. , Robbins, T. W. , & Potenza, M. N. 2019. "The Interaction of Person-Affect-Cognition-Execution (I-PACE) Model for Addictive Behaviors: Update, Generalization to Addictive Behaviors Beyond Internet-Use Disorders, and Specification of the Process Character of Addictive Behaviors [Review]." *Neuroscience and Biobehavioral Reviews* 104: 1 - 10. https://doi.org/10.1016/j.neubiorev.2019.06.032 .

Brown, K. W. , Ryan, R. M. , & Creswell, J. D. 2007. "Mindfulness: Theoretical Foundations and Evidence for its Salutary Effects." *Psychological Inquiry* 18 (4): 211-237. https://doi.org/10.1080/10478400701598298.

Cao, W. , Fang, Z. , Hou, G. , Han, M. , Xu, X. , Dong, J. , & Zheng, J. 2020. "The Psychological Impact of the COVID-19 Epidemic on College Students in China." *Psychiatry Research* 287, Article 112934. https://doi.org/10.1016/j.psychres.2020.112934.

Donald, J. N. , Sahdra, B. K. , Van Zanden, B. , Duineveld, J. J. , Atkins, P. W. B. , Marshall, S. L. , & Ciarrochi, J. 2019. "Does Your Mindfulness Benefit Others? A Systematic Review and Meta-analysis of the Link between Mindfulness and Prosocial Behaviour [Article]." *British Journal of Psychology* 110 (1): 101 - 125. https://doi.org/10.1111/bjop.12338.

Dunning, D. L. , Griffiths, K. , Kuyken, W. , Crane, C. , Foulkes, L. , Parker, J. , & Dalgleish, T. 2019. "Research Review: The Effects of Mindfulness-based Interventions on Cognition and Mental Health in Children and Adolescents- a Meta-analysis of Randomized Controlled Trials [Review]." *Journal of Child Psychology and Psychiatry and Allied Disciplines* 60 (3): 244-258. https://doi.org/10.1111/jcpp.12980.

Eby, L. T. , Allen, T. D. , Conley, K. M. , Williamson, R. L. , Henderson, T. G. , & Mancini, V. S. 2019. "Mindfulness-based Training Interventions for Employees: A Qualitative Review of the Literature [Article]." *Human Resource Management Review* 29 (2): 156-178. https://doi.org/10.1016/j.hrmr.2017.03.004.

Elhai, J. D. , Levine, J. C. , & Hall, B. J. 2019. "The Relationship between Anxiety Symptom Severity and Problematic Smartphone Use: A Review of the Literature and Conceptual Frameworks." *Journal of Anxiety Disorders* 62: 45 - 52. https://doi.org/10.1016/j.janxdis.2018.11.005.

Gaffney, H. , Ttofi, M. M. , & Farrington, D. P. 2019. "Evaluating the Effectiveness of School-Bullying Prevention Programs: an Updated meta-analytical review [Review] ." *Aggression and Violent Behavior* 45: 111-133. https://doi.org/10.1016/j. avb. 2018.07.001.

Galante, J., Friedrich, C., Dawson, A. F., Modrego-Alarcón, M., Gebbing, P., Delgado-Suárez, I., Gupta, R., Dean, L., Dalgleish, T., White, I. R., & Jones, P. B. 2021. "Mindfulness-based Programmes for Mental Health Promotion in Adults in Nonclinical Settings: A Systematic Review and Meta-analysis of Randomised Controlled Trials [Article]." *PLoS Medicine* 18(1), Article e1003481. https://doi.org/10.1371/journal. pmed. 1003481.

Herrman, H., Patel, V., Kieling, C., Berk, M., Buchweitz, C., Cuijpers, P., Furukawa, T. A., Kessler, R. C., Kohrt, B. A., Maj, M., McGorry, P., Reynolds, C. F., Weissman, M. M., Chibanda, D., Dowrick, C., Howard, L. M., Hoven, C. W., Knapp, M., Mayberg, H. S., Penninx, B. W. J. H., Xiao, S., Trivedi, M., Uher, R., Vijayakumar, L., & Wolpert, M. 2022. "Time for United Action on Depression: A Lancet-World Psychiatric Association Commission." *The Lancet* 399 (10328): 957-1022. https://doi.org/10.1016/S0140-6736 (21) 02141-3.

Huang, Y., & Zhao, N. 2020. "Generalized Anxiety Disorder, Depressive Symptoms and Sleep Quality During COVID - 19 Outbreak in China: a Web-based Cross-sectional Survey." *Psychiatry Research* 288, Article 112954. https://doi.org/10.1016/j. psychres. 2020. 112954.

Javed, B., Naqvi, S. M. M. R., Khan, A. K., Arjoon, S., & Tayyeb, H. H. 2019. "Impact of Inclusive Leadership on Innovative Work Behavior: The Role of Psychological safety." *Journal of Management and Organization* 25 (1): 117-136. https://doi.org/10. 1017/jmo. 2017. 3.

King, D. L., Chamberlain, S. R., Carragher, N., Billieux, J., Stein, D., Mueller, K., Potenza, M. N., Rumpf, H. J., Saunders, J., Starcevic, V., Demetrovics, Z., Brand, M., Lee, H. K., Spada, M., Lindenberg, K., Wu, A. M. S., Lemenager, T., Pallesen, S., Achab, S., Kyrios, M., Higuchi, S., Fineberg, N. A., & Delfabbro, P. H. 2020. "Screening and Assessment Tools for Gaming Disorder: A Comprehensive Systematic Review." *Clinical Psychology Review* 77, Article 101831. https://doi.org/10.1016/j. cpr. 2020. 101831.

Kong, R., Li, J., Orban, C., Sabuncu, M. R., Liu, H., Schaefer, A., Sun, N., Zuo, X. -N., Holmes, A. J., Eickhoff, S. B., & Yeo, B. T. T. 2019, Jun. "Spatial Topography of Individual-Specific Cortical Networks Predicts Human Cognition, Personality, and Emotion." *Cerebral Cortex* 29 (6): 2533 - 2551. https://doi.org/10. 1093/cercor/bhy123.

Lai, J., Ma, S., Wang, Y., Cai, Z., Hu, J., Wei, N., Wu, J., Du, H., Chen, T., Li, R., Tan, H., Kang, L., Yao, L., Huang, M., Wang, H., Wang, G., Liu, Z., & Hu, S. 2020. "Factors Associated with Mental Health Outcomes Among

Health Care Workers Exposed to Coronavirus Disease 2019." *JAMA Network Open* 3 (3), Article e203976. https://doi. org/10. 1001/jamanetworkopen. 2020. 3976.

Lesener, T. , Gusy, B. , & Wolter, C. 2019, Jan 2. "The Job Demands-resources Model: A Meta-analytic Review of Longitudinal Studies." *Work and Stress* 33 (1): 76 – 103. https://doi. org/10. 1080/02678373. 2018. 1529065.

Li, J. , Kong, R. , Liegeois, R. , Orban, C. , Tan, Y. , Sun, N. , Holmes, A. J. , Sabuncu, M. R. , Ge, T. , & Yeo, B. T. T. 2019, Aug 1. "Global Signal Regression Strengthens Association between Resting-state Functional Connectivity and Behavior." *Neuroimage* 196: 126–141. https://doi. org/10. 1016/j. neuroimage. 2019. 04. 016.

Lichtenthaler, P. W. , & Fischbach, A. 2019, Jan 2. "A Meta-analysis on Promotion – and Prevention-focused Job Crafting." *European Journal of Work and Organizational Psychology* 28 (1): 30–50. https://doi. org/10. 1080/1359432x. 2018. 1527767.

Liegeois, R. , Li, J. , Kong, R. , Orban, C. , Van De Ville, D. , Ge, T. , Sabuncu, M. R. , & Yeo, B. T. T. 2019, May 24. Resting Brain Dynamics at Different Timescales Capture Distinct Aspects of Human Behavior." *Nature Communications* 10, Article 2317. https://doi. org/10. 1038/s41467–019–10317–7.

Mahmood, M. , Uddin, M. A. , & Fan, L. 2019. "The Influence of Transformational leadership on Employees' Creative Process Engagement: A Multi-level Analysis." *Management Decision* 57 (3): 741–764. https://doi. org/10. 1108/MD–07–2017–0707.

Montag, C. , Wegmann, E. , Sariyska, R. , Demetrovics, Z. , & Brand, M. 2021. "How to Overcome Taxonomical Problems in the Study of Internet Use Disorders and What to Do with 'Smartphone Addiction'?" *Journal of Behavioral Addictions* 9 (4): 908 – 914. https://doi. org/10. 1556/2006. 8. 2019. 59.

Noble, S. , Scheinost, D. , & Constable, R. T. 2019, Dec. "A Decade of Test-retest Reliability of Functional Connectivity: A Systematic Review and Meta-analysis." *Neuroimage* 203, Article 116157. https://doi. org/10. 1016/j. neuroimage. 2019. 116157.

Nocentini, A. , Fiorentini, G. , Di Paola, L. , & Menesini, E. 2019. "Parents, Family Characteristics and Bullying Behavior: A Systematic Review [Review]." *Aggression and Violent Behavior* 45: 41–50. https://doi. org/10. 1016/j. avb. 2018. 07. 010.

Oprea, B. T. , Barzin, L. , Virga, D. , Iliescu, D. , & Rusu, A. 2019, Nov 2. "Effectiveness of Job Crafting Interventions: a Meta-analysis and Utility Analysis." *European Journal of Work and Organizational Psychology* 28 (6): 723 – 741. https://doi. org/10. 1080/1359432x. 2019. 1646728.

Pappa, S. , Ntella, V. , Giannakas, T. , Giannakoulis, V. G. , Papoutsi, E. , & Katsaounou, P. 2020. "Prevalence of Depression, Anxiety, and Insomnia Among Healthcare Workers during the COVID – 19 Pandemic: A Systematic Review and Meta-analysis." *Brain*,

Behavior, and Immunity 88：901-907. https：//doi. org/10. 1016/j. bbi. 2020. 05. 026.

Peng, J. , Wang, Z. , & Chen, X. 2019. " Does Self-Serving Leadership Hinder Team Creativity? A Moderated Dual-Path Model." *Journal of Business Ethics* 159 （2）：419-433. https：//doi. org/10. 1007/s10551-018-3799-0.

Qiu, J. , Shen, B. , Zhao, M. , Wang, Z. , Xie, B. , & Xu, Y. 2020. " A Nationwide Survey of Psychological Distress among Chinese People in the COVID-19 epidemic：Implications and Policy Recommendations." *General Psychiatry* 33 （2）, Article e100213. https：// doi. org/10. 1136/gpsych-2020-100213.

Salari, N. , Hosseinian-Far, A. , Jalali, R. , Vaisi-Raygani, A. , Rasoulpoor, S. , Mohammadi, M. , Rasoulpoor, S. , & Khaledi-Paveh, B. 2020. " Prevalence of Stress, Anxiety, Depression among the General Population during the COVID-19 Pandemic：A Systematic Review and Meta-analysis." *Globalization and Health* 16 （1）, Article 57. https：//doi. org/10. 1186/s12992-020-00589-w.

Schaufeli, W. B. , Shimazu, A. , Hakanen, J. , Salanova, M. , & De Witte, H. 2019. "An Ultra-short Measure for Work Engagement：The UWES-3 Validation Across Five Countries [Article]." *European Journal of Psychological Assessment* 35 （4）：577-591. https：//doi. org/10. 1027/1015-5759/a000430.

Shu, X. , Sun, Y. , Sun, X. , Zhou, Y. , Bian, Y. , Shu, Z. , Ding, J. , Lu, M. , & Hu, G. 2019. " The Effect of Fluoxetine on Astrocyte Autophagy Flux and Injured Mitochondria Clearance in a Mouse Model of Depression." *Cell Death and Disease* 10 （8）, Article 577. https：//doi. org/10. 1038/s41419-019-1813-9.

Sohn, S. , Rees, P. , Wildridge, B. , Kalk, N. J. , & Carter, B. 2019. " Prevalence of Problematic Smartphone Usage and Associated Mental Health Outcomes Amongst Children and Young People：a Systematic Review, Meta-analysis and GRADE of the Evidence [Review]." *BMC Psychiatry* 19 （1）, Article 356. https：//doi. org/10. 1186/s12888-019-2350-x.

Stevens, M. W. R. , Dorstyn, D. , Delfabbro, P. H. , & King, D. L. 2021. "Global Prevalence of Gaming Disorder：A Systematic Review and Meta-analysis." *Australian and New Zealand Journal of Psychiatry* 55 （6）：553-568. https：//doi. org/10. 1177/0004867420962851.

Suarez, L. E. , Markello, R. D. , Betzel, R. F. , & Misic, B. 2020, Mar. " Linking Structure and Function in Macroscale Brain Networks." *Trends in Cognitive Sciences* 24 （4）：302-315. https：//doi. org/10. 1016/j. tics. 2020. 01. 008.

Tims, M. , Twemlow, M. , & Fong, C. Y. M. 2022, Feb 21. " A State-of-the-art Overview of Job-crafting Research：Current Trends and Future Research Directions." *Career Development International* 27 （1）：54-78. https：//doi. org/10. 1108/cdi-08-2021-0216.

Vazquez-Rodriguez, B. , Suarez, L. E. , Markello, R. D. , Shafiei, G. , Paquola, C. ,

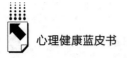
Hagmann, P. , van den Heuvel, M. P. , Bernhardt, B. C. , Spreng, R. N. , & Misic, B. 2019, Oct 15. "Gradients of Structure-function Tethering Across Neocortex." *Proceedings of the National Academy of Sciences of the United States of America* 116 (42): 21219-21227. https: //doi. org/10. 1073/pnas. 1903403116.

Vonderlin, R. , Biermann, M. , Bohus, M. , & Lyssenko, L. 2020. "Mindfulness-Based Programs in the Workplace: a Meta-Analysis of Randomized Controlled Trials [Review]." *Mindfulness* 11 (7): 1579-1598. https: //doi. org/10. 1007/s12671-020-01328-3.

Wang, C. , Pan, R. , Wan, X. , Tan, Y. , Xu, L. , Ho, C. S. , & Ho, R. C. 2020. "Immediate Psychological Responses and Associated Factors During the Initial Stage of the 2019 Coronavirus Disease (COVID - 19) Epidemic among the General population in China." *International Journal of Environmental Research and Public Health* 17 (5), Article 1729. https: //doi. org/10. 3390/ijerph17051729.

Yang, C. , Fang, X. , Zhan, G. , Huang, N. , Li, S. , Bi, J. , Jiang, R. , Yang, L. , Miao, L. , Zhu, B. , Luo, A. , & Hashimoto, K. 2019, Jan 31. "Key Role of Gut Microbiota in Anhedonia-like Phenotype in Rodents with Neuropathic Pain." *Transl Psychiatry* 9 (1): 57. https: //doi. org/10. 1038/s41398-019-0379-8.

Zhang, F. , & Parker, S. K. 2019. "Reorienting Job Crafting Research: A Hierarchical Structure of Job Crafting Concepts and Integrative Review [Review]." *Journal of Organizational Behavior* 40 (2): 126-146. https: //doi. org/10. 1002/job. 2332.

Zhang, Y. , Huang, R. , Cheng, M. , Wang, L. , Chao, J. , Li, J. , Zheng, P. , Xie, P. , Zhang, Z. , & Yao, H. 2019, Aug 22. "Gut Microbiota from NLRP3-deficient Mice Ameliorates Depressive-like Behaviors by Regulating Astrocyte Dysfunction Via CircHIPK2." *Microbiome* 7 (1): 116. https: //doi. org/10. 1186/s40168-019-0733-3.

B.7
2021~2022年心理健康素养调查报告

明志君 陈祉妍 郭菲 侯金芹 刘少然 王雅芯*

摘　要： 提高国民心理健康素养水平是实现"健康中国行动"目标的一项
政策指标，但不同群体的心理健康素养有不同的特点。为全面了
解人们的心理健康素养现状，2021~2022年课题组采用国民心理
健康素养问卷分别对青少年、老年人、中小学教师和心理咨询师
群体开展了调查，有效样本包括南京市青少年样本10206人，北京
市老年居民3532人，全国范围的中小学教师21876人、心理咨询师
761人。调查结果显示，青少年、老年人、中小学教师和心理咨询师
群体的心理健康素养达标率分别为6.4%、7.6%、15.8%和50.7%，
抑郁障碍识别率分别为12.3%、24.7%、29.7%和72.3%，社交焦虑
障碍识别率分别为73.8%、55.4%、84.9%和95.4%。具体分析发
现，心理健康素养存在显著的人口学变量差异。其中，青少年、中
小学教师和心理咨询师群体中男性的心理健康素养水平低于女性；
小学生的心理健康素养水平低于中学生；中小学教师的心理健康素
养水平随年龄增长而呈现下降趋势；30岁以下心理咨询师的心理健
康素养水平低于更高年龄段的人员；农村老年人的心理健康素养水
平低于城市老年人；学历低、经济收入低的老年人的心理健康素养

＊　明志君，硕士，中国科学院心理研究所研究生，研究方向为心理健康素养；陈祉妍，博士，
中国科学院心理研究所教授，中国科学院心理研究所国民心理健康评估发展中心负责人，研
究方向主要为国民心理健康评估与促进；郭菲，博士，中国科学院心理研究所助理研究员，
研究方向包括儿童青少年社会情绪与行为发展、家庭教养、心理测评等；侯金芹，博士，中
国教育科学研究院副研究员，研究方向为发展与教育心理学；刘少然，硕士，中国科学院心
理研究所国民心理健康评估发展中心研究助理，研究方向为发展与教育心理学；王雅芯，硕
士，中国科学院心理研究所国民心理健康评估发展中心项目主管，研究方向为应用心理学。

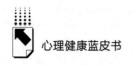

水平更低；学历低的教师和心理咨询师的心理健康素养水平也更低。建议促进青少年不同发展阶段心理健康素养的发展，引导社会经济地位偏低的老年人获得心理健康素养资源，加快中小学教师的心理健康素养提升进程，增强心理咨询师心理健康素养的薄弱项。

关键词： 心理健康素养　青少年　老年人　教师　心理咨询师

一　引言

我国正处于经济社会快速转型期，人们的生活方式在悄然改变，心理健康的维护与促进面临新的挑战。例如，我国心理行为异常和常见心理疾病患病人数增多，最近一项全国中小学生精神疾病流行病学的调查显示，6~16岁青少年心理疾病的患病率达 17.5%（Li et al.，2022），老年人群体也面临着严峻的心理健康危机，65 岁以上的病患有 1/5 的符合抑郁障碍的诊断（Zhong et al.，2020）。对于精神心理疾病，"不知患病"和"患病不治"的问题在多类人群中普遍存在。一项元分析研究发现，我国抑郁症、焦虑症的识别率不到 30%，为解决自己心理健康问题寻求专业心理服务的比例不足 40%；超过 60% 的人认为治疗心理疾病的药物有害（Li & Reavley，2020）。对此，如何有效地应对当下人们面临的各类心理健康危机，已经成为我国重要而紧迫的民生问题。

心理健康素养是指人们综合运用心理健康知识、技能和态度维护和促进心理健康的能力。具体来讲，主要包括心理健康知识、心理健康意识、心理健康信息获取、积极心态、心理疾病识别、专业求助态度和克服病耻感等方面（明志君、陈祉妍，2020）。提升国民心理健康素养，有利于人们正确认识心理健康，有效识别心理疾病，主动获取心理健康信息，愿意向心理健康专业人员寻求帮助，以及采用科学有效的方法维护和促进心理健康；有利于保护心理疾患及其家人的正当权益和尊严，免受排斥和侮辱，促进他们更好地融入社会，更好地恢复健康；有利于人们在改善自身心理健康状况的同时，维护和促进身边人的心理健康，例如父母对孩子、教师对学生的心理健康促进（Jorm，2012）。

心理健康素养已成为我国实现"健康中国"目标的一项政策指标，国家卫生计生委等部门联合发布的《关于加强心理健康服务的指导意见》、国家卫健委等十部门发布的《全国社会心理服务体系建设试点工作方案》等文件均提出要提高居民心理健康素养水平，提高心理健康核心知识知晓率。2019年7月，我国发布《健康中国行动（2019—2030年）》，"心理健康促进行动"是十五项专项行动之一，该行动第一项结果性指标是提升"居民心理健康素养水平"，目标是预期到2022年和2030年，基线值提升到20%和30%。2020年8月，国家卫健委研发了国民心理健康素养调查问卷，并开始在全国范围内开展调查。

2021~2022年，中国科学院心理研究所国民心理健康发展评估中心联合多方机构和单位，分别对青少年、老年人、教师与心理咨询师群体的心理健康素养状况进行了调查研究，以期了解不同群体的心理健康素养现状，分析居民在心理健康知识、技能和态度方面的薄弱环节，探索提升心理健康素养的有效途径，为进一步落实心理健康促进行动及相关政策提供科学依据。

二 调查对象及方法

（一）调查对象

采用在线调查的方式，在不同地区对青少年、老年人、教师和心理咨询师群体进行了心理健康素养调查。调查对象的基本社会人口学特征见表1。

1. 青少年样本

调查时间为2021年10月。调查对象为南京市小学高年级、初中和高中学生。10362名学生参加了调查，有效问卷为10206份，有效回收率为98.5%。年龄范围为8~20岁。按照学段划分，小学生4050人（占39.7%），初中生2992人（占29.3%），高中生2925人（占28.7%），缺失值为239人（占2.3%）。

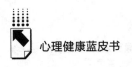

表 1 调查对象的基本社会人口学特征

单位：人，%

人口学变量	青少年 （n = 10206）		老年人 （n = 3532）		教师 （n = 21876）		心理咨询师 （n = 761）	
性别								
男	4800	(47.0)	1572	(44.5)	3901	(17.8)	210	(27.6)
女	5170	(50.7)	1960	(55.5)	16576	(75.8)	551	(72.4)
缺失值	236	(2.3)	—	—	1399	(6.4)	—	—
平均年龄（标准差）	13.47	(2.76)	68.25	(6.59)	38.09	(9.45)	39.62	(8.65)
户口所在地								
农村	3198	(31.3)	898	(25.4)	9295	(42.5)	119	(15.6)
城市	6771	(66.3)	2634	(74.6)	11077	(50.6)	642	(84.4)
缺失值	237	(2.3)	—	—	1504	(6.9)	—	—

注：平均年龄（标准差）的单位为岁。"—"代表数据无缺失值。

资料来源：中国科学院心理研究所国民心理健康数据库 2022 年心理健康蓝皮书数据集、2021年北京市国民心理健康素养调查。

2. 老年人样本

调查时间为 2021 年 8 月至 11 月，调查对象为北京市 60 岁及以上常住居民，大部分为离退休人员（2073 人，占总样本的 58.7%），年龄范围为 60~98岁，其中 60~74 岁 2890 人（占 81.8%），75 岁及以上 552 人（占 15.6%）。按文化程度划分，初中及以下 1926 人（占 54.5%），高中及以上 1606 人（占45.5%）。按个人月收入划分，3000 元以下的 1284 人（占 36.4%），3000 元及以上的 1576 人（占 44.6%），缺失值为 672 人（占 19.0%）。

3. 教师样本

调查时间为 2022 年 3 月至 5 月。全国样本，23106 名中小学教师参与了调研，有效问卷 21876 份，有效回收率为 94.68%。年龄范围为 19~60 岁，按年龄段划分，30 岁及以下 5141 人（占 23.5%），31~40 岁 6662 人（占30.5%），41~50 岁 5610 人（占 25.6%），51 岁及以上 2495 人（占11.4%），缺失值为 1968 人（占 9.0%）。按任教学校划分，小学教师 10905人（占 49.8%），初中教师 3764 人（占 17.2%），高中教师 1918 人（占

8.8%），九年制学校教师 1900 人（占 8.7%），完全中学教师 972 人（占 4.4%），职高/中专教师 743 人（占 3.4%），缺失值为 1674 人（占 7.8%）。按文化程度划分，高中/职高/中专及以下 576 人（占 2.6%），大专 4252 人（占 19.4%），本科 14582 人（占 66.7%），硕士及以上 962 人（占 4.4%），缺失值 1504 人（占 6.9%）。

4. 心理咨询师样本

调查时间为 2022 年 4 月至 6 月。在全国抽取样本。810 名心理咨询师参与了调查，有效问卷 761 份，有效回收率为 94.0%。年龄范围为 21～68 岁，按年龄段划分，30 岁及以下 99 人（占 13.0%），31～40 岁 308 人（占 40.5%），41～50 岁 225 人（占 29.6%），50 岁以上 85 人（占 11.2%），缺失值 44 人（占 5.8%）。按文化程度划分，大专及以下 130 人（占 17.1%），本科 448 人（占 58.9%），硕士及以上 183 人（占 24.0%）。按生活地区划分，一线城市（北上广深）221 人（占 29.0%），其他直辖市或省会城市 216 人（占 28.4%），地县级城市 320 人（占 42.0%），其他地区 4 人（占 0.5%）。

（二）调查工具

1. 国民心理健康素养问卷

国民心理健康素养问卷为国家卫健委"心理健康促进行动"指标监测指定问卷。问卷对心理健康素养进行全面评估，包括心理健康知识、积极心态、心理健康信息获取、心理健康意识、心理疾病识别、心理专业求助态度和克服病耻感七个维度。心理健康知识主要包括"心理健康素养十条"相关内容。积极心态指面对困境时保持自尊自信、理性平和、积极向上的心态。心理健康信息获取指获取心理健康信息的能力。心理健康意识指人们对心理健康的重视程度。心理疾病识别指对自己或对他人的心理疾病及时发现和识别的能力。心理专业求助态度指自己或者他人遇有心理问题时，向心理健康专业人员求助的心理倾向。克服病耻感包括克服自我病耻感和克服公众病耻感。自我病耻感指心理疾患的一种内化的消极体验，常导致回避社交、隐瞒病情等态度和行为。公众病耻感指人们对心理疾患的排斥、歧视和耻辱

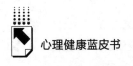
等态度和偏见。本调查主要关注了克服公众病耻感。

国民心理健康素养问卷由判断题、自我评估题、案例题三个部分组成，判断题主要评估心理健康知识水平，题目选项为"对"、"错"和"不知道"，每题5分，总分的分值范围为0~100分。自我评估题主要评估积极心态、心理健康信息获取和心理健康意识，采取4点计分，每题1~4分，得分范围应为8~32分。其中积极心态得分范围为3~12分，心理健康信息获取得分范围为2~8分，心理健康意识得分范围为3~12分。案例题主要评估心理疾病识别、克服病耻感和心理专业求助态度，总分范围为0~40分，其中心理疾病识别得分范围为0~16分，心理专业求助态度得分范围为0~8分，克服病耻感得分范围为0~12分，克服自我病耻感得分范围为0~4分。个体心理健康素养达标测算标准：每个调查对象的心理健康素养达标需要同时满足下面3个条件：①判断题总分≥80分；②自我评估题总分≥24分；③案例题总分≥28分。

在调查青少年群体时，对国民心理健康素养问卷进行了部分修订。将判断题中"老年人加强社交活动有助于减缓大脑功能衰退"和"高血压、冠心病、胃溃疡都属于心身疾病"两题替换为"考前一点儿不焦虑才能发挥得最好"和"网络就像一个树洞，我可以自由地向它倾诉烦恼"。抑郁障碍案例中的人物背景修改为"张同学，男，15岁，初三"，社交焦虑障碍案例中人物背景修改为"王同学，女，13岁，初一"。

2.背景信息问卷

询问调查对象基本人口学信息，包括性别、出生日期、学历、户口所在地、职业类型等内容。此外，本调查还关注了个人月经济收入等信息。

（三）数据处理

采用软件SPSS 22.0对数据进行描述性统计分析、独立样本t检验和单因素方差分析等。其中t代表两组样本均值的差异统计量，F代表组间均方与组内均方之间的比值，p代表显著性水平的临界值，$p<0.05$、$p<0.01$或$p<0.001$表示具有统计学意义。

三 调查结果

（一）青少年心理健康素养

青少年心理健康素养的总达标率为 6.4%，抑郁障碍识别率为 12.3%，社交焦虑障碍识别率为 73.8%。分析人口学变量差异发现，存在显著的性别和学段差异（见表 2）。

表 2 青少年心理健康素养的性别和学段差异

单位：%，分

维度名称	性别		学段		
	男	女	小学	初中	高中
达标率	6.0	7.2	4.2	8.1	8.3
心理健康知识	59.11±19.60	61.78±18.64	54.18±19.91	63.07±17.51	66.63±19.93
积极心态	10.61±1.92	10.08±2.01	10.85±1.87	10.17±2.03	9.77±1.91
心理健康信息获取	6.79±1.59	6.60±1.51	6.99±1.56	6.65±1.55	6.32±1.46
心理健康意识	11.02±1.66	11.02±1.50	10.92±1.73	11.18±1.43	10.98±1.50
心理疾病识别	7.62±4.08	7.61±3.99	7.36±4.23	7.94±3.94	7.62±3.82
心理专业求助态度	5.56±2.38	5.29±2.35	5.80±2.19	5.29±2.46	5.03±2.43
克服病耻感	9.82±2.80	10.45±2.32	9.67±2.84	10.50±2.29	10.45±2.38
抑郁障碍识别率	12.2	12.5	13.5	12.3	10.8
社交焦虑障碍识别率	70.0	78.2	56.8	84.1	88.3

资料来源：中国科学院心理研究所国民心理健康数据库心理健康素养数据集。

1. 女生的心理健康素养水平高于男生

独立样本 t 检验结果显示，青少年心理健康素养达标率存在显著的性别差异（$t=2.46$，$p<0.05$），女生的达标率高于男生。具体来看，各维度得分的性别差异不一致，其中，心理健康知识（$t=6.99$，$p<0.001$）和克服病耻感（$t=12.22$，$p<0.001$）这两个维度得分的性别差异表现为女生显著高于男生。社交焦虑障碍识别率的性别差异（$t=9.35$，$p<0.001$）也显示出女生

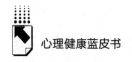

显著高于男生。然而，心理健康信息获取（$t = 6.19$，$p < 0.001$）和心理专业求助态度（$t = 5.61$，$p < 0.001$）这两个维度得分的性别差异却显示男生显著高于女生。

2. 中学生的心理健康素养水平高于小学生

单因素方差分析结果显示，青少年心理健康素养达标率存在显著的学段差异（$F = 32.64$，$p < 0.001$），初中生、高中生的达标率显著高于小学生，但初中生和高中生之间无显著差异。具体来看，各维度得分的学段差异不一致，其中，心理健康知识（$F = 432.32$，$p < 0.001$）从小学生到初中生，再到高中生均得到显著提升。社交焦虑障碍识别率的学段差异（$F = 615.32$，$p < 0.001$），也显示出初中生高于小学生、高中生高于初中生的显著提升趋势。克服病耻感得分的学段差异（$F = 119.13$，$p < 0.001$）显示出初中生、高中生显著高于小学生，但初中生和高中生之间差异不显著。然而，心理健康信息获取、心理健康意识和心理疾病识别得分并没有随着学段的提升而提高。相反，积极心态得分的学段差异（$F = 287.49$，$p < 0.001$）、心理专业求助态度的学段差异（$F = 99.08$，$p < 0.001$）均显示出高中生显著低于初中生，初中生显著低于小学生。

（二）老年人心理健康素养

老年人心理健康素养的总达标率为 7.6%，抑郁障碍识别率为 24.7%，社交焦虑障碍识别率为 55.4%。分析人口学变量差异可以发现，性别和年龄差异不显著，存在显著的户口所在地、学历和个人月经济收入的差异（见表 3）。

1. 农村老年人的心理健康素养水平低于城市老年人

独立样本 t 检验结果显示，老年人心理健康素养达标率存在着显著的户口差异（$t = 4.88$，$p < 0.001$），农村老年人的达标率显著低于城市老年人。具体来看，各维度得分的户口差异一致，均显示出农村老年人显著低于城市老年人。其中，心理健康知识得分的户口差异最大（$t = 9.86$，$p < 0.001$），心理疾病识别得分的户口差异（$t = 3.19$，$p = 0.001$）相对较小。抑郁障碍识别率的户口差异（$t = 5.08$，$p < 0.001$）和社交焦虑障碍识别率的户口差异（$t = 5.09$，$p < 0.001$）也显示出农村老年人显著低于城市老年人。

表3　老年人心理健康素养的户口、学历和月经济收入差异

单位：%，分

	户口所在地		学历		个人月经济收入	
	农村	城市	初中及以下	高中及以上	3000元以下	3000元及以上
达标率	3.9	8.9	5.8	9.8	4.7	9.6
心理健康知识	57.81±13.27	62.52±12.05	59.73±12.97	63.23±11.72	58.61±12.85	63.22±11.74
积极心态	10.16±1.77	10.50±1.65	10.25±1.74	10.60±1.61	10.28±1.70	10.59±1.60
心理健康信息获取	6.67±1.27	7.01±1.05	6.83±1.19	7.05±1.02	6.77±1.19	7.07±0.98
心理健康意识	11.23±1.16	11.51±0.97	11.33±1.10	11.57±0.91	11.31±1.12	11.55±0.92
心理疾病识别	9.29±4.32	9.81±4.17	9.47±4.28	9.92±4.11	9.38±4.27	9.73±4.15
心理专业求助态度	5.83±2.46	6.29±2.08	5.99±2.32	6.38±2.01	5.98±2.38	6.34±2.05
克服病耻感	8.94±2.63	9.47±2.48	9.14±2.56	9.56±2.48	9.11±2.59	9.66±2.36
抑郁障碍识别率	18.4	26.8	22.5	27.3	20.6	26.1
社交焦虑障碍识别率	48.0	57.9	52.5	58.8	50.8	58.6

资料来源：2021年北京市国民心理健康素养调查。

2. 低学历老年人的心理健康素养水平更低

独立样本 t 检验结果显示，老年人心理健康素养达标率存在着显著的学历差异（$t=4.43$，$p<0.001$），初中及以下学历老年人显著低于高中及以上学历老年人。具体来看，各维度得分的学历差异一致，均显示出初中及以下老年人显著低于高中及以上老年人。其中，心理健康知识得分的学历差异最大（$t=8.35$，$p<0.001$），心理疾病识别得分的学历差异（$t=3.14$，$p=0.002$）相对较小。抑郁障碍识别率的学历差异（$t=3.29$，$p=0.001$）和社交焦虑障碍识别率的学历差异（$t=3.75$，$p<0.001$）也显示出初中及以下学历老年人显著低于高中及以上学历老年人。

3. 月经济收入低的老年人的心理健康素养水平更低

独立样本 t 检验结果显示，老年人心理健康素养达标率存在着显著的月经济收入差异（$t=5.07$，$p<0.001$），个人月经济收入3000元以下的老年人

显著低于 3000 元及以上的老年人。具体来看，各维度得分的月经济收入差异一致，均显示出月经济收入越低得分也越低的趋势。其中，心理健康知识得分的差异最大（$t = 10.01$，$p < 0.001$），心理疾病识别得分的差异（$t = 2.22$，$p = 0.026$）相对较小。抑郁障碍识别率的差异（$t = 3.50$，$p < 0.001$）和社交焦虑障碍识别率的差异（$t = 4.21$，$p < 0.001$）也显示出个人月经济收入 3000 元以下的老年人显著低于 3000 元及以上的老年人。

（三）中小学教师的心理健康素养

中小学教师心理健康素养的总达标率为 15.8%，抑郁障碍识别率为 29.7%，社交焦虑障碍识别率为 84.9%。分析人口学变量差异可以发现，存在显著的性别、年龄和学历差异（见表4）。

1. 男教师的心理健康素养水平低于女教师

独立样本 t 检验结果显示，中小学教师心理健康素养达标率存在着显著的性别差异（$t = 11.67$，$p < 0.001$），女教师显著高于男教师。具体来看，大部分维度均表现出显著的差异，尤其是在心理健康知识（$t = 15.57$，$p < 0.001$）、心理健康意识（$t = 12.87$，$p < 0.001$）、心理疾病识别（$t = 12.87$，$p < 0.001$）、心理专业求助态度（$t = 14.26$，$p < 0.001$）、克服病耻感（$t = 19.02$，$p < 0.001$）五个维度上。抑郁障碍识别率的差异（$t = 6.42$，$p < 0.001$）和社交焦虑障碍识别率的差异（$t = 19.05$，$p < 0.001$）也显示出女教师显著高于男教师。但是，积极心态的得分差异（$t = 9.17$，$p < 0.001$）却相反，女教师得分显著低于男教师。

2. 随年龄增长中小学教师的心理健康素养水平呈现下降趋势

单因素方差分析结果显示，中小学教师心理健康素养水平的年龄差异显著（$F = 87.88$，$p < 0.001$），年龄越大，达标率越低。具体来看，心理健康知识的差异（$F = 100.68$，$p < 0.001$）和社交焦虑障碍识别率的差异（$F = 103.89$，$p < 0.001$）较为显著。心理健康信息获取、心理专业求助态度、克服病耻感和抑郁障碍识别率也显示出相同的趋势。然而，心理健康意识得分的年龄差异不显著；积极心态得分的年龄差异（$F = 23.14$，$p < 0.001$）趋势

却不同，总体上 51 岁及以上年龄组得分显著高于其他年龄组。

3. 学历越低的中小学教师的心理健康素养水平也越低

单因素方差分析结果显示，中小学教师心理健康素养达标率存在显著的学历差异（$F=99.76$，$p<0.001$），大专及以下学历的教师显著低于本科学历的教师，本科学历的教师显著低于硕士及以上学历的教师。具体来看，这种差异主要体现为心理健康知识得分的差异（$F=200.46$，$p<0.001$）。心理专业求助态度得分、克服病耻感得分、抑郁障碍识别率和社交焦虑障碍识别率也体现了相同的趋势。但是，心理健康意识得分的差异不显著。其他维度的差异量较小，趋势也不明确。

（四）心理咨询师的心理健康素养

心理咨询师的心理健康素养达标率为 50.7%，抑郁障碍识别率为 72.3%，社交焦虑障碍识别率为 95.4%。分析人口学变量差异发现，存在显著的性别、年龄和学历差异（见表 5）。

1. 男心理咨询师的心理健康素养水平低于女心理咨询师

独立样本 t 检验结果显示，心理咨询师群体的心理健康素养达标率存在显著的性别差异（$t=2.21$，$p<0.05$），女心理咨询师显著高于男心理咨询师。具体来看，得分差异主要体现在心理健康知识（$t=4.17$，$p<0.001$）、心理专业求助态度（$t=2.40$，$p<0.05$）和克服病耻感（$t=2.68$，$p<0.01$）三个维度，而其他维度得分的性别差异不显著。

2. 30 岁及以下心理咨询师的心理健康素养水平低于更高年龄段的人员

单因素方差分析结果显示，心理咨询师的心理健康素养达标率的年龄差异显著（$F=3.74$，$p<0.05$），30 岁及以下年龄组显著低于其他年龄组，31~40 岁年龄组的心理健康素养水平最高。具体来看，各维度得分的年龄差异显示出 30 岁及以下年龄组得分低于其他年龄组。克服病耻感得分的年龄差异显示 31~40 岁年龄组得分显著高于其他年龄组，抑郁障碍识别率也是 31~40 岁年龄组最高。心理专业求助态度和社交焦虑障碍识别率的年龄差异不显著。

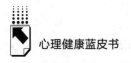

表4　中小学教师心理健康素养的性别、年龄和学历差异

单位：%，分

维度	性别		年龄				学历		
	男	女	30岁及以下	31~40岁	41~50岁	51岁及以上	大专及以下	本科	硕士及以上
达标率	9.70	17.20	21.80	16.3	12.7	9.3	9.6	17.3	22.6
心理健康知识	63.06±13.89	66.75±13.21	68.26±13.70	66.52±13.18	64.95±13.11	63.23±12.98	62.81±13.35	66.90±13.21	69.23±13.97
积极心态	10.00±1.97	9.68±1.99	9.74±2.01	9.63±2.00	9.76±1.99	10.02±1.84	9.85±1.98	9.70±1.99	9.78±1.96
心理健康信息获取	6.66±1.20	6.70±1.12	6.84±1.12	6.67±1.13	6.60±1.14	6.65±1.10	6.78±1.09	6.67±1.14	6.64±1.19
心理健康意识	11.38±1.23	11.61±0.93	11.56±1.02	11.57±1.00	11.59±0.96	11.55±0.98	11.56±1.00	11.57±0.99	11.51±1.11
心理疾病识别	9.61±4.24	10.06±4.16	10.13±4.15	10.00±4.17	10.06±4.20	9.52±4.18	9.82±4.21	10.05±4.17	9.62±4.14
心理专业求助态度	6.42±1.99	6.86±1.67	7.00±1.60	6.85±1.70	6.62±1.80	6.50±1.90	6.72±1.74	6.78±1.75	6.88±1.68
克服病耻感	9.99±2.41	10.68±1.94	10.92±1.85	10.51±2.10	10.39±2.08	10.34±2.13	10.42±2.12	10.59±2.03	10.59±2.10
抑郁障碍识别率	25.4	30.6	33.4	30.4	28.1	23.8	26.1	30.4	35.6
社交焦虑障碍识别率	75.3	87.3	89.6	87.0	83.6	75.2	80.6	86.3	87.3

资料来源：中国科学院心理研究所国民心理健康数据库心理健康素养数据集。

表5　心理咨询师心理健康素养的性别、年龄和学历差异

单位：%，分

维度	性别		年龄				学历		
	男	女	30岁及以下	31~40岁	41~50岁	51岁及以上	大专及以下	本科	硕士及以上
达标率	45.8	55.1	39.6	57.8	53.3	50.0	30.4	57.2	55.3
心理健康知识	73.31±16.24	77.93±11.91	73.60±17.64	77.68±11.25	77.11±12.65	77.03±13.96	67.37±17.67	77.60±11.20	80.39±12.45
积极心态	10.10±1.70	9.99±1.67	9.74±2.01	10.18±1.68	10.14±1.42	10.26±1.67	9.78±1.79	10.18±1.60	9.76±1.73
心理疾病识别	11.11±4.57	11.40±4.26	9.75±4.36	12.64±4.26	10.47±4.00	11.14±4.23	9.71±4.30	12.15±4.20	10.30±4.26
心理专业求助态度	6.57±1.76	6.88±1.45	6.51±1.67	6.85±1.54	6.92±1.41	6.74±1.57	6.09±1.71	6.87±1.54	7.05±1.30
克服病耻感	11.34±1.57	11.60±1.01	11.36±1.43	11.76±0.80	11.37±1.29	11.51±1.23	11.28±1.51	11.57±1.05	11.60±1.25
抑郁障碍识别率	69.8	75.6	65.8	81.4	69.8	69.8	47.3	79.4	77.7
社交焦虑障碍识别率	95.8	98.2	98.2	98.4	97.8	95.3	96.4	98.2	96.6

资料来源：中国科学院心理研究所国民心理健康数据库心理健康素养数据集。

3. 低学历的心理咨询师的心理健康素养水平也更低

单因素方差分析结果显示，心理咨询师的心理健康素养达标率存在显著的学历差异（$F=13.73$，$p<0.001$），大专及以下学历的心理咨询师的达标率显著低于本科、硕士及以上学历人员。具体来看，主要体现在心理健康知识得分（$F=38.99$，$p<0.001$）和抑郁障碍识别率的差异（$F=26.43$，$p<0.001$）。而其他维度得分的学历差异较小，社交焦虑障碍识别率的学历差异不显著。

4. 心理咨询师对心理健康知识的掌握存在一些盲区

描述统计发现，尽管心理咨询师心理健康素养总达标率为50.7%，但是其心理健康知识（问卷的判断题）得分为80分及以上的比例并不高，进一步分析心理健康知识题目的作答正确率，有8道题的正确率在80%以下（见表6），显示出一些心理咨询师对心身疾病、睡眠、焦虑和心理疾病治疗等方面存在着一些认识误区。

表6　心理咨询师对心理健康知识作答正确率偏低的题目

单位：%

心理健康知识题目	作答正确率
精神心理疾病服药好转后，可以自己一边减少药量一边观察	76.9
有洁癖就是强迫症	76.3
主动面对引发焦虑的事物或环境，有助于逐渐减轻焦虑问题	72.1
大部分精神心理异常问题的主要原因在于遗传	63.7
焦虑不安等情绪有害无利	61.8
要培养孩子的自信心，应当经常表扬孩子聪明	57.3
睡前少量饮酒，有助于提高睡眠质量	57.0
高血压、冠心病、胃溃疡都属于心身疾病	47.0

资料来源：中国科学院心理研究所国民心理健康数据库心理健康素养数据集。

四　讨论与建议

本报告主要呈现了2021～2022年度我国青少年、老年人、中小学教师

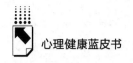

和心理咨询师的心理健康素养基本状况。调查结果显示，青少年、老年人和中小学教师群体虽具备一定基础的心理健康素养，但总体水平均不容乐观。心理咨询师群体的心理健康素养水平明显高于普通居民，但也存在着抑郁障碍识别率较低等短板。我们针对不同群体心理健康素养水平的特点，提出了以下意见和建议。

（一）促进青少年不同发展阶段心理健康素养的发展

本次调查结果显示，尽管青少年心理健康素养总体上还处于较低的水平，但是会随着个体的学习发展而不断提高，特别是从小学到初中、从初中到高中，心理健康知识水平呈现显著提升的趋势，克服病耻感也得到了提高。这种趋势与来自学校、家庭和社会的心理健康教育密不可分，这是提升心理健康素养的重要基础。但是，需要引起关注的是有的心理健康素养维度得分并没有随着学生的学习发展而提高。例如，积极心态随着学段提高而得分却降低了，客观上可能是由初中生、高中生学习压力变大所引起，但是积极心态作为积极心理健康素养的主要成分，有研究表明与青少年的心理健康水平呈直接正相关（Bjornsen et al.，2019）。这提示我们必须关注初中生，特别是高中生的积极心理健康素养，培养他们，使他们在面对困境时保持积极的心态。再如，青少年的抑郁障碍识别率并没有随着学段的提高而提升，甚至降低了，这必须引起我们的警惕。因为中学阶段处于抑郁障碍的高发期，当青少年无法识别抑郁症状时，通常会把抑郁症状看成压力或生活问题来对待，从而导致延误治疗，延误时间越长，康复就越困难。

（二）引导社会经济地位偏低老年人获得心理健康素养资源

经济收入和受教育程度是一个人社会经济地位的主要变量，有研究发现，社会经济地位越低，心理健康素养水平也越低（江光荣等，2021）。本调查结果显示，老年人心理健康素养水平存在着显著的月经济收入差异和学历差异，学历越低，月经济收入越低，心理健康素养水平也越低。这一结果表明，提升老年人心理健康素养水平，必须关注社会经济地位相对较低的老年人群体，因为他们可能难以获得有效的心理健康服务资源。同时，社会经济地位低也是心理健康水平的负性影响因素，将更多的心理健康服务资源投向社会经济地位低的老年人群体，既是提升心理健康素养水平的需要，也是改善老年人心理健康状况的需要。多数的心理疾病并非不能治疗或无法可治，而是因为各种因素，如心理服务资源匮乏、治疗费用昂贵、害怕被歧视排斥等，不愿意面对或延迟就医，从而导致不良后果或病情恶化。因此，为社会经济地位低的老年人主动提供心理健康服务，帮助他们建立对心理健康的正确观念、及早识别心理疾病并及时寻求心理专业帮助，将会更有效地改善他们的心理健康状况。

（三）加快中小学教师的心理健康素养提升进程

本次调查结果显示，中小学教师的心理健康素养水平尽管高于青少年、老年人群体，但是尚未达到"健康中国行动"提出的 2022 年心理健康素养水平达到 20% 的指标要求。教师群体的较高水平的心理健康素养的功能不仅在于维护和提升自身的心理健康，还关系着学生的心理健康素养，因为他们还承担着提升学生心理健康素养水平、改善学生心理健康状况的责任。而本次调查中教师的心理健康素养无论是总达标率，还是各维度得分，均有很大的提升空间。中小学生由于自身知识和经验较缺乏，对心理疾病的识别还需要教师或其他成年人的帮助。然而调查结果显示，教师抑郁障碍识别率仅为 29.7%，意味着有 70.0% 以上的中小学教师无法识别出自身或者身边学生的抑郁状态。由于中小学生心理行为问题发生率约为 20%，心理疾病患病率达 17.5%（Li et al.，2022），教师难免会遇到心理疾病的学生，如何能够给予患心理疾病学生更科学有效的支持与陪伴，鼓励他们积极就医及遵从治疗、更有效地管理病情等，均需要以高水平的心理健康素养为基础。

（四）增强心理咨询师心理健康素养的薄弱项

本次调查结果显示，心理咨询师群体的心理健康素养达标率超过 50%，明显高于普通公众，作为从事心理健康工作的专业人员，数据结果与社会预期相符。但从专业工作者应达到的水平来看，他们在心理健康知识和抑郁障碍识别方面仍然存在明显的短板。例如，心理咨询师的抑郁障碍识别率为72.3%，换个角度来看，即超过1/4的心理咨询师不能正确识别来访者的抑郁症状，这与对心理健康工作人员的胜任力的要求是有差距的。再如，从心理健康知识题目作答情况来看，很多心理咨询师在心身疾病、睡眠、焦虑和药物治疗等方面存在一些盲区，也提示心理咨询师，特别是年纪较轻、学历较低的心理咨询师，要加强专业学习，努力提高专业水平。

参考文献

江光荣、李丹阳、任志洪、闫玉朋、伍新春、朱旭、于丽霞、夏勉、李凤兰、韦辉、张衍、赵春晓、张琳，2021，《中国国民心理健康素养的现状与特点》，《心理学报》第2期，第182~198页。

明志君、陈祉妍，2020，《心理健康素养：概念、评估、干预与作用》，《心理科学进展》第1期，第1~12页。

Bjornsen, H. N., Espnes, G. A., Eilertsen, M. B., Ringdal, R., & Moksnes, U. K. 2019. "The Relationship between Positive Mental Health Literacy and Mental Well-Being among Adolescents: Implications for School Health Services." *Journal of School Nursing 35* (2): 107-116.

Jorm, A. F. 2012. "Mental Health Literacy: Empowering the Community to Take Action for Better Mental Health." *American Psychologist 67* (3): 231-243.

Li, F., Cui, Y., Li, Y., Guo, L., Ke, X., Liu, J., ...Leckman, J. F. 2022. "Prevalence of Mental Disorders in School Children and Adolescents in China: Diagnostic Aata From Detailed Clinical Assessments of 17524 Individuals." *Journal of Child Psychology and Psychiatry 63* (1): 34-46.

Li, W., & Reavley, N. 2020. "Recognition and Beliefs about Treatment for Mental Disorders in Mainland China: A Systematic Review and Meta-analysis." *Social Psychiatry and Psychiatric Epidemiology 55* (2): 129-149.

Zhong, B. L., Ruan, Y. F., Xu, Y. M., Chen, W. C., & Liu, L. F. 2020. "Prevalence and Recognition of Depressive Disorders among Chinese Older Adults Receiving Primary Care: A Multi-center Cross-sectional Study." *Journal of Affective Disorders 260*: 26-31.

B.8
2021年北京市居民
心理健康科普需求调查报告

黄庆之　陈云　明志君　刘少然　王雅芯　陈祉妍　马瑀涵　奊蕊　许莹*

摘　要： 心理健康科普是我国"健康中国行动"之心理健康促进行动的重
要组成。2021年北京市卫生健康委与中国科学院心理研究所国民
心理健康发展评估中心团队采用多阶段随机抽样方法对北京市18
岁及以上常住居民开展了心理健康科普需求调查，共回收问卷
9963份，有效问卷9588份，有效回收率为96.2%。调查结果显
示，居民在心理健康科普的内容、形式、获取途径和心理帮助方
式四个方面均报告了较高需求。其中，居民对"自我调节"、"教
育孩子"的知识需求最高，对"问答式"和"趣味式"的科普形
式最喜欢，最希望通过"短视频APP"、"常规视频APP"和"电
视"的途径来获取心理健康知识和信息，最希望得到"一对一的

---

* 黄庆之，法律专业学士，北京市精神卫生保健所副所长/首都医科大学附属北京安定医院社
会工作师，中国心理卫生协会理事，北京市社区卫生协会理事，北京市精神卫生和心理健康
专家委员会委员，北京市卫生健康委员会北京市阳光长城计划心理健康科普专家；陈云，社
会医学与卫生事业管理专业硕士，北京市精神卫生保健所/首都医科大学附属北京安定医院
政研室主任、副研究员、公卫医师，研究方向为精神卫生政策；明志君，硕士，中国科学院
心理研究所研究生，研究方向为心理健康素养；刘少然，硕士，中国科学院心理研究所国民
心理健康评估发展中心研究助理，研究方向为发展与教育心理学；王雅芯，硕士，中国科学
院心理研究所国民心理健康评估发展中心项目主管，研究方向为应用心理学；陈祉妍，博
士，中国科学院心理研究所教授，中国科学院心理研究所国民心理健康评估发展中心负责
人，主要研究领域为国民心理健康评估与促进；马瑀涵，公共卫生硕士，北京市精神卫生保
健所/首都医科大学附属北京安定医院公卫医师，研究方向为精神卫生政策；奊蕊，公共事
业管理学士，北京市精神卫生保健所/首都医科大学附属北京安定医院研究实习员，研究方
向为精神卫生政策；许莹，预防医学学士，北京市精神卫生保健所/首都医科大学附属北京
安定医院公卫医师，研究方向为精神卫生政策。

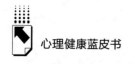

面谈"式的心理帮助。具体分析发现，心理健康科普需求存在显著的年龄、学历与城乡差异，青年人、高学历人群、城镇居民表现出更多的心理健康科普需求，更愿意接受多种科普形式和心理帮助方式，更期待通过新媒体的形式来获得心理健康知识。此外，有更多心理健康科普需求的居民表现出更高的心理健康知识水平。

本报告提出四个方面的建议：用适应居民需求的内容来提供相适宜的心理健康科普服务，创作多种形式的居民喜闻乐见的心理健康科普作品，在知识传播途径上注重传统媒体和新媒体平台的优势互补，提供多层次服务方式更好地满足不同居民的服务需求。

关键词： 心理健康知识　科普内容　科普形式　年龄差异　城乡差异

一　引言

科技创新、科学普及是实现创新发展的两翼，把科学普及放在与科技创新同等重要的位置，已经成为学术界的共识，心理健康领域亦是如此。习近平总书记在 2016 年全国卫生与健康大会上提出，要加大心理健康问题基础性研究，做好心理健康知识和心理疾病科普工作（疾病预防控制局，2017）。世界卫生组织发布的《心理健康全面行动计划（2013—2030 年）》也指出，心理健康科普是实现全民健康、全面健康的重要行动之一（WHO，2021）。近年来，我国在卫生、教育、心理健康等领域的相关政策，例如《健康中国行动（2019—2030 年）》、《关于加强心理健康服务的指导意见》和《中国儿童发展纲要（2021—2030 年）》等，均把心理健康科普作为"健康中国行动"的重要举措。

心理健康科普是用科研成果服务人民、促进人民心理健康的关键路径。知识的力量不仅取决于其自身价值的大小，还取决于它是否被传播，以及被传播的深度与广度。心理健康科普对于向广大公众宣传心理健康知识与技能至关重要，其自身也是一种教育，一种对心理问题的预防与干预，可以改变人们的认知、纠正偏差的观念、形成心理健康行为，提高人们的心理健康素养，其经济效益也是显而易见的。近年来，我国的心理健康科普工作取得了很大进步，例如，每年组织开展"世界精神卫生日"宣传活动，充分利用广播、电视、报刊、网络等渠道，广泛开展心理健康科普知识宣传，对于引导广大居民关注心理疾病的防治、促进心理健康发挥了重要作用。

然而，心理健康科普工作仍然面临着诸多挑战，存在很大的提升空间。当前，我国居民的心理健康面临着新老风险并存、多种影响因素交织的状况。例如，儿童青少年心理疾病的患病率高达17.5%（Li et al.，2022），老年人的心理问题随着老龄化的加快而愈加明显（Zhong et al.，2020）；居民的心理健康素养也不乐观，心理疾病的识别率普遍较低，对心理疾病存在较多的认识误区（Li & Reavley，2020）；加上新冠肺炎疫情影响，人们的生活方式悄然改变，对居民心理健康的保护与促进提出了新的挑战。而且，以往的心理健康科普作品也存在着单一心理疾病模式、单纯知识灌输模式和过于专业晦涩、不够通俗易懂等问题（高文斌等，2016）。面对挑战、破解困境、实现精准科普必须了解居民心理健康科普的需求。

了解居民心理健康科普需求是走科普创新之路的第一步。2021年6月，国务院印发《全民科学素质行动规划纲要（2021～2035年）》，明确提出"推动科普内容、形式和手段等创新提升，提高科普的知识含量，满足全社会对高质量科普的需求"。在心理健康领域，如何寻求科普的创新之路，是摆在我们面前十分重要而紧迫的课题。心理健康科普需要从以学科知识为中心向以居民需求为中心转移，以实现面向需求的精准匹配（高文斌等，2016）。组织开展高质量、高效能的精准科普，首先需要了解居民心理健康科普需求，才能形成有针对性的科普策略，让科普入脑入心、收到实效。然而，当前我国居民的心理健康科普需求并不明晰，相关的调查研究也很少，这一情况已成为提升心理健康科普质量的阻碍。

对此，2021年8月，北京市卫生健康委与中国科学院心理研究所国民心理健康发展评估中心组建团队，以北京市18岁及以上常住居民为调查对象，

201

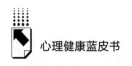
从心理健康科普的内容、形式和途径等多方面需求开展了调查研究,以期了解居民心理健康科普需求现状,为相关部门和机构有效落实心理健康促进行动相关政策,以及广大心理健康工作者有效开展科普工作提供科学依据。

二 调查对象与方法

(一)调查过程与调查对象

采用多阶段随机抽样进行调查(见表1),由社区卫生服务中心或居(村)委会人员成立调查工作组实施现场调查,采用电子化调查工具进行,调查对象自主填写问卷,如遇困难由工作人员协助完成。项目团队在调查全程进行样本质量控制。在抽样阶段,对"家庭成员抽样结果汇总表"进行核查,确保性别、年龄的分布等符合要求。在实施阶段,测评系统通过自动匹配信息、控制作答时间和设置测谎题三种方式控制作答质量。问卷提交后,每日随机抽取10%的问卷进行电话回访,核实填报真实性,若发现问卷并非本人作答,则作为无效问卷。

表1 各阶段抽样方法

抽样阶段	抽样内容	抽样方法
第一阶段	每个区随机抽取 5 个街道(乡镇)	PPS 抽样
第二阶段	每个街道(乡镇)随机抽取 3 个居(村)委会	PPS 抽样
第三阶段	每个居(村)委会随机抽取 50 个备选家庭户	等距抽样
第四阶段	抽取家庭户内 1 名 18 岁及以上常住人口参与调查	Kish 表抽样

注:PPS 抽样是一种不等概率抽样,每个单元在每次抽选中被抽中的概率与该单元所在的单元规模的大小成比例。等距抽样是指先将总体的全部单元按照一定顺序排列,采用简单随机抽样抽取第一个样本单元,再顺序抽取其余样本单元的抽样方法。Kish 表是统计学家 Leslie Kish 针对入户抽样设计的,广泛应用于世界各国的入户抽样调查中。

本次调查共回收问卷 9963 份,剔除非本人作答问卷 61 份,通过测谎题剔除无效问卷 314 份,保留有效问卷 9588 份,问卷有效回收率为 96.2%。

调查对象年龄范围为 18~98 岁，平均年龄为 52.38±15.23 岁。调查对象的
基本社会人口学统计结果见表2。

表2 调查对象的社会人口学特征

单位：人，%

分布特征	人数	百分比	分布特征	人数	百分比
性别			户口类型		
男	4309	45.0	城镇	6806	71.0
女	5257	55.0	农村	2782	29.0
年龄段			婚姻情况		
18~39 岁	2458	25.6	已婚	6701	84.7
40~59 岁	3590	37.4	未婚	621	7.8
60 岁及以上	3540	36.9	丧偶	345	4.4
学历			离婚	246	3.1
初中及以下	3295	34.4	职业类型		
高中及中专	2485	25.9	公务员/行政人员	419	4.4
大专	1626	17.0	专业技术人员	1300	13.6
本科	1853	19.3	商业/服务业	728	7.6
硕士及以上	329	3.4	工人	590	6.2
个人月收入			农民	1791	18.7
2000 元以下	1865	23.5	离退休人员	2621	27.4
2000~4000 元	2354	29.7	其他	2132	22.3
4000~6000 元	1973	24.9	健康状况		
6000~8000 元	709	8.9	健康	8727	90.9
8000~10000 元	471	5.9	患病	713	7.4
10000 元及以上	551	7.0	残疾	162	1.7

注：部分变量存在缺失值。

资料来源：2021 年北京市居民心理健康素养调查。

（二）调查问卷

1. 居民心理健康科普需求问卷

自编问卷，了解居民心理健康科普的知识内容、呈现形式、获取途径和
帮助方式四方面的需求，由 4 道选择题组成。

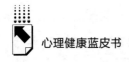

（1）您是否需要下列心理健康知识（多选）？7个选项：A. 教育孩子；B. 婚姻；C. 职业指导；D. 人际交往；E. 自我调节；F. 心理疾病的治疗与预防；G. 其他。

（2）您希望获得心理健康知识内容的形式（单选）？5个选项：A. 问答式（遇到困惑烦恼的时候，您提问，专家回答）；B. 系统式（提供系统的心理健康知识体系，连续培训）；C. 检索式（提供心理健康知识库，便于检索）；D. 趣味式（将心理健康知识融入段子、动画）；E. 明星式（请明星代言、介绍）。

（3）您最希望相关部门和专业机构通过下述哪种方式为您提供心理健康知识和信息（多选）？18个选项：A. 短视频APP（包括快手、抖音、西瓜视频和其他）；B. 常规视频APP（包括爱奇艺、优酷、哔哩哔哩和其他）；C. 新闻/资讯类APP（如今日头条、腾讯新闻等）；D. 音频类APP（如播客、喜马拉雅等）；E. 微信公众平台；F. 直播平台；G. 知识类线上社区（如知乎等）；H. 电视；I. 网站；J. 微博；K. 广播；L. 搜索引擎；M. 报纸；N. 社区居民；O. 杂志；P. 书籍；Q. 社区（如社区中科普长廊、科普讲座等）；R. 亲朋好友。

（4）您最希望接受什么形式的心理帮助（单选）？6个选项：A. 一对一面谈；B. 网络咨询；C. 电话辅导；D. 团体辅导；E. 培训讲座；F. 自己浏览网站、资料、刊物。

2. 居民心理健康知识

采用国家卫健委"健康中国行动心理健康促进行动"指定的国民心理健康素养基线调查问卷。本调查选取心理健康知识维度进行调查，由判断题组成（20题），题目选项为"对"、"错"和"不知道"，每题回答正确计分，回答不正确或者选择"不知道"不计分，每题5分，总分的分值范围为0~100分，得分越高代表心理健康知识水平越高。

3. 背景信息问卷

询问调查对象基本社会人口学信息，包括性别、出生日期、学历、户口类型、职业类型等内容。此外,本调查还关注了月收入、婚姻状况、健康状况等信息。

(三)数据处理

采用软件 SPSS 22.0 对数据进行描述性统计、χ^2 检验、独立样本 t 检验等。其中 χ^2 代表两个及两个以上样本率(构成比)的非参数检验的差异统计量,t 代表两组样本均值的差异统计量,p 代表显著性水平的临界值,$p<0.05$、$p<0.01$ 或 $p<0.001$ 表示具有统计学意义。

三 调查结果

(一)心理健康科普的知识需求

调查列出 6 种常见心理健康知识,当询问调查对象"您是否需要下列心理健康知识"时,发现居民普遍存在着较高的心理健康知识需求。其中"自我调节"的知识需求的占比最高,其他较高的依次是"教育孩子"、"人际交往"和"心理疾病的治疗与预防",相对较低的依次是"职业指导"和"婚姻恋爱"(见图1)。

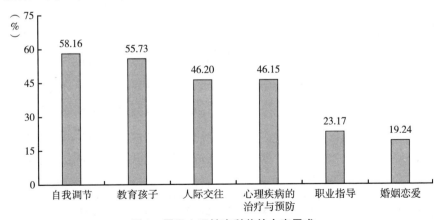

图1 居民心理健康科普的内容需求

资料来源:2021 年北京市居民心理健康素养调查。

1. 性别差异

卡方检验结果显示，居民在"自我调节"方面心理健康知识的需求，女性（59.5%）高于男性（56.4%），存在着显著性别差异（$x^2 = 9.12$，$p = 0.03$）。在"教育孩子"、"人际交往"、"心理疾病的治疗与预防"、"职业指导"和"婚姻恋爱"方面心理健康知识需求的性别差异不显著。

2. 年龄差异

调查发现，居民对心理健康知识的内容需求存在着显著的年龄差异（见表3）。"教育孩子"、"婚姻恋爱"、"职业指导"与"人际交往"四个方面的需求，呈现随着年龄增大而降低的趋势；"自我调节"与"心理疾病的治疗与预防"两个方面的需求，呈现随着年龄增大也提高的趋势。不同年龄段居民的心理健康科普内容需求呈现不同的特点。对于中年居民，需求最大的是"教育孩子"与"自我调节"的知识；对于老年居民来说，需求最大的是"自我调节"与"心理疾病治疗与预防"的知识。对于青年居民，各方面的需求均较大，与中老年居民不同的是，在"职业指导"与"婚姻恋爱"方面表现出更多的需求，这可能与他们面临着更多职业发展和婚恋困扰有关。

表3　居民心理健康科普内容需求的年龄差异

心理健康知识的内容需求	年龄（%）			x^2	p	两两比较
	18~39岁	40~59岁	≥60岁			
教育孩子	65.6	59.6	45.0	283.17	0.000	①>②>③
婚姻恋爱	33.2	18.3	10.5	484.87	0.000	①>②>③
职业指导	40.1	22.7	11.9	646.51	0.000	①>②>③
人际交往	54.4	47.0	39.7	125.97	0.000	①>②>③
自我调节	56.3	57.7	59.9	7.93	0.019	③>②>①
心理疾病治疗与预防	41.6	46.4	49.0	32.68	0.000	③>②>①

注：①代表18~39岁年龄段，②代表40~59岁年龄段，③代表≥60岁年龄段。

资料来源：2021年北京市居民心理健康素养调查。

3. 学历差异

调查发现，不同学历的居民对心理健康知识的需求也不同，除"心理疾病的治疗与预防"之外，高学历居民更能感知到心理健康科普需求（见表4）。但是低学历居民的科普需求低于高学历居民，并不能代表他们仅需要掌握更少的心理健康知识。居民学历越低心理健康意识也越淡薄（陈祉妍，2019）的现象启示我们，这一结果可能是由低学历居民的心理健康素养不高而没有意识到自己的心理健康知识需求所致。

表4　居民心理健康科普内容需求的学历差异

心理健康知识的内容需求	学历(%)			χ^2	p	两两比较
	初中及以下	高中及中专	大专及以上			
教育孩子	48.8	54.3	62.7	140.29	0.000	①<②<③
婚姻恋爱	11.4	16.4	27.9	324.87	0.000	①<②<③
职业指导	14.7	19.9	32.7	341.18	0.000	①<②<③
人际交往	40.5	46.5	51.0	78.73	0.000	①<②<③
自我调节	55.4	57.9	60.8	21.36	0.000	①<②<③
心理疾病的治疗与预防	45.4	48.3	45.4	6.4	0.041	①=③<②

注：①代表初中及以下，②代表高中及中专，③代表大专及以上学历。

资料来源：2021年北京市居民心理健康素养调查。

4. 城乡差异

卡方检验结果显示，在"自我调节"知识需求方面，城镇居民（61.2%）高于农村居民（56.4%），存在着显著的户口差异（$\chi^2 = 87.37$，$p < 0.001$）。在"教育孩子"、"人际交往"、"心理疾病的治疗与预防"、"职业指导"和"婚姻恋爱"的需求方面差异不显著。

（二）心理健康科普的形式需求

描述性统计分析发现，在询问居民"您希望获得心理健康知识内容的形式"时，选中率最高的是"问答式"（51.5%），受到大多数居民青睐。除了"明星式"的需求占比较低外，"趣味式"、"系统式"和"检索式"也有较高比例的需求（见图2），提示着在心理健康科普中可以结合具体目标和受众，综合运用这些科普形式。

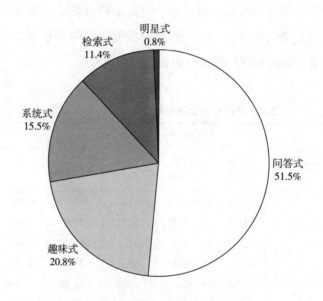

图2 居民心理健康科普的形式需求

资料来源：2021年北京市居民心理健康素养调查。

1. 年龄差异

不同年龄段的居民希望获得心理健康知识内容的形式存在显著差异（x^2 = 92.24，$p<0.001$）。老年居民比中年、青年居民更希望问答式科普，而青年、中年居民比老年居民更愿意接受检索式科普（见图3）。

2. 学历差异

不同学历居民希望获得心理健康知识内容的形式需求存在显著差异（x^2 = 203.92，$p<0.001$）。结果显示，低学历居民更倾向于问答式，大专及以上学历居民对系统式、检索式有更多接受性（见图4）。

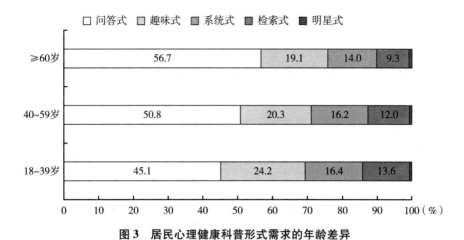

图3 居民心理健康科普形式需求的年龄差异

资料来源：2021年北京市居民心理健康素养调查。

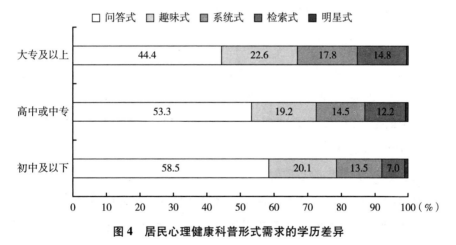

图4 居民心理健康科普形式需求的学历差异

资料来源：2021年北京市居民心理健康素养调查。

3. 城乡差异

心理健康知识内容的形式需求存在显著的城乡差异（$\chi^2 = 47.29$，$p <$ 0.001），结果显示，农村居民更倾向于"问答式"，城镇居民对"系统式"有更多需求（见图5）。

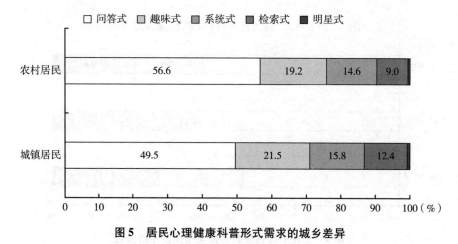

图5 居民心理健康科普形式需求的城乡差异

资料来源：2021年北京市居民心理健康素养调查。

（三）心理健康知识的获取途径需求

调查发现，询问居民"您最希望相关部门和专业机构通过下述哪种方式为您提供心理健康知识和信息"时，50.0%以上的居民希望通过"短视频APP"、"电视"和"常规视频APP"的方式来获取心理健康知识和信息，其中最受欢迎的方式是"短视频APP"，其次是"电视"，再次是"常规视频APP"（见图6）。

调查结果与10年前心理健康知识主要以"电影电视"和"报纸杂志"为获取途径（黄志平，2011）的状况相比，发生了明显的变化。这提示着短视频APP、微信公众平台等新媒体已经成为居民获取信息的主要渠道，心理健康科普必须重视这些渠道，有效利用这些传播途径。

1.性别差异

卡方检验结果显示，不同性别间心理健康知识获取途径存在一定差异（见表5）。其中，男性比女性更愿意选择"新闻/资讯类APP"、"网站"、"音频类APP"和"搜索引擎"，而女性比男性更愿意选择"微信公众平台"、"社区居民"和"微博"来获取心理健康知识。

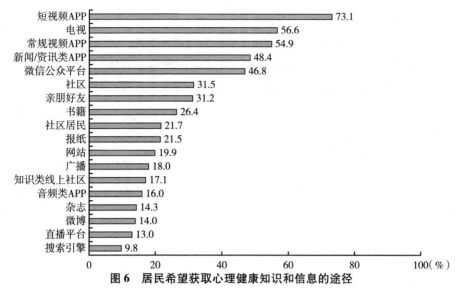

图6　居民希望获取心理健康知识和信息的途径

资料来源：2021 年北京市居民心理健康素养调查。

表5　居民心理健康知识获取途径的性别差异

心理健康知识获取途径	性别（%）		χ^2	p	男女比较
	男	女			
短视频 APP	72.7	73.5	0.66	0.418	—
电视	56.9	56.3	0.33	0.576	—
常规视频 APP	54.9	54.9	0.00	0.984	—
新闻/资讯类 APP	49.6	47.4	4.59	0.033	男>女
微信公众平台	45.0	48.1	9.58	0.002	男<女
亲朋好友	31.0	31.4	0.13	0.723	—
社区	30.6	32.2	2.74	0.102	—
书籍	26.6	26.3	0.13	0.727	—
报纸	22.1	20.9	1.77	0.185	—
网站	21.0	18.9	5.99	0.015	男>女
社区居民	20.2	22.9	9.81	0.002	男<女
广播	18.9	17.4	3.59	0.061	—
知识类线上社区	17.9	16.5	3.57	0.060	—
音频类 APP	17.0	15.1	6.69	0.010	男>女
杂志	14.1	14.4	0.10	0.769	—
直播平台	13.0	13.1	0.05	0.831	—
微博	12.9	14.9	8.13	0.004	男<女
搜索引擎	11.2	8.7	16.31	0.000	男>女

资料来源：2021 年北京市居民心理健康素养调查。

2. 年龄差异

卡方检验结果显示，不同年龄居民的心理健康知识获取途径存在显著差异（见表6）。具体来说，老年人群体希望以一种传统媒体与认知负担较少的新媒体共用的方式来获取心理健康知识，其中，"电视"仍然是需求率最高（67.7%）的获取途径，"短视频APP"（64.6%）、"常规视频APP"（45.6%）的需求率也较高，但是对"微博""搜索引擎"等操作相对复杂的传播方式需求率就不及10.0%了。年轻人与老年人相比，表现出更高比例的需求，同时更加希望通过新媒体的途径来获取心理健康知识，也更愿意接受更多种类的获取途径。

表6　居民心理健康知识获取途径的年龄差异

心理健康知识获取途径	年龄(%)			χ^2	p	两两比较
	18~39岁	40~59岁	≥60岁			
短视频APP	79.3	77.3	64.6	210.48	0.000	①>②>③
常规视频APP	65.3	56.9	45.6	236.41	0.000	①>②>③
微信公众平台	58.4	49.7	35.6	322.68	0.000	①>②>③
新闻/资讯类APP	55.1	50.2	41.8	111.19	0.000	①>②>③
电视	41.5	55.9	67.7	408.06	0.000	③>②>①
亲朋好友	31.1	32.8	29.5	9.02	0.011	②>①>③
书籍	33.4	29.4	18.5	191.98	0.000	①>②>③
社区	28.4	31.5	33.5	17.10	0.000	③>②>①
网站	28.4	22.6	11.1	298.30	0.000	①>②>③
知识类线上社区	24.6	18.8	10.2	225.12	0.000	①>②>③
社区居民	17.0	20.8	25.8	68.03	0.000	③>②>①
音频类APP	21.8	17.5	10.4	150.37	0.000	①>②>③
报纸	14.5	21.9	25.8	109.58	0.000	③>②>①
微博	24.5	13.2	7.5	352.24	0.000	①>②>③
广播	11.6	18.9	21.6	100.04	0.000	③>②>①
杂志	14.4	15.6	12.8	11.28	0.004	②>①>③
直播平台	13.8	15.1	10.5	35.41	0.000	②>①>③
搜索引擎	16.5	10.7	4.3	248.32	0.000	①>②>③

注：①代表18~39岁年龄段，②代表40~59岁年龄段，③代表≥60岁年龄段。
资料来源：2021年北京市居民心理健康素养调查。

3. 学历差异

卡方检验结果显示，不同学历居民的心理健康知识获取途径存在显著差异（见表7）。具体来看，初中及以下学历居民在"电视"和"广播"等方面比大专及以上居民有更多的需求；而大专及以上居民在"书籍"、"网站"、"知识类线上社区"、"微博"和"搜索引擎"等方面比起初中及以下居民有更多需求。这些结果说明，比起低学历居民，高学历居民会希望更主动地通过多种途径来获得心理健康知识。

表7　居民心理健康知识获取途径的学历差异

心理健康知识获取途径	学历（%）			χ^2	p	两两比较
	初中及以下	高中及中专	大专及以上			
短视频 APP	67.6	76.0	76.0	76.79	0.000	①<②=③
常规视频 APP	44.6	57.3	62.2	230.45	0.000	①<②<③
微信公众平台	33.1	47.5	58.1	442.30	0.000	①<②<③
新闻/资讯类 APP	38.2	49.8	56.3	232.87	0.000	①<②<③
电视	65.6	60.0	46.5	279.71	0.000	③<②<①
亲朋好友	29.1	32.8	31.9	10.50	0.005	①<③<②
书籍	16.3	24.5	36.4	375.53	0.000	①<②<③
社区	28.1	35.1	32.1	32.76	0.000	①<③<②
网站	10.3	19.2	28.5	368.72	0.000	①<②<③
知识类线上社区	9.2	15.5	25.0	315.10	0.000	①<②<③
社区居民	23.6	24.5	18.2	45.37	0.000	③<①<②
音频类 APP	9.7	16.3	21.2	173.00	0.000	①<②<③
报纸	21.0	25.1	19.5	28.45	0.000	③<①<②
微博	6.8	11.6	21.8	344.55	0.000	①<②<③
广播	20.5	19.4	15.0	39.59	0.000	③<②<①
杂志	11.0	15.5	16.3	44.32	0.000	①<③<②
直播平台	11.2	14.2	13.9	15.06	0.001	①<③<②
搜索引擎	3.9	7.8	16.3	325.41	0.000	①<②<③

注：①代表初中及以下，②代表高中及中专，③代表大专及以上学历。

资料来源：2021年北京市居民心理健康素养调查。

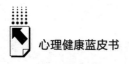

4. 城乡差异

卡方检验结果显示，不同户口类型居民的心理健康知识获取途径，除"短视频APP"和"直播平台"外，均存在显著差异（见表8）。具体来看，农村居民对通过电视、广播来获得心理健康知识的途径需求高于城镇居民，而其他大部分途径需求则低于城镇居民。

表8　居民心理健康知识获取途径的户口类型差异

心理健康知识获取途径	户口(%)		χ^2	p	城乡比较
	农村	城镇			
短视频APP	74.4	72.6	3.21	0.073	—
电视	60.2	55.0	21.77	0.000	农村>城镇
常规视频APP	50.4	56.7	32.15	0.000	农村<城镇
新闻/资讯类APP	40.0	51.8	110.78	0.000	农村<城镇
微信公众平台	38.7	50.1	103.02	0.000	农村<城镇
亲朋好友	29.5	31.9	5.05	0.025	农村<城镇
社区	23.7	34.7	109.49	0.000	农村<城镇
书籍	20.2	29.0	78.59	0.000	农村<城镇
报纸	17.3	23.2	40.33	0.000	农村<城镇
网站	15.1	21.8	54.76	0.000	农村<城镇
社区居民	19.7	22.5	8.59	0.003	农村<城镇
广播	19.3	17.5	4.11	0.043	农村>城镇
知识类线上社区	12.6	18.9	55.67	0.000	农村<城镇
音频类APP	13.0	17.2	25.52	0.000	农村<城镇
杂志	11.6	15.4	22.18	0.000	农村<城镇
直播平台	13.5	12.8	0.79	0.374	—
微博	11.1	15.2	27.86	0.000	农村<城镇
搜索引擎	7.2	10.9	29.69	0.000	农村<城镇

资料来源：2021年北京市居民心理健康素养调查。

（四）心理帮助方式的需求

为居民提供心理帮助的方式常有一对一面谈、网络咨询、电话辅导、团体辅导和培训讲座等。在不同情境下，居民可能会需要不同的心理帮助方式。

描述统计分析结果显示，在询问居民"您最希望接受什么方式的心理帮助"时，居民需求占比最高的是一对一面谈（48.9%），其次是"自己浏览网站、资料、刊物"（18.6%），再次是"培训讲座"（17.8%），之后是"网络咨询"（8.9%）和"电话辅导"（3.8%），需求占比最低的是"团体辅导"（1.9%）（见图7）。

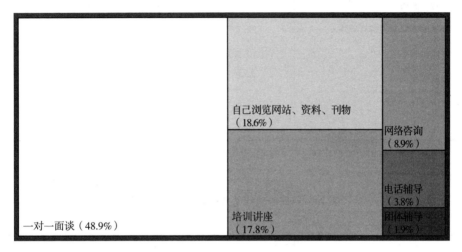

图7　居民不同心理帮助方式需求情况

资料来源：2021年北京市居民心理健康素养调查。

1. 年龄差异

调查结果显示，不同年龄段居民希望接受心理帮助的方式存在显著差异（$\chi^2 = 200.16$，$p < 0.001$），差异主要表现为：青年人比老年人更愿意接受网络咨询和自己浏览网站、资料、刊物的方式，老年人比青年人更愿意接受培训讲座、电话辅导和团体辅导的方式，中年人的需求占比介于青年人与老年人之间（见表9）。

2. 学历差异

调查结果显示，不同学历居民希望接受心理帮助的方式存在显著差异（$\chi^2 = 215.06$，$p < 0.001$），差异主要表现为：较低学历的居民对一对一面谈和培训讲座有更高的需求，而较高学历的居民则更愿意接受自己浏览网站、资料、刊物和网络咨询的心理帮助方式（见表10）。

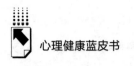

表 9　居民心理帮助方式需求的年龄差异

单位：%

心理帮助的方式	年龄		
	18~39 岁	40~59 岁	≥60 岁
一对一面谈	50.8	47.5	49.1
自己浏览网站、资料、刊物	22.1	19.6	15.3
培训讲座	10.5	17.3	23.2
网络咨询	12.5	9.6	5.8
电话辅导	2.6	4.2	4.3
团体辅导	1.5	1.8	2.3

资料来源：2021 年北京市居民心理健康素养调查。

表 10　居民心理帮助方式需求的学历差异

单位：%

心理帮助的方式	学历		
	初中及以下	高中及中专	大专及以上
一对一面谈	53.9	46.5	46.2
自己浏览网站、资料、刊物	14.0	18.4	22.8
培训讲座	20.3	20.4	13.8
网络咨询	5.2	8.7	12.3
电话辅导	4.4	4.2	3.0
团体辅导	2.2	1.7	1.8

资料来源：2021 年北京市居民心理健康素养调查。

3. 城乡差异

调查结果显示，不同户口类型的居民希望接受心理帮助的方式存在显著差异（$\chi^2 = 37.99$，$p < 0.001$）。具体来看，农村居民对一对一面谈的需求高于城镇居民，而对自己浏览网站、资料、刊物这一心理帮助方式的需求则低于城镇居民（见表 11）。

表 11　居民心理帮助方式需求的城乡差异

单位：%

心理帮助的方式	户口类型	
	农村	城镇
一对一面谈	52.2	47.6
自己浏览网站、资料、刊物	15.2	20.0
培训讲座	18.7	17.4
网络咨询	8.2	9.2
电话辅导	4.0	3.7
团体辅导	1.7	2.0

资料来源：2021 年北京市居民心理健康素养调查。

此外，调查发现居民接受心理帮助方式的需求不存在显著的性别差异。

（五）居民心理健康科普需求与心理健康知识水平的关系

采用独立样本 t 检验的方法，比较调查对象心理健康科普内容需求与其心理健康知识水平的差异，结果显示，对于六个方面的心理健康科普内容，认为有心理健康知识需求的居民，比认为不需要的居民均报告了更高的心理健康知识水平（见表 12）。结果提示，有更多心理健康科普需求的居民常常会更主动地关注心理健康信息，从而有更高的心理健康知识水平。

表 12　居民心理健康科普需求与心理健康知识水平的关系

科普内容	是否需要	人数(n)	心理健康知识水平（M±SD）	t	p
教育孩子	否	4245	63.55±12.73	3.99	<0.001
	是	5343	64.58±12.27		
婚姻恋爱	否	7743	63.64±12.50	7.80	<0.001
	是	1845	66.16±12.22		
职业指导	否	7366	63.50±12.53	8.98	<0.001
	是	2222	66.20±12.11		

续表

科普内容	是否需要	人数(n)	心理健康知识水平(M±SD)	t	p
人际交往	否	5158	63.23±12.68	7.60	<0.001
	是	4430	65.17±12.17		
自我调节	否	4012	62.72±12.36	9.38	<0.001
	是	5576	65.14±12.47		
心理疾病的治疗与预防	否	5163	63.07±12.64	9.01	<0.001
	是	4425	65.36±12.18		

资料来源：2021年北京市居民心理健康素养调查。

四　建议

近年来，国家和各级地方政府高度重视心理健康工作，出台了一系列心理健康服务政策，但在具体心理健康科普工作推进过程中，要做到有的放矢，提供更多、更好、居民接受度更高的科普服务，需要首先厘清居民在心理健康科普方面的实际需求，这正是本次调查研究的意义所在。本调查结果显示，居民在心理健康科普的内容、形式、获取途径和心理服务方式四个方面均报告了较高的需求，并且不同性别、年龄、学历和户籍类型的居民存在一定的群体差异。为做好居民心理健康科普工作，提高居民心理健康知识水平，本报告提出以下建议。

（一）用适应居民需求的内容来提供相适宜的心理健康科普服务

调查中发现，居民对"自我调节"的知识需求占比最高，对"教育孩子"、"人际交往"、"心理疾病的治疗与预防"也有较高的需求水平。这一结果与"健康中国行动"中提高"自我调适能力"以及关注儿童青少年心理健康等要求一致。各地、各机构在具体的心理健康科普实践中，要根据居民群体不同年龄、性别特征，从不同居民可能出现的生活困扰或者心理发展主题出发，提供内容适宜的心理健康科普服务，进一步提高居民参与、支持，乃至主动推广心理健康科普的意识。同时，要关注疫情防控常态化下的社会心理变化，以及关注农村老年人、留守儿童等特殊群体的心理健康，关注公务员、医务人员等职业人群心理状况，对这些不同社会和生活环境、不同职业特征人群，开展差异化的心理健康教育服务。

（二）创作多种形式的居民喜闻乐见的心理健康科普作品

本次调查中，在心理健康科普的形式方面，"问答式"和"趣味式"最受居民喜欢，"系统式"和"检索式"也有较大的需求。这提示我们，将心理健康领域的科学研究成果转化为居民的心理健康知识和技能，并非一个简单的过程，需要在多种形式上进行转换，转换为普通大众能够看得懂、听得明白的科普作品。具体来讲，"问答式"具有针对性强、互动性好和简单直接的特点，方便解决居民的心理困惑。"趣味式"是将心理健康知识融入段子、动画等进行科普，具有方便理解、贴近生活的特点，便于将科学知识向公众服务转化。"系统式"提供系统的心理健康知识体系，对于渴求更多心理健康知识，或者与心理健康相关的工作人员来讲，可能具有更强的需求。"检索式"可以提供心理健康知识库来检索相关信息，内容丰富，是网络发展为科普带来的便利，年轻人和高学历居民更加喜爱。总体来讲，心理健康科普中要结合具体目标和受众，综合运用这些科普形式来创作更有效、更高质量的心理健康科普作品。

（三）在知识传播途径上注重传统媒体和新媒体平台的优势互补

调查发现，短视频 APP 等新媒体已经成为居民最希望的知识传播途径，但电视、广播等传统媒体在老年人、低学历和农村居民群体中依然有很高的需求。对此，在心理健康科普中，传统媒体与新媒体的传播途径均不可或缺，要争取优势互补。在知识传播方面，传统媒体与新媒体各具优势：传统媒体有较强的公信力、知名度，加上专业化的运作机制，确保了知识传播的科学性、准确性；新媒体具有内容丰富、及时快捷、交互性强等优势，令心理健康知识传播在广度、深度和持续性方面大大延伸。调查结果显示，多数居民最希望通过视频的途径来获取心理健康知识，这启发我们心理健康科普宣传的作品在关注影视剧等传统视频媒体的同时，更要在制作短视频等形式的科普作品方面加大投入力度，这样心理健康知识传播会更广泛，居民也更容易入脑入心。

（四）提供多层次服务方式以更好地满足不同居民的服务需求

调查结果显示，"一对一面谈"是居民接受意愿最高的心理服务方式，而面对面心理服务也是心理咨询与心理治疗服务中最常用的做法。但目前提供心理咨询与心理治疗服务的医疗机构、社会机构等的服务能力无法满足居民的心理健康服务需求，因此，建议利用现有医疗卫生服务机构，即通过推进落实《乡镇卫生院服务能力评价指南（2019版）》和《社区卫生服务中心服务能力评价指南（2019版）》提出的在公共卫生科或预防保健科"增设心理咨询室，设有独立业务用房，有专（兼）职人员，诊室设置安静、温馨，一人一诊室"等标准服务单元建设，进一步强化基层卫生服务机构的心理健康服务能力，就近为居民提供方便、便捷、规范、多层次的心理健康服务。

综上所述，提高心理健康科普工作水平，应在内容、形式、途径和服务方式上实现精准管理。以农村老年人为例，他们年龄大，且学历相对较低，根据本报告中居民科普需求现状，以"自我调节"和"心理疾病的治疗与预防"的心理健康知识为重点，匹配更多"问答式"和"趣味式"的科普作品，利用"短视频APP"或"电视"传播途径来有针对性地开展科普工作。另外，条件成熟的地区，可以根据居民社会人口学特征对应的心理健康科普个性化需求，利用网络信息技术推送相适宜的心理健康科普内容，有效消除过去千篇一律模式的弊端，实现心理健康内容、目标人群、作品形式和传播途径等多因素的最佳匹配，能给居民带来良好体验，从而有效提高受众黏合度。

参考文献

陈祉妍、王雅芯、郭菲、章婕、江兰，2019，《国民心理健康素养调查》，载傅小兰、张侃主编《中国国民心理健康发展报告（2017~2018）》，社会科学文献出版社，第220~263页。

高文斌、樊春雷、王利刚、陶婷，2016，《普及心理科学与建设健康中国》，《中国科学院院刊》第11期，第1187~1197页。

黄志平，2011，《长沙、西安、无锡三城市居民精神健康素养研究》，博士学位论文，中南大学，长沙。

疾病预防控制局：《关于加强心理健康服务的指导意见》，2017，http：//www.nhc.gov.cn/jkj/s5888/201701/6a5193c6a8c544e59735389f31c971d5.shtml。

Li, F., Cui, Y., Li, Y., Guo, L., Ke, X., Liu, J., ... Leckman, J. F. 2022. "Prevalence of Mental Disorders in School Children and Adolescents in China: Diagnostic Data From Detailed Clinical Assessments of 17, 524 Individuals." *Journal of Child Psychology and Psychiatry* 63 (1): 34–46. doi: 10.1111/jcpp.13445.

Li, W., & Reavley, N. 2020. "Recognition and Beliefs About Treatment for Mental Disorders in Mainland China: A Systematic Review and Meta-Analysis." *Social Psychiatry and Psychiatric Epidemiology* 55 (2): 129–149. doi: 10.1007/s00127-019-01799-3.

WHO. 2021. *Comprehensive Mental Health Action Plan 2013-2030*. World Health Organization, Geneva.

Zhong, B. L., Ruan, Y. F., Xu, Y. M., Chen, W. C., & Liu, L. F. 2020. "Prevalence and Recognition of Depressive Disorders Among Chinese Older Adults Receiving Primary Care: A Multi-Center Cross-Sectional Study." *Journal of Affective Disorders* 260: 26–31. doi: 10.1016/j.jad.2019.09.011.

B.9
2022年我国不同人群
人生意义感与心理健康状况调查报告

陈祉妍　郭菲　方圆　蔡济民*

摘　要： 人生意义的寻找与获得既是心理发展中的一项重要任务，又是影响心理健康的重要因素。本报告根据2022年对青少年、高校学生、成年职业人群三类群体总计172559人的调查，展现当前我国不同年龄人群的人生意义感现状，分析人生意义感与心理健康等因素的关系，并提出对策建议。调查采用人生意义问卷、空虚感量表、流调中心抑郁量表（简版）等工具。结果发现，青少年群体随着年龄增长而迷茫感有所增强；在18～32岁，越来越多的人找到人生意义，此后人生意义感保持在较高水平。对于"我的生活有明确的目标"这一代表拥有人生意义的表述，63.0%的青少年、63.0%的高校学生、66.3%的成年职业人群表示赞同。人生意义感与抑郁、空虚感呈显著的负相关。无论是对青少年还是对成年职业人群来说，家庭社会经济地位越高，人生意义感均越强；对于高校学生来说，对学校和专业越喜欢，人生意义感越强；对已婚人群来说，有子女者的人生意义感更强，同时人生意义感越强，后续生育意愿越强。

---

* 陈祉妍，博士，中国科学院心理研究所教授，中国科学院心理研究所国民心理健康评估发展中心负责人，主要研究领域为国民心理健康评估与促进；郭菲，博士，中国科学院心理研究所助理研究员，研究方向为儿童青少年社会情绪与行为发展、家庭教养、心理测评等；方圆，博士，中国科学院心理研究所博士后，研究方向为心理健康大数据；蔡济民，中国科学院心理研究所、中国科学院大学硕士研究生，研究方向为发展与教育心理学。

关键词： 人生意义　空虚感　抑郁　青少年　高校学生

一　引言

（一）人生意义的心理健康价值

人生意义，不仅是哲学问题，也是心理学问题。心理学家从不同角度、使用不同的概念探讨这一问题。

人生意义的寻找与获得是心理发展中的一项重要任务。精神分析学派之一的自我心理学代表学者埃里克森在人的心理社会发展阶段中提出"自我同一性"的概念，强调要青少年探索自我，找到自己的人生定向。同时，他也指出，在现代社会，很多人会延缓自我同一性的达成，需要更长时间的寻找。自我同一性的达成有利于个体的心理健康，而自我同一性弥散、早闭、延缓均不利于心理健康。

人生意义的寻找与获得是一种基本的心理需要，意义感的缺失会导致心理健康问题。这是存在主义心理学代表人物之一、"意义疗法"的创始人弗兰克尔的观点。存在主义心理学是对人生意义最为重视的学派。存在主义者认为人生没有给定的唯一意义，而每一个个体要自己追寻人生意义的答案。弗兰克尔指出，现代的心理疾病与弗洛伊德时期不同，比基本本能的压抑更突出的是现代人普遍感到空虚，是意义的缺失。

关于人生意义的心理学研究如涓流不息，却从未成为主流。随着积极心理学的兴起，心理学者开始将关注点投向各种积极的心理状态与心理特征，人生意义的研究日渐丰富。大量研究证明了人生意义与心理健康的关系。缺乏人生意义，与焦虑、抑郁、自杀意念等相关联，而拥有人生意义，与生活满意度、幸福感等积极指标相关联。我国许多研究者也关注了青少年（金泽勤，2012；张利、刘便荣，2018）、高校学生（耿永红、张小远，2008；马慧玲，2008；谢杏利、邹兵、黄中岩，2012；张春雨等，2013）及其他人

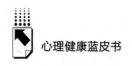
群（刘视湘、孙燕、杜晓鹏，2020）的人生意义感及其影响。总的来说，人生意义在促进个人成长、应对逆境、创伤康复等方面具有重要意义。

（二）当今青年的人生意义问题

1980 年 5 月 1 日，《中国青年》杂志刊登了一封青年读者的来信，标题为《人生的路呵，怎么越走越窄》，署名为"潘晓"。这封来信引发了一场以青年为主、社会各界踊跃参加的关于人生意义的大讨论，持续半年之久。潘晓来信中引用了曾经深深触动她的保尔·柯察金的名句："人的一生应当这样度过：当回忆往事的时候，他不会因为虚度年华而悔恨，也不会因为碌碌无为而羞愧……"但同时她表达了自己作为一名青年女工在现实生活中的痛苦与迷茫。

那场大讨论已经过去了四十多年，当今的世界、社会和青年都发生了很大的变化。当事人"潘晓"在 2010 年写道："我已经是一个'80 后'儿子的母亲。在他眼里，我们当时的那种真诚，那种勇气，那种全情投入早已变得遥远而不可思议。"随着社会的变化，人生意义的探求似乎已经不再让一代人激情澎湃。2012 年，北大中文系钱理群教授在一个专题研讨会上提出了"精致的利己主义"的概念。[①] 由于"精致的利己主义"精辟概括了一类当代人，这一概念迅速流行，并留在了了当代语言中。2019 年，钱理群在《文化纵横》的采访中进一步阐明："应该注意的是，我提的是'精致的利己主义'，不是'个人主义'，不能把利己主义和个人主义混为一谈。……但问题在哪里？"

部分青年人生意义的缺失也引发了心理健康工作者的关注。曾任北京大学心理健康教育与咨询中心副主任的徐凯文（2018）基于临床案例与调研结果提出了"空心病"的概念，这是一种"价值观缺陷所致心理障碍"，患者表现出抑郁症状，伴有强烈的孤独感、无意义感。"空心病"的提出引发

---

① 《大学里绝对精致的利己主义者》，https：//www.sohu.com/a/119916180_ 384562，2022 年12 月31 日。

了很多心理健康工作者和普通公众的关注，近年来常常用来描述青少年与青年的心理健康问题。

与此同时，需要注意的是，青年的人生意义缺失问题在当代是全球性的。世界经济论坛每年邀请全球专家参加"全球风险感知调查"（Global Risks Perception Survey），基于调查发布的《2022 全球风险报告》（*The Global Risks Report 2022*）分析了当前经济、社会、环境与科技方面的主要风险。在总共 37 项风险中，23.0%的调查对象选择了"心理健康状况恶化"，排在第 4 位，7.1%的调查对象选择了"年轻人感到幻灭"，排在第 14 位。

因此，本调查聚焦人生意义感的测量，通过对青少年、高校学生、成年职业人群三类群体的调查，展现当前我国不同年龄人群的人生意义感现状，分析人生意义感与心理健康等因素的关系，并提出对策建议。

二　研究方法

（一）研究对象

本调查样本包括青少年、高校学生、成年职业人群，有效样本总计 172559 人。其中男性占 38.7%，女性占 61.3%。样本分布情况见表 1。

表 1　人生意义感调查的样本分布情况

单位：人，%

人群		人数	百分比
青少年	小学阶段	15113	8.8
	初中阶段	15633	9.1
	高中阶段	22728	13.2
高校学生	本科阶段	77034	44.6
	硕士阶段	19367	11.2
	博士阶段	12287	7.1

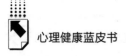
续表

人群		人数	百分比
成年职业人群	专业技术人员	3069	1.8
	公司职员	2136	1.2
	公务员	1990	1.2
	管理人员	881	0.5
	工人	529	0.3
	无业/失业人员	539	0.3
	其他	1253	0.7
合计		172559	100.0

资料来源：中国科学院心理研究所国民心理健康数据库2022年心理健康蓝皮书数据集。

（二）研究工具

1. 人生意义问卷

人生意义问卷（Meaning in Life Questionnaire，MLQ）是国内外应用最广泛、心理测量学指标最好的人生意义评估工具，为Steger于2006年编制，主要用于评估个体的人生意义感（Steger et al.，2006）。该量表包括拥有意义（the Presence of Meaning）和寻找意义（the Search for Meaning）两个分量表。[1] 拥有意义分量表测量的是一个人在多大程度上感到自己的人生是有意义的，寻找意义分量表测量的是一个人在多大程度上努力寻找人生意义或深化对人生意义的理解。以往研究显示，前者与抑郁、焦虑呈负相关，而后者与抑郁、焦虑呈正相关。量表共有10题，每个分量表包含5个题目，使用7点评估，1代表"完全不符合"，7代表"完全符合"。虽然该量表不像症状量表那样有检出心理健康风险的划段分，但Steger等（2006）推荐以24分为界划分两个分量表的高低分，从而将得分情况划分为四个象限，分

---

[1] 不同学者对本工具的两个分量表选择了不同的中文译名，包括"人生意义体验"与"人生意义寻求"（王孟成、戴晓阳，2008）、"生命意义感"与"寻求意义感"（刘思斯、甘怡群，2010）、"拥有意义感"与"寻求意义感"（王鑫强，2013）。本报告在确定分量表名称时重点参考了最后一种。

别代表人生意义感的不同状态。在本次调查总样本中，拥有意义分量表的平均值为 24 分，而寻找意义分量表的平均值为 25 分，因此在划分四个象限时将寻找意义分量表的划段分提高了 1 分。拥有意义分量表在本次调查各样本中的 Cronbach's α 系数为 0.83~0.85，寻找意义分量表在本次调查各样本中的 Cronbach's α 系数为 0.87~0.90。

2. 空虚感量表

空虚感量表为本次调查自编工具，用于评估个体主观体验上的空虚感。共包含 3 个题目，分别为"我感到空虚"、"我感到无聊"和"我觉得没意思"。采用 5 点评估，1 代表"从不"，2 代表"很少"，3 代表"有时"，4 代表"经常"，5 代表"总是"。分数越高代表空虚感越强。本次调查各样本中的 Cronbach's α 系数为 0.89~0.92。

3. 流调中心抑郁量表（简版）

流调中心抑郁量表（The Center for Epidemiological Studies Depression Scale，CES-D）为美国国家心理健康中心的 Radloff 于 1977 年编制，在国际上被广泛用于对普通人群进行抑郁症状的筛查，适用于青少年、成年和老年人群。中文简版共 9 题（CESD-9），由何津等于 2013 年修订（何津等，2013）。量表要求答卷者使用 0~3 评定最近一周内症状出现的频次。量表得分 0~9 分代表无抑郁风险，10~16 分代表轻度抑郁风险，17~27 分代表重度抑郁风险。该工具在本次调查各样本中的 Cronbach's α 系数为 0.84~0.91。

三 不同人群的人生意义感现状及相关因素

（一）不同年龄群体的人生意义感现状

1. 青少年人生意义感现状

青少年群体在拥有意义分量表上的平均值为 24.5 分，标准差为 6.5 分；在寻找意义分量表上的平均值为 25.4 分，标准差为 6.4 分。两个分量表分别采用24分、25分划段，将青少年在人生意义感上的现状分为4类（见图1）。

由图1可见，右上第一象限为两个分量表中均为高分的个体，他们感到人生是有意义的，但仍在寻找意义。人生意义的寻找，本身就是一个持续深化、不会终止的过程。在青少年群体中，有37.0%处于这一象限。左上第二象限为拥有意义分量表高分、寻找意义分量表低分的个体，他们感到人生是有意义的，也不再积极寻找意义，满足于自己当前已经确定的意义。在青少年群体中，有12.1%处于这一象限。左下第三象限为两个分量表中均为低分的个体，缺乏人生意义感，但同时并没有积极寻找意义。这一群体可能没有意识到追寻人生意义的重要性，也容易出现心理健康问题。在青少年群体中，有38.0%处于这一象限。右下第四象限为拥有意义分量表低分、寻找意义分量表高分的个体，当前没有找到人生意义，同时在积极寻找的过程之中。这一象限的个体可能感到迷茫、痛苦。在青少年群体中，有12.8%处于这一象限。

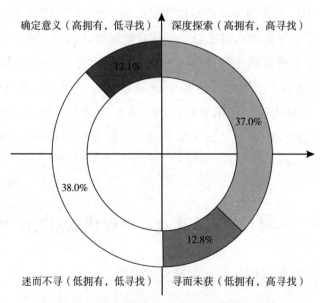

图1 青少年四类意义感状态的分布情况

资料来源：中国科学院心理研究所国民心理健康数据库2022年心理健康蓝皮书数据集。

人生意义问卷的因素结构非常清晰，探索性因素分析抽取 2 个因子，解释率为总方差的 69.32%。选取两个因子中载荷最高的一题为例，展现青少年人生意义感的具体选择比例。

在"我的生活有明确的目标"（拥有意义分量表）一题中，有 17.0%的青少年调查对象回答"不符合"①，有 20.0%的回答"说不清"，有 63.0%的回答"符合"②。

在"我正在寻找自己生活的意义"（寻找意义分量表）一题中，有 15.3%的青少年调查对象回答"不符合"，有 16.2%的回答"说不清"，有 68.5%的回答"符合"。

2. 高校学生人生意义感现状

高校学生群体在拥有意义分量表上的平均值为 24.1 分，标准差为 6.1 分；在寻找意义分量表上的平均值为 25.4 分，标准差为 6.0 分。对比 2008 年 531 名大学生的测评结果（拥有意义的平均值为 26.89~27.13 分，寻找意义的平均值为 22.68~23.50 分）（王孟成、戴晓阳，2008），本次调查高校学生拥有意义的得分显著更低（$p < 0.01$），寻找意义的得分显著更高（$p < 0.01$）。与 Steger 等（2006）发表的美国大学生的结果（拥有意义的平均值为 23.5~23.8 分，寻找意义的平均值为 23.1~23.4 分）相比，本次调查高校学生拥有意义的得分无显著差异，寻找意义的得分显著更高（$p < 0.01$）。在寻找意义分量表上更高的得分，似乎提示着当前高校学生对于人生意义感到更为迷茫。

将本次调查的大学生各题目得分与 Steger 等（2006）发表的美国大学生各题目得分进行对比，也发现类似的趋势（见表2）。

两个分量表分别采用 24 分、25 分划段，将高校学生在人生意义感上的现状分为 4 类（见图2）。在高校学生群体中，对应各象限的人数比例依次为：深度探索 35.6%，确定意义 11.1%，迷而不寻 40.0%，寻而未获 13.4%。

---

① "不符合"包括"完全不符合"、"大部分不符合"和"有些不符合"三类选项，下同。

② "符合"包括"有些符合"、"大部分符合"和"完全符合"三类选项，下同。

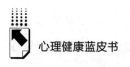
表2 中美大学生在人生意义问卷中各题的分值对比

单位：分

	中国大学生（2022）			美国大学生（2006）		
	平均值	标准差	r	平均值	标准差	r
拥有意义						
1	4.7	1.4	0.63	4.1	1.7	0.72
4	4.9	1.5	0.78	4.7	1.5	0.71
5	5.1	1.4	0.77	5.1	1.3	0.66
6	4.7	1.5	0.77	4.4	1.6	0.67
9	4.8	1.7	0.71	5.6	1.5	0.65
寻找意义						
2	5.1	1.4	0.68	4.3	1.6	0.68
3	5.1	1.4	0.73	5.0	1.4	0.63
7	5.2	1.4	0.76	4.4	1.5	0.70
8	5.1	1.4	0.75	4.8	1.5	0.70
10	5.0	1.5	0.64	4.5	1.7	0.77

注：r 为校正项目-总分相关。

资料来源：中国大学生数据来自中国科学院心理研究所国民心理健康数据库2022年心理健康蓝皮书数据集，美国大学生数据来自Steger等（2006）的研究报告。

选取两个因子中载荷最高的一题为例，展现高校学生人生意义感的具体选择比例。在"我的生活有明确的目标"（拥有意义分量表）一题中，有16.3%的高校学生调查对象回答"不符合"，有20.7%的回答"说不清"，有63.0%的回答"符合"。在"我正在寻找自己生活的意义"（寻找意义分量表）一题中，有13.9%的高校学生调查对象回答"不符合"，有16.4%的回答"说不清"，有69.7%的回答"符合"。

3. 成年职业人群人生意义感现状

成年职业人群在拥有意义分量表上的平均值为24.4分，标准差为6.7分；在寻找意义分量表上的平均值为24.6分，标准差为6.5分。两个分量表分别采用24分、25分划段，将成年职业人群在人生意义感上的现状分为4类（见图3）。在成年职业人群中，对应各象限的人数比例依次为：深度探索36.6%，确定意义15.7%，迷而不寻36.0%，寻而未获11.7%。

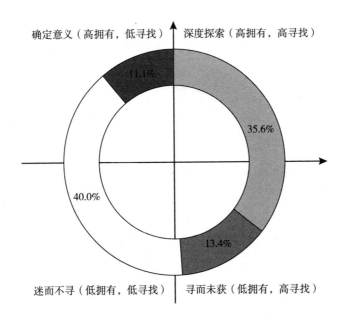

图 2 高校学生四类意义感状态的分布情况

资料来源：中国科学院心理研究所国民心理健康数据库 2022年心理健康蓝皮书数据集。

选取两个因子中载荷最高的一题为例，展现成年职业人群人生意义感的具体选择比例。在"我的生活有明确的目标"（拥有意义分量表）一题中，有 18.1% 的成年职业调查对象回答"不符合"，有 15.6% 的回答"说不清"，有 66.3% 的回答"符合"。在"我正在寻找自己生活的意义"（寻找意义分量表）一题中，有 19.4% 的成年职业调查对象回答"不符合"，有 13.9% 的回答"说不清"，有 66.7% 的回答"符合"。

（二）人生意义感与抑郁、空虚的关系

1. 人生意义感与抑郁、空虚的相关性

人生意义问卷两个分量表在 Steger 等（2006）的报告中是独立的，而在我国的研究中发现存在一定的正相关（王孟成、戴晓阳，2008；王鑫强，2013）。本调查样本中，拥有意义与寻找意义两个分量表得分呈现正相关，在青少年、

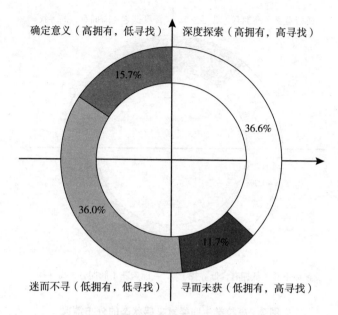

确定意义（高拥有，低寻找）　深度探索（高拥有，高寻找）

15.7%

36.6%

36.0%

11.7%

迷而不寻（低拥有，低寻找）　寻而未获（低拥有，高寻找）

图3　成年职业群体四类意义感状态的分布情况

资料来源：中国科学院心理研究所国民心理健康数据库 2022 年心理健康蓝皮书数据集。

高校学生和成人职业群体中的相关系数分别为 0.58、0.61 和 0.43。

人生意义问卷的两个分量表与流调中心抑郁量表、空虚感量表的得分均呈负相关，其中，拥有意义与抑郁、空虚感呈中等程度的负相关，系数分别为 -0.48 和 -0.41；寻找意义与抑郁、空虚感呈中低水平的负相关，系数分别为 -0.27 和 -0.21。这一结果显示，当一个人感到自己的人生拥有意义时，抑郁、空虚等负面情绪体验通常处在较低水平。另外，当一个人在寻找自己的人生意义时，抑郁、空虚等负面情绪体验也可能较低。横断面数据的相关无法证明因果方向，因此既可能是拥有意义和寻找意义对一个人的心理健康具有保护作用，也可能是当一个人处在负面情绪之中时会更多感到人生的迷茫，很可能这两个方向上的影响都同时存在。

根据人生意义感两个分量表划分的四类状态，比较分别处于四类状态者的抑郁、空虚感得分，组间差异均显著（$F = 4622$，$p < 0.01$；$F = 6987$，$p <$

0.01）。由图4可见，没有找到人生意义的两组人（"寻而未获"和"迷而不寻"）在抑郁和空虚感水平上均更高。由于样本量较大，差异检验显示四类状态者之间的抑郁、空虚感差异均显著。

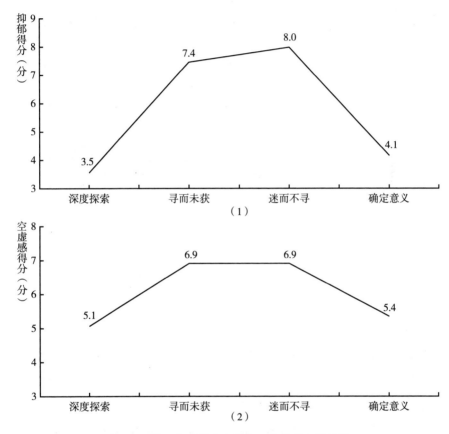

图4　四类意义感状态在抑郁、空虚感上的差异

资料来源：中国科学院心理研究所国民心理健康数据库2022年心理健康蓝皮书数据集。

　　具体看"我感到空虚"一题的选择情况，在总样本中，有46.5%的回答"从不"，有33.2%的回答"很少"，有12.8%的回答"有时"，有5.2%的回答"经常"，有2.3%的回答"总是"。而如图5所示，"深度探索"与"确定意义"两组的空虚感程度较低，仅有10.1%~12.3%的时常感到空虚（"有时"、"经常"和"总是"的比例之和）；而"迷而不寻"与"寻而未获"两组的空虚感程度较高，分别有 28.8% 和 29.1% 时常（"有时"、"经常"和"总是"）感到空虚，远高于前两组。

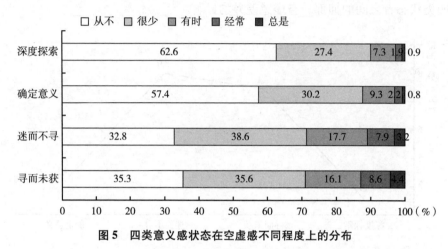

图5 四类意义感状态在空虚感不同程度上的分布

资料来源：中国科学院心理研究所国民心理健康数据库 2022 年心理健康蓝皮书数据集。

2. 人生意义感与抑郁、空虚感在不同年龄段的趋势

根据每一年龄在拥有意义、寻找意义、抑郁和空虚感 4 个变量上的均值绘制折线图，呈现不同年龄上的差异趋势。青少年与高校学生的结果见图 6，成人职业群体的结果见图 7。本次调查中青少年样本的年龄跨度主要集中在 11~19 岁，高校学生群体的年龄跨度主要集中在 18~23 岁，成人职业群体的年龄跨度主要集中在 20~60 岁。

由图 6 可见，拥有意义的水平在青少年阶段呈随年龄而下降的趋势，而在大学阶段呈随年龄而轻微上升的趋势。相关分析的结果也是如此，在青少年群体中，拥有意义与年龄呈负相关，相关系数为 -0.09（$p<0.01$），而在高校学生群体中，拥有意义与年龄呈正相关，相关系数为 0.06（$p<0.01$）。由图 7 可见，拥有意义的水平在成年阶段呈先上升后平稳的趋势，以 32 岁为拐点。成年职业群体中，32 岁及以下样本中拥有意义与年龄的相关系数为 0.19（$p<0.01$），32 岁以上样本中两者的相关系数为 -0.05（$p<0.01$）。上述拥有意义得分的年龄趋势显示，青少年阶段，随着年龄增长，青少年的

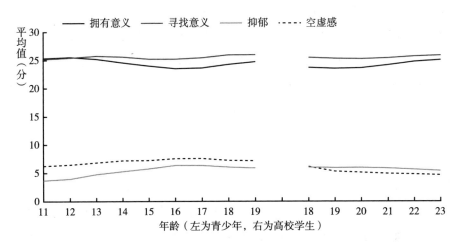

图6　青少年与高校学生在意义感、抑郁、空虚感上的年龄变化

资料来源：中国科学院心理研究所国民心理健康数据库2022年心理健康蓝皮书数据集。

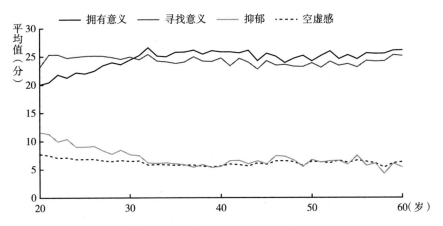

图7　成年职业群体在意义感、抑郁、空虚感上的年龄变化

资料来源：中国科学院心理研究所国民心理健康数据库2022年心理健康蓝皮书数据集。

迷茫感有所增强；在18岁到32岁间，越来越多的人找到人生意义，此后人生意义感保持在较高水平。意义感的这一年龄趋势与以往国民心理健康调查中发现的心理健康年龄发展趋势较为贴近。

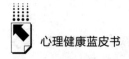

寻找意义的年龄趋势表现出与拥有意义不同的特征。总的来看，寻找意义的水平在各年龄间保持基本平稳。寻找意义与年龄的相关系数，在青少年、高校学生、32岁及以下成年职业人群、32岁以上成年职业人群中分别为0.02、0.02、0.00和-0.04（$p<0.01$）。这一结果显示，在各年龄人群中，寻找人生意义的动力基本保持稳定。

拥有意义与寻找意义两个分量表的得分范围一致，从图6和图7可以直观地看到这两个分量表之间的分数高低关系：在12~30岁寻找意义得分更高，30岁以后则是拥有意义得分更高。

此外，与人生意义感显著相关的抑郁、空虚感也表现出不同年龄的变化趋势。抑郁得分与年龄的相关系数在青少年中为0.17（$p<0.01$）、在高校学生中为-0.03（$p<0.01$）、在成年职业群体中为-0.16（$p<0.01$），即抑郁水平在青少年阶段随着年龄增加而升高，在成年阶段随着年龄增加而降低，这一结果与以往国民心理健康调查结果一致。

空虚感表现出与抑郁有些相似的年龄变化趋势。空虚感得分与年龄的相关系数在青少年中为0.14（$p<0.01$）、在高校学生中为-0.19（$p<0.01$）、在成年职业群体中为-0.09（$p<0.01$），即空虚感在青少年阶段随着年龄增加而增强，在大学阶段随着年龄/年级的增加而较快减弱，在成人阶段随着年龄的增长而减弱。

（三）人生意义感与其他因素的关系

1. 学历、收入与人生意义感的关系

本次调查发现，学历越高、收入越高的群体，人生意义感越强。在成年职业人群中，不同学历群体在拥有意义和寻找意义上的差异均显著，如图8所示，均呈现随学历而升高的趋势。

在成年职业人群中，不同收入的群体在拥有意义和寻找意义上的差异均显著，如图9所示，拥有意义呈现随收入而升高的趋势，寻找意义呈现随收入而降低的趋势。

在青少年群体中，父母的学历和收入对青少年的人生意义感产生显著影

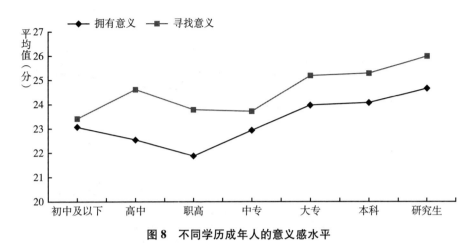

图8　不同学历成年人的意义感水平

资料来源：中国科学院心理研究所国民心理健康数据库2022年心理健康蓝皮书数据集。

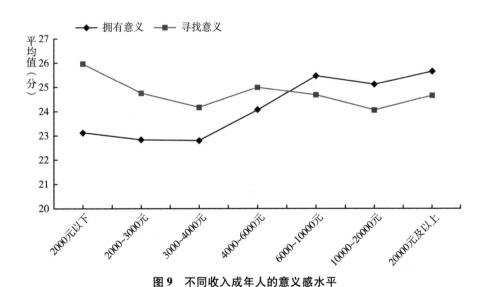

图9　不同收入成年人的意义感水平

资料来源：中国科学院心理研究所国民心理健康数据库2022年心理健康蓝皮书数据集。

响。如图10所示，父亲学历越高，青少年拥有意义和寻找意义的水平均越高。母亲学历对青少年的人生意义感也具有相似的影响。

　　家庭经济状况对青少年的意义感具有显著影响。由图11可见，青少年主观报告的家庭经济状况越好，其拥有意义和寻找意义的水平越高。

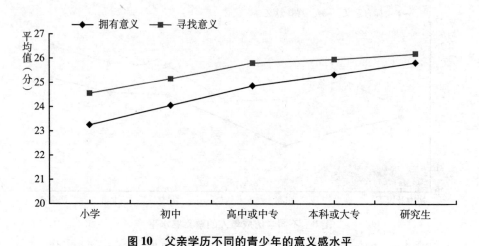

图 10　父亲学历不同的青少年的意义感水平

资料来源：中国科学院心理研究所国民心理健康数据库 2022 年心理健康蓝皮书数据集。

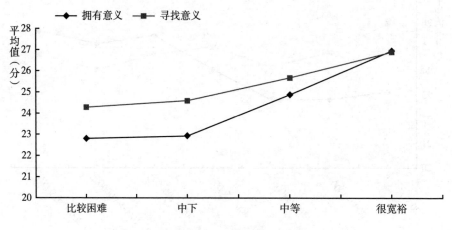

图 11　不同家庭经济状况下青少年的意义感水平

资料来源：中国科学院心理研究所国民心理健康数据库 2022 年心理健康蓝皮书数据集。

　　家庭经济状况与人生意义感的正相关结果与以往研究结果一致。总的来看，自身学历、父母学历越高，个体的意义感水平越高。这表明，知识的学习、眼界的拓展对于人生意义感具有积极影响。自身经济收入与父母提供的经济背景对拥有意义均有正向影响，但对于寻找意义的影响不同：家庭经济状况越好，青少年寻找意义的水平越高；但个人收入较高时，寻找意义的水平降低。这提示，一方面，人生意义感作为一种类似于自我实现需要的高水平需要，是以较低层级的缺失需要的满足为基础的；另一方面，自身的收入与家庭的收入对个人具有不同的意义。当成年人自身获得的收入升高时，寻找意义的动力有所降低，可能是在获得收入的过程中也为人生意义提供了更多答案。

2. 高校学生对学校/专业的喜爱度与人生意义感的关系

针对高校学生群体，本调查分析了高校学生对学校、对专业的喜欢程度与人生意义感的关系。由图 12 可见，41.4%的高校学生喜欢自己的学校（包括"非常喜欢"和"比较喜欢"）、14.0%的高校学生不喜欢自己的学校（包括"非常不喜欢"和"比较不喜欢"），44.7%的高校学生选择"中立"。高校学生对学校的喜欢程度越高，拥有意义与寻找意义两个分量表的得分也越高。

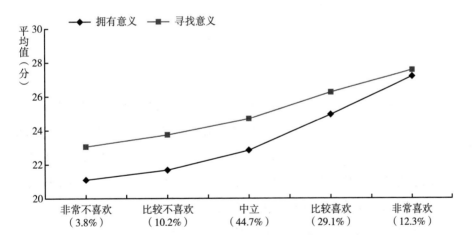

图 12　对学校喜欢程度不同的高校学生的意义感水平

资料来源：中国科学院心理研究所国民心理健康数据库 2022 年心理健康蓝皮书数据集。

由图 13 可见，45.9%的高校学生喜欢自己的专业（包括"非常喜欢"和"比较喜欢"），12.8%的高校学生不喜欢自己的专业（包括"非常不喜欢"和"比较不喜欢"），41.3%的高校学生选择"中立"。高校学生对自己专业的喜欢程度越高，拥有意义与寻找意义两个分量表的得分也越高。高校学生对学校的喜欢程度与人生意义问卷两个分量表的相关系数分别为0.29（拥有意义）和0.22（寻找意义），对专业的喜欢程度与人生意义问卷两个分量表的相关系数分别为0.35和0.25。

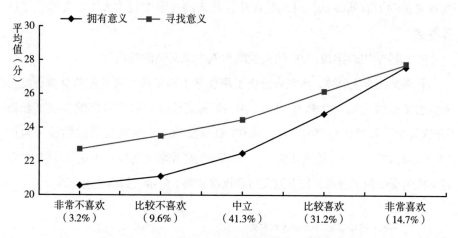

图13　对专业喜欢程度不同的高校学生的意义感水平

资料来源：中国科学院心理研究所国民心理健康数据库2022年心理健康蓝皮书数据集。

这一结果提示，一方面，可能是具有明确人生意义和积极寻找人生意义的高校学生会更努力进入自己喜欢的学校和专业，体现出人生意义感对学业定位的积极促进作用；另一方面，可能是高校学生对自己的学校和专业感到喜爱时更能投入其中，从而有更高水平的人生意义感，体现出学校认同与专业认同对高校学生人生意义感的促进作用。

3. 人生意义感与子女数量、生育意愿度的关系

本次调查分析了成年职业人群的人生意义感与生育子女之间的关系。在本次调查的已婚样本中，8.3%没有子女，60.9%有一个子女，30.8%有多个子女。按此子女个数将成年职业人群样本分成三组，单因素方差分析显示，三组在拥有意义的得分上差异显著，有子女的两组成年人拥有意义的得分显著高于无子女的成年人，而在寻找意义的得分上无显著差异（见图14）。这一结果与以往研究结论一致，即养育子女会增强人生意义感。

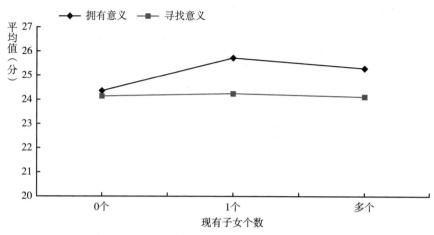

图14　子女个数不同的成年人的意义感水平

资料来源：中国科学院心理研究所国民心理健康数据库2022年心理健康蓝皮书数据集。

本次调查同时询问了已婚人群的生育意愿。结果显示，在没有子女的已婚成年人中，有74.2%的倾向于生育子女；在已婚已育成年人中，有15.0%的倾向于继续生育更多的子女。比较不同生育意愿或继续生育意愿成年人的人生意义感水平，发现组间差异显著。由图15可见，无论是已婚未

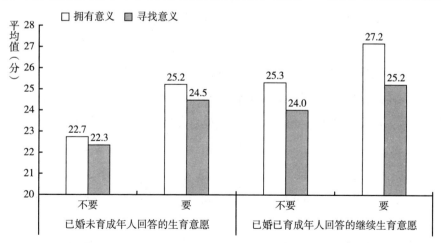

图15　不同生育意愿（是否想要孩子）成年人的意义感水平

资料来源：中国科学院心理研究所国民心理健康数据库2022年心理健康蓝皮书数据集。

育还是已婚已育的成年人，具有生育意愿者的人生意义感水平均高于无生育意愿者。这一结果显示，拥有较高的人生意义感是生育子女意愿的促进因素。当个体感到自己的人生有意义时，会更有信心和愿望养育更多孩子；反之，当个体自己感到人生迷茫时，也会降低生育孩子的动力。

四　讨论与建议

人生意义不仅是哲学问题、心理学问题，也是社会问题。寻找并确立自己的人生意义，是青少年到成年早期的重要心理发展任务，也是持续一生不断深化的过程。在个体层面，拥有人生意义有助于维护和促进心理健康；在群体层面，人生意义感关乎整个社会的心理健康和精神风貌。青年一代对人生意义的追求更是影响着国家与社会未来的发展。"广大青年既是追梦者，也是圆梦人。追梦需要激情和理想，圆梦需要奋斗和奉献。广大青年应该在奋斗中释放青春激情、追逐青春理想，以青春之我、奋斗之我，为民族复兴铺路架桥，为祖国建设添砖加瓦。"[1]

本调查发现，在我国青少年、高校学生和成年职业群体中，约六成人感到自己找到了生活意义。与以往数据相比（王孟成、戴晓阳，2008；刘思斯、甘怡群，2010；张春雨等，2013），当前高校学生的人生意义感略低。在人生意义感较强的情况下，个体的抑郁风险较低，空虚感也较低，人生意义感对心理健康具有显著的保护和促进作用。同时本研究也发现，在大学阶段，学生对学校和专业的喜欢程度与人生意义感存在关联；在成年阶段，已婚人群的生育意愿受到人生意义感的影响。

就如何支持和促进青少年寻找人生意义，让青年"争当伟大理想的追梦人"[2]，提高国民整体的人生意义感和心理健康水平，本研究基于调查分

---

[1] 《习近平：在北京大学师生座谈会上的讲话》，https://baijiahao.baidu.com/s? id＝1599374074905316534&wfr＝spider&for＝pc，最后访问日期：2022年12月24日。

[2] 《习近平：在庆祝中国共产主义青年团成立100周年大会上的讲话》，https://m.gmw.cn/baijia/2022-06/09/35799362.html，最后访问日期：2022年12月24日。

析提出以下建议。

第一，学校开展相关课程与活动，鼓励大中小学生探索人生意义。青少年阶段是人生意义感发展的重要阶段，本调查与其他以往研究结果相似，发现青少年随着年龄的增长，人生意义感有所降低，即迷茫感有所提高。在青少年阶段，随着个体日益独立，抽象思维能力增强，对自我的关注增强，开始越来越多地反思"我是谁""人活着是为了什么"等重要而基本的问题，这是自我同一性发展的关键阶段，也是人生意义感确立的重要阶段。为促进青少年人生意义感的探索发现，应鼓励青少年广泛阅读，丰富实践。学校通过开设分别适合大中小学生心理发展阶段的心理学、哲学课程及其他人文课程，通过在教师引导下的讨论与实践，促进青少年认识自我、思考人生。少先队、共青团组织以人生意义、理想、梦想等为主题，通过组织丰富多彩的活动，促进青少年开阔眼界，确立人生理想与信念。

第二，加强职业定向教育、辅导与服务。职业自我定向是自我同一性的重要内容，事业追求是人生意义感的重要来源。本调查发现，高校学生对自己专业的喜爱与人生意义感呈正相关。为促进青年人找到适合自己的职业定向，引导教育工作需要从更早开始。初中阶段应普遍开设职业生涯方面的课程，高中阶段应深化职业生涯辅导，引导学生逐步认识自我，了解自身兴趣、才能、价值观，同时引导学生探索了解自己感兴趣的职业，包括该职业的伦理价值观、社会贡献、对从业者的要求等，促进学生在日益清晰的认识基础上找到适合自己的职业，选择符合职业定向的专业。大学阶段，高校应为学生提供相对宽松的体验学习和转换院系专业的政策，鼓励大学生积极参与社会实践，深入了解与本专业有关的工作特征。

第三，加强宣传与营造文化氛围。各类媒体信息、文化作品对于人们的人生观、世界观产生着潜移默化的影响。在现代社会中，影响个人心理行为的不仅是身边可及的现实世界，还有人们投入越来越多时间和注意的网络世界。以青少年为例，通过为青少年提供有助于认识世界、深入思考的各类影视、文学、歌曲等作品，引导青少年积极思考和寻找人生意义。营造这一积极有益的文化氛围应从两方面入手：一方面，应鼓励创作更多既有精神内核，又在形式上为人们喜闻乐见的各类文化产品；另一方面，应优先推荐和展示这些文化作品，通过学校、社区、传统媒体、网络平台等向青少年和家庭推荐。

第四，在家庭教育中重视人生意义方面的教育。一些家长可能没有认识到孩子拥有人生意义对于心理健康、个人发展的重要价值，也可能不了解以什么样的方式、在什么时间给予孩子支持和帮助，促进孩子确立人生意义。教育系统、妇联等在组织家长课堂或以其他形式为家庭教育提供支持引导时，要提供给家长有关的知识、技能、观念，提高家长培养孩子寻找并确立人生意义的意识，提高家长引导孩子认识自我、探索人生意义的能力。

参考文献

耿永红、张小远，2008，《医学新生自杀意念与生活意义感、自我接纳和应对方式的关系》，《现代预防医学》第 11 期，第 2074~2075、2077 页。

何津、陈祉妍、郭菲、章婕、杨蕴萍、王倩，2013，《流调中心抑郁量表中文简版的编制》，《中华行为医学与脑科学杂志》第 22 卷第 12 期，第 1133~1136 页。

金泽勤，2012，《531 名高中生生命意义感与心理健康关系调查》，《中国校医》第 4 期，第 318~319 页。

刘视湘、孙燕、杜晓鹏，2020，《老年人社会支持与生活满意度：生命意义及身心健康的中介作用》，《中国临床心理学杂志》第 6 期，第 1265~1269 页。

刘思斯、甘怡群，2010，《生命意义感量表中文版在大学生群体中的信效度》，《中国心理卫生杂志》第 6 期，第 478~482 页。

马慧玲，2008，《在校硕士研究生生命意义研究》，硕士学位论文，南京师范大学。

王孟成、戴晓阳，2008，《中文人生意义问卷（C-MLQ）在大学生中的适用性》，《中国临床心理学杂志》第 5 期，第 459~661 页。

王鑫强，2013，《生命意义感量表中文修订版在中学生群体中的信效度》，《中国临床心理学杂志》第 5 期，第 763~767 页。

谢杏利、邹兵、黄中岩，2012，《大学生自杀态度与生活目的、生命意义感的关系》，《南方医科大学学报》第 10 期，第 1482~1485 页。

张春雨、韦嘉、张进辅、李喆，2013，《师范生职业使命感与学业满意度及生活满意度的关系：人生意义感的作用》，《心理发展与教育》第 1 期，第 101～108 页。

张利、刘便荣，2018，《高职学生生命意义感调查分析》，《广西教育》第 35 期，第 17～20 页。

钱理群，2019，《乡村建设与青年人的精神成长》，《文化纵横》第 6 期。

徐凯文，2018，《人心、人性，远比这个世界任何事物复杂——我在北大当教授》，东方出版社。

Steger, M. F., Frazier, P., Oishi, S., & Kaler, M. 2006. "The Meaning in Life Questionnaire：Assessing the Presence of and Search for Meaning in Life." *Journal of Counseling Psychology* 53：80-93.

B.10
2020~2021年乡村中小学生
心理健康状况调查报告[*]

方圆　王雅芯　张文晋　张胜楠　陈祉妍[**]

摘　要： 与城市儿童青少年相比，乡村儿童青少年的成长资源较为匮乏，
因此需要更多的关注和重视。儿童青少年时期的健康成长会使
个体终身获益，针对这一群体的心理健康状况加强心理干预，
关乎儿童青少年的终身发展。我们对全国乡村中小学生进行了
心理健康状况调查，其中乡村小学生2498人，乡村中学生876
人。本次调查结果显示，乡村中小学生总体心理健康状况较好，
但心理健康高风险的个体应当受到关注。乡村小学生抑郁风险
的检出率为25.2%，焦虑风险的检出率为25.7%；乡村中学生
抑郁风险的检出率为20.0%（其中16.2%为轻度抑郁风险），焦
虑风险的检出率为43.6%（其中34.5%为轻度焦虑风险）。本报
告分析了教育环境、个人品质等方面对乡村中小学生心理健康
的影响。根据本次调查结果，结合乡村中小学生心理健康现状，
本报告提出了以下对策建议：加速建设针对乡村中小学生的心理
健康服务体系，重视乡村中小学生心理健康状况的评估与筛查；

[*] 本报告的乡村中小学生调查工作分别得到香江社会救助基金会与北京成英公益基金会的大力
支持，特此致谢。
[**] 方圆，博士，中国科学院心理研究所博士后，研究方向为心理健康大数据；王雅芯，硕士，
中国科学院心理研究所国民心理健康评估发展中心项目主管，研究方向为应用心理学；张文
晋，硕士，中国科学院心理研究所国民心理健康评估发展中心项目成员，研究方向为发展与
教育心理学；张胜楠，中国科学院心理研究所、中国科学院大学硕士研究生，研究方向为应
用心理学；陈祉妍，博士，中国科学院心理研究所教授，中国科学院心理研究所国民心理健
康评估发展中心负责人，主要研究领域为国民心理健康评估与促进。

加强针对乡村中小学生的心理健康科普与服务；重视乡村留守学生的心理健康建设，倾斜心理健康服务与公益服务资源；鼓励父母增加对乡村中小学生的教育投入；重视乡村中小学生积极心理品质的培育。

关键词： 乡村中小学生　心理健康　问题行为　积极品质

一　引言

随着经济社会结构的变革，中国城市化进程加快，城市和乡村在资源配比上仍然不均衡。与城市儿童相比，乡村中小学生需要更多的关爱和重视，他们的健康成长和权益保护已成为不容忽视的社会问题。儿童青少年时期的健康成长会使个体终身获益，针对这一群体的心理健康状况加强心理干预，关乎孩子们的终身发展。

儿童工作是乡村振兴战略的重要内容。2019 年，《中共中央 国务院关于坚持农业农村优先发展做好"三农"工作的若干意见》指出，要提升农村公共服务水平。实施高中阶段教育普及攻坚计划，加强农村儿童健康改善和早期教育、学前教育。2021 年 6 月实施的《中华人民共和国乡村振兴法》要求，持续改善农村学校办学条件，支持开展网络远程教育，提高农村基础教育质量，加大乡村教师培养力度。同时，关爱乡村儿童也是我国各部门所关注的重要内容。例如，2019 年，教育部、民政部等十个部门出台《关于进一步健全农村留守儿童和困境儿童关爱服务体系的意见》，要求各地将农村留守儿童关爱保护和困境儿童保障纳入政府购买指导性目录，有针对性地为精神关怀缺失、遭受家庭创伤等儿童提供人际调适、精神慰藉、心理疏导等专业性关爱服务。

乡村儿童青少年的心理健康状况应当引起重视。有研究发现，我国贫困地区乡村寄宿制学校儿童的心理健康状况较差（黎煦、朱志胜，2018），与

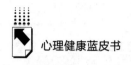
2010 年全国抑郁测量的常模结果相比（章婕等，2010），此次受访的乡村儿童平均抑郁得分约为 18.9 分，高出全国常模的平均得分（13.2 分）约 5.7 分。有 58.7%的受访儿童的抑郁得分超过临界水平（15.0 分）（黎煦、朱志胜，2018）。在不同的心理健康测量指标中，学习焦虑、冲动倾向、过敏倾向及自责倾向的阳性检出率排在前四位（耿芸、赵雄伟，2020），留守儿童心理健康风险检出率高于非留守儿童（刘芳等，2019）。可见，乡村儿童青少年的心理健康状况不容乐观，尤其是处境不利的群体更应得到更多的关注。

基于此，本报告将分析全国乡村中小学生的调查数据，了解当前乡村中小学生的心理健康状况及其影响因素，并关注乡村中小学生的积极个人品质，提出相应的对策建议，为探索儿童青少年人群心理健康服务模式提供实证依据。

二 研究方法

（一）调查对象

本调查的对象包括两个样本群体——乡村小学生和乡村中学生。

1. 乡村小学生

乡村小学生来自安徽、甘肃、广东、黑龙江、湖北、湖南、四川 7 个省份的 16 所小学，共收集问卷 3025 份，获取有效问卷 2498 份，有效回收率为 82.6%。其中，小学男生 1172 人，占 46.9%；小学女生 1277 人，占 51.1%；有 49 人未报告性别，占 2.0%。乡村小学生的年龄范围在 5～15 岁，平均年龄为 10.7 岁，标准差为 1.6 岁，年龄的中位数为 10.9 岁，众数为 12.5 岁。乡村小学生的基本情况如表 1 所示。

2. 乡村中学生

乡村中学生来自云南、四川、山东、广西、河南、湖南、甘肃、贵州、青海 9 个省份的中学，回收问卷 971 份，获取有效问卷 876 份，有效回收率为 90.2%。其中，中学男生 318 人，占 36.3%；中学女生 500 人，占 57.1%；另

表 1　乡村小学生的基本情况

单位：人，%

分布特征	人数	百分比	分布特征	人数	百分比
性别			父亲文化程度		
男	1172	46.9	小学及以下	326	13.1
女	1277	51.1	初中	571	22.9
未报告	49	2.0	高中/职高	312	12.5
年级			中专/大专	132	5.3
一年级	303	12.1	本科及以上	181	7.2
二年级	362	14.5	不知道	884	35.4
三年级	390	15.6	未报告	92	3.7
四年级	578	23.1	母亲文化程度		
五年级	413	16.5	小学及以下	303	12.1
六年级	445	17.8	初中	582	23.3
未报告	7	0.3	高中/职高	248	9.9
年龄			中专/大专	184	7.4
5~7 岁	119	4.7	本科及以上	218	8.7
8 岁	104	4.2	不知道	872	34.9
9 岁	234	9.4	未报告	91	3.6
10 岁	351	14.1	父母关系		
11 岁	407	16.3	非常和睦	1109	44.4
12 岁	311	12.4	比较和睦	458	18.3
13~15 岁	55	2.2	一般	539	21.6
未报告	917	36.7	不太和睦	157	6.3
是否独生子女			很不和睦	146	5.8
是	278	11.1	未报告	89	3.6
否	2117	84.7			
未报告	103	4.1			

资料来源：中国科学院心理研究所国民心理健康数据库乡村儿童心理健康数据集。

有 58 人未报告性别，占 6.6%。乡村中学生的年龄范围为 13~23 岁，平均年龄为 17.0 岁，标准差为 1.3 岁，年龄的中位数为 16.9 岁，众数为 16.7 岁。高一年级 258 人（占 29.4%），高二年级 410 人（占 46.8%），高三年级 202 人（占 23.1%），有 6 人（占 0.7%）未报告年级。乡村中学生的基本情况见表 2。

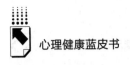

表2 乡村中学生的基本情况

单位：人，%

分布特征	人数	百分比	分布特征	人数	百分比
性别			家中孩子数		
男	318	36.3	1个	54	6.2
女	500	57.1	2个	401	45.8
未报告	58	6.6	3个	258	29.4
年龄			4个	101	11.5
13~15岁	50	5.7	5个及以上	61	7.0
15~17岁	442	50.5	未报告	1	0.1
17~19岁	321	36.6	父亲文化程度		
19~21岁	52	5.9	小学及以下	403	46.0
21岁及以上	4	0.5	初中	363	41.4
未报告	7	0.8	高中或职高	74	8.5
父母关系			中专	6	0.7
很不和睦	18	2.1	大专	2	0.2
不太和睦	29	3.3	本科及以上	5	0.6
一般	84	9.6	未报告	23	2.6
比较和睦	331	37.8	母亲文化程度		
非常和睦	386	44.0	小学及以下	632	72.1
未报告	28	3.2	初中	203	23.2
希望未来获得学历			高中或职高	18	2.1
高中	5	0.6	中专	3	0.3
中专	1	0.1	大专	1	0.1
大专或本科	469	53.5	本科及以上	1	0.1
硕士	264	30.1	未报告	18	2.1
博士	124	14.2			
未报告	13	1.5			

资料来源：中国科学院心理研究所国民心理健康数据库乡村儿童心理健康数据集。

（二）调查工具

1.儿童抑郁量表

采用儿童抑郁量表（Child Depression Inventory，CDI）评估儿童近两周的抑郁症状（Kovacs，1985）。该量表共27题，包含负面情绪、人际问题、效能低下、快感缺乏和负性自尊等抑郁相关症状。每题均由描述不同频度的三句话组成，分别列举了一般反应、中等抑郁症状和严重抑郁症状（如"我偶尔感到不高兴"、"我经常感到不高兴"和"我总是感到不高兴"），依次按0~2记分，分数范围为0~54分，得分越高表明抑郁水平越高。以20分为抑郁风险的划段分：0~19分代表无抑郁风险，20~54分代表有抑郁风险。在本调查中，乡村小学生采用该测评工具，量表的Cronbach's α系数为0.77。

2. 流调中心抑郁量表（简版）

采用流调中心抑郁量表（简版）评估个体一周内的抑郁水平（何津等，2013）。该量表共9题，采用4点评分，从0"少于1天"到3"5~7天"，总分范围为0~27分，得分越高表明个体的抑郁风险越严重。该量表各分数段的含义如下：0~9分，代表无抑郁风险；10~16分代表轻度抑郁风险；17~27分代表重度抑郁风险。在本调查中，乡村中学生采用该测评工具，量表的Cronbach's α系数为0.78。

3. 广泛性焦虑障碍量表

采用广泛性焦虑障碍量表（Generalized Anxiety Disorder 7，GAD-7）测量个体两周内的焦虑症状（Spitzer et al.，2006）。该量表共包含7道题目，采用4点评分，从0"完全不会"到3"几乎每天"，总分范围为0~21分，得分越高表明个体的焦虑水平越高。该量表各分数段的含义如下：0~4分代表无焦虑风险；5~9分代表轻度焦虑风险；10~14分代表中度焦虑风险；15~21分代表重度焦虑风险。在本调查中，乡村小学的中高年级学生和中学生均采用该测评工具，量表的Cronbach's α系数分别为0.80（乡村小学的中高年级学生）和0.81（乡村中学生）。

4. 坚毅力量表（简版）

采用坚毅力量表（Short Grit Scale）（简版）测量个体的坚毅力水平（Duckworth & Quinn，2009）。该量表共8道题，采用5点评分，从1"非常不符合"到5"非常符合"。得分越高，表明个体的坚毅力水平越高。在本调查中，乡村中学生采用该测评工具，量表的Cronbach's α系数为0.75。

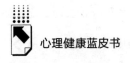
5. 自尊量表

采用 Rosenberg 编制的自尊量表测量个体的自尊水平（Rosenberg，1965）。该量表共包含 10 道题目，采用 4 点评分，从 1 "非常不同意" 到 4 "非常同意"。得分越高，表明个体的自尊水平越高。在本调查中，乡村小学生和中学生均采用该测评工具，量表的 Cronbach's α 系数分别为 0.68（乡村小学生）和 0.73（乡村中学生）。

6. 问题行为量表

根据 Achenbach 等于 2001 年修订的问题行为自评量表中的违纪行为分量表（如 "旷课或逃学" "吸烟" 等）选编（Achenbach & Rescorla，2001：1~9），个体根据自己最近半年的情况回答每项行为发生的频率。该量表共 20 题，采用 3 点计分，从 0 "不符合" 到 2 "非常符合" 或 "常常如此"，得分越高代表个体的问题行为越严重。在本调查中，乡村小学生采用该测评工具，量表的 Cronbach's α 系数为 0.78。

7. 父亲教养投入问卷

采用父亲教养投入问卷中的 22 道题目测量个体的父亲教养投入水平（伍新春等，2015）。该量表分别从生活照顾、学业支持、情感交流等方面描述父亲在孩子教养上的投入行为。改编后由孩子填写。量表采用 5 点计分，从 0 "从不" 到 4 "总是"，将所有题目得分相加，分数范围为 0~88 分，得分越高表明父亲的教养投入水平越高。在本调查中，乡村小学生采用该测评工具，量表的 Cronbach's α 系数为 0.94。

三 调查结果

（一）乡村学生的心理健康现状

1. 乡村小学生的抑郁和焦虑现状

（1）抑郁

本次调查结果显示，乡村小学生的抑郁平均分为 14.3 分，标准差为

7.9分。有74.8%的乡村小学生无抑郁风险，25.2%的乡村小学生有抑郁风险（见图1）。其中，75.0%的男生无抑郁风险，25.0%的男生有抑郁风险；74.7%的女生无抑郁风险，25.3%的女生有抑郁风险。

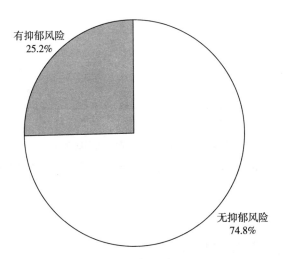

图1 乡村小学生抑郁风险检出率

资料来源：中国科学院心理研究所国民心理健康数据库乡村儿童心理健康数据集。

乡村小学生的抑郁风险检出率不存在显著的年级差异，但抑郁得分的年级差异显著（$F = 2.28$，$p < 0.05$）。其中，小学六年级学生的抑郁得分最高（$M = 15.4$，$SD = 8.4$），小学三年级学生的抑郁得分最低（$M = 13.7$，$SD = 7.8$），详见图2。

（2）焦虑

本次调查结果显示，乡村小学生的焦虑平均分为6.4分，标准差为4.6分。存在轻度及以下焦虑风险的小学生占74.3%；存在中度及以上焦虑风险（"过度焦虑"）的小学生占25.7%（见图3）。

卡方检验结果显示，焦虑风险检出率的性别差异显著（$\chi^2 = 4.42$，$p < 0.05$）。乡村小学女生过度焦虑的人数占比（27.8%）显著高于男生（23.4%）。乡村小学生焦虑风险检出率年级差异也显著（$\chi^2 = 10.66$，$p < 0.05$）。其中，小学

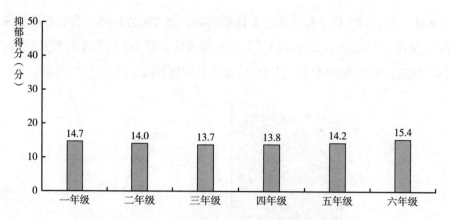

图2 乡村小学生抑郁水平年级差异

资料来源：中国科学院心理研究所国民心理健康数据库乡村儿童心理健康数据集。

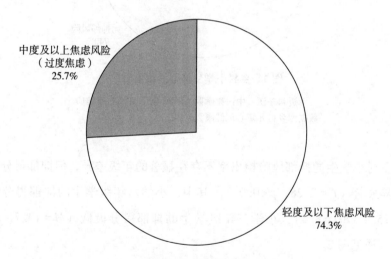

图3 乡村小学生焦虑风险检出率

资料来源：中国科学院心理研究所国民心理健康数据库乡村儿童心理健康数据集。

三年级学生的过度焦虑风险检出率最高（32.1%），小学四年级学生的最低（23.6%）（见图4）。

焦虑得分也存在显著的年级差异（$F = 3.1$，$p < 0.05$），总体上，随着年级上升，焦虑水平呈现下降趋势（见图5）。

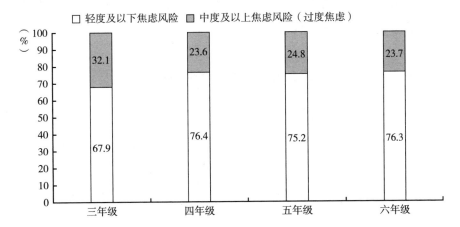

图4 乡村小学生焦虑风险检出率的年级差异

资料来源：中国科学院心理研究所国民心理健康数据库乡村儿童心理健康数据集。

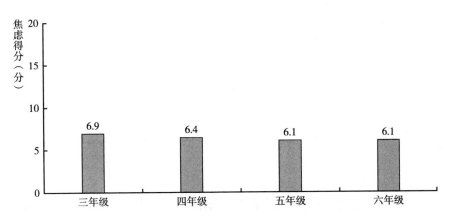

图5 乡村小学生焦虑水平年级差异

资料来源：中国科学院心理研究所国民心理健康数据库乡村儿童心理健康数据集。

2. 乡村小学生的问题行为现状

问题行为是儿童、青少年在成长和发展中出现的阻碍学习、品德和性格健康发展的不正常行为，以及给家庭、社会和学校教育带来麻烦的行为。问题行为是儿童、青少年阶段较为突出的问题。本次调查结果显示，乡村小学

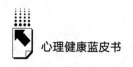

生问题行为的平均分为 4.2 分，标准差为 3.6 分。乡村小学生问题行为发生人数与百分比情况如表 3 所示。

表3　乡村小学生问题行为发生人数与百分比

单位：人，%

序号	问题行为	人数	百分比
1	对性的问题想得过多	857	47.1
2	骂人或说脏话	758	41.6
3	不做作业或抄作业	582	31.9
4	做了不该做的事也不内疚	555	30.5
5	说谎骗人	538	29.5
6	和惹麻烦的朋友在一起	452	24.8
7	在家里、学校或者其他地方违反规则	318	17.5
8	玩火	257	14.0
9	考试作弊	200	11.0
10	离家出走	156	8.6
11	为了寻求刺激而服用药物	134	7.4
12	偷家里的东西	126	7.0
13	背着家长喝酒	118	6.5
14	旷课或逃学	93	5.1
15	吸烟	88	4.9
16	在外面偷东西	62	3.4

资料来源：中国科学院心理研究所国民心理健康数据库乡村儿童心理健康数据集。

乡村小学生问题行为的发生存在显著的性别差异（$t = 5.11$, $p < 0.001$）；乡村小学男生的问题行为（$M = 4.6$, $SD = 3.9$）显著多于女生（$M = 3.7$, $SD = 3.2$）。乡村小学生的问题行为还存在显著的年级差异（$F = 3.30$, $p < 0.05$），其中小学四年级学生的问题行为最少（$M = 3.9$, $SD = 3.4$），小学三年级学生的问题行为最多（$M = 4.7$, $SD = 4.4$）。

3. 乡村中学生的抑郁和焦虑现状

（1）抑郁

本次调查结果显示，乡村中学生的抑郁平均分为 6.75 分，标准差为

4.25 分。有 80.0% 的中学生无抑郁风险,有 16.2% 的中学生存在轻度抑郁风险,有 3.8% 的中学生存在重度抑郁风险(见图 6)。男生和女生的抑郁得分不存在显著差异($t=-0.73$,$p=0.47$),抑郁得分也不存在显著的年级差异($F=0.27$,$p=0.76$)。总体而言,乡村中学生的抑郁症状不明显,但是个别有重度抑郁风险的个体应当引起关注。

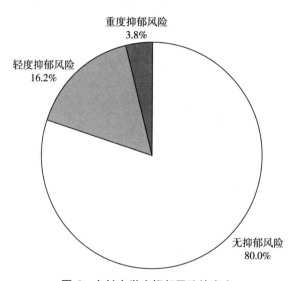

图 6　乡村中学生抑郁风险检出率

资料来源:中国科学院心理研究所国民心理健康数据库乡村儿童心理健康数据集。

（2）焦虑

本次调查结果显示,乡村中学生焦虑平均分为 4.59 分,标准差为 3.45 分。有 56.4% 的乡村中学生无焦虑风险,有 34.5% 的乡村中学生存在轻度焦虑风险,有 8.0% 的乡村中学生存在中度焦虑风险,有 1.1% 的乡村中学生存在重度焦虑风险(见图 7)。焦虑得分存在显著的性别差异($t=-2.31$,$p<0.05$),男生的焦虑得分($M=4.22$,$SD=3.07$)显著低于女生($M=4.78$,$SD=3.57$)。焦虑得分不存在显著的年级差异($F=1.48$,$p=0.23$)。总体而言,乡村中学生的焦虑症状不明显,但是个别存在重度焦虑风险的个体应该引起关注。

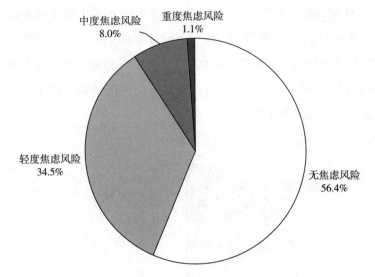

图7 乡村中学生焦虑风险检出率

资料来源：中国科学院心理研究所国民心理健康数据库乡村儿童心理健康数据集。

（二）乡村小学生的父亲教育投入现状

本调查考察乡村小学生父亲教育投入与其心理健康之间的关系。父亲作为影响个体心理社会发展的重要他人，是个体在未来发展的重要方面（如学校教育和未来职业）获取支持与建议的主要来源。因此，父亲如何对待子女、如何与子女沟通等，即父亲对教育子女的投入程度成为影响个体心理健康与发展的重要因素。

本次调查结果显示，乡村小学生父亲教育投入的平均分为 38.4 分，标准差为 19.9 分。父亲教育投入的子女性别差异显著（$t = 2.68$，$p < 0.01$），乡村小学男生的父亲教育投入（$M = 40.3$，$SD = 19.9$）显著高于乡村小学女生（$M = 36.5$，$SD = 19.8$）。

父亲文化程度不同，乡村小学生父亲教育投入的总分差异显著（$F = 5.09$，$p < 0.001$）。父亲的文化程度为小学及以下，父亲教育投入得分最低（$M = 34.8$，$SD = 19.6$）。父亲文化程度为高中及以上，父亲教育投入得分最

高（ $M=43.2$ ， $SD=20.0$ ）。随着乡村小学生的父亲文化程度的上升，父亲教育投入得分逐渐增加（见图8）。

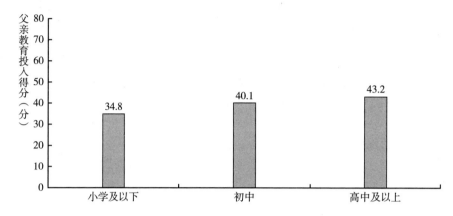

图8　乡村小学生父亲教育投入的文化程度差异

资料来源：中国科学院心理研究所国民心理健康数据库乡村儿童心理健康数据集。

此外，父亲教育投入得分与乡村小学生抑郁得分（ $r=-0.38$ ， $p<0.001$ ）、焦虑得分（ $r=-0.18$ ， $p<0.001$ ）呈显著负相关。

（三）乡村学生的个人品质现状

个人品质因素是决定乡村学生在挫折与逆境中，能否保持心理健康的重要因素。本次调查考察乡村学生的自尊与坚毅力两个品质。

1.乡村学生的自尊现状

（1）乡村小学生的自尊现状

本次调查考察了乡村小学五、六年级学生的自尊现状。调查结果显示，乡村小学生自尊平均分为26.3分，标准差为4.6分。乡村小学生的自尊水平存在显著性别差异（ $t=5.5$ ， $p<0.001$ ），乡村小学男生（ $M=27.2$ ， $SD=4.5$ ）的自尊水平显著高于女生（ $M=25.5$ ， $SD=4.5$ ）。非留守儿童的自尊水平（ $M=26.5$ ， $SD=4.6$ ）显著高于留守儿童（ $M=25.7$ ， $SD=4.5$ ； $t=-2.3$ ， $p<0.05$ ）。

对乡村小学生自尊与心理健康的关系分析发现，较高的自尊得分与更低水平的抑郁、焦虑有关（$r_{抑郁}=-0.6$，$r_{焦虑}=-0.5$，$p<0.001$）。根据自尊得分，取得分最高的27%的个体组成高自尊组，取得分最低的27%组成低自尊组，其余样本为中等自尊组。自尊的高、中、低三组在抑郁、焦虑得分上存在显著差异（$F_{抑郁}=191.2$，$F_{焦虑}=93.0$，$p<0.001$）。其中，低自尊组的抑郁和焦虑水平最高，高自尊组的抑郁和焦虑水平最低。在抑郁风险检出率上，低自尊组有抑郁风险的人数占比最高，高自尊组无抑郁风险的人数占比最高（见图9）。焦虑风险检出率亦呈现相似的趋势。

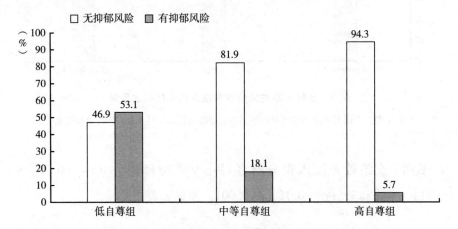

图9　不同自尊组别乡村小学生的抑郁风险检出率

资料来源：中国科学院心理研究所国民心理健康数据库乡村儿童心理健康数据集。

（2）乡村中学生的自尊现状

本次调查结果显示，乡村中学生的自尊平均分为26.9分，标准差为3.8分。乡村中学生的自尊水平存在显著的性别差异（$t=4.3$，$p<0.001$），中学男生的自尊水平（$M=27.7$，$SD=3.8$）显著高于女生（$M=26.5$，$SD=3.7$）。自尊水平不存在显著的年级差异（$F=0.3$，$p=0.7$）。乡村中学生自尊得分与抑郁（$r=-0.4$，$p<0.001$）、焦虑（$r=-0.4$，$p<0.001$）呈显著的负相关。自尊的高、中、低三组在抑郁、焦虑得分上存在显著差异（$F_{抑郁}=81.0$，$F_{焦虑}=62.8$，$p<0.001$）。其中，低自尊组的抑郁和焦虑水平最高，高自尊组的抑郁和焦虑水平最低。在抑郁风险检出率上，低自尊组有重度抑郁

风险的人数占比最高，高自尊组无抑郁风险的人数占比最高（见图10）。焦虑风险检出率亦呈现相似的趋势。

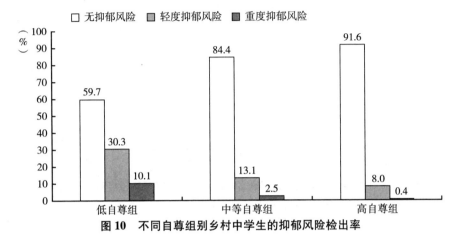

图10　不同自尊组别乡村中学生的抑郁风险检出率

资料来源：中国科学院心理研究所国民心理健康数据库乡村儿童心理健康数据集。

总的来说，自尊可能是乡村学生心理健康的保护性因素，高水平的自尊有助于心理健康水平的提升。

2. 乡村中学生的坚毅力现状

本次调查结果显示，乡村中学生的坚毅力平均分为28.0分，标准差为4.5分。乡村中学生的坚毅力水平存在显著的性别差异（$t = 2.55$，$p < 0.05$），男生的坚毅水平（$M = 28.6$，$SD = 4.2$）显著高于女生（$M = 27.8$，$SD = 4.6$）。坚毅水平不存在显著的年级差异（$F = 1.31$，$p = 0.27$）。乡村中学生的坚毅力得分与抑郁（$r = -0.4$，$p < 0.001$）、焦虑（$r = -0.3$，$p < 0.001$）呈显著的负相关。坚毅力的高、中、低三组在抑郁、焦虑得分上存在显著差异（$F_{抑郁} = 64.4$，$F_{焦虑} = 30.9$，$p < 0.001$）。其中，低坚毅力组的抑郁和焦虑水平最高，高坚毅力组的抑郁和焦虑水平最低。在抑郁风险检出率上，低坚毅力组有重度抑郁风险的人数占比最高，高坚毅力组无抑郁风险的人数占比最高（见图11）。焦虑风险检出率亦呈现相似的趋势。

总的来说，坚毅力可能是乡村中学生心理健康的保护性因素，高水平的坚毅力有助于心理健康水平的提升。

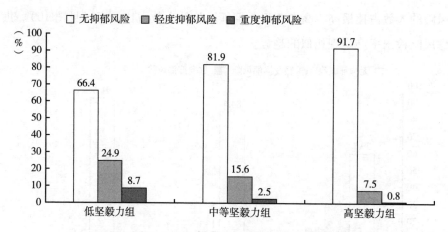

图11　不同坚毅力组别乡村中学生的抑郁风险检出率

资料来源：中国科学院心理研究所国民心理健康数据库乡村儿童心理健康数据集。

四　对策建议

（一）加速建设针对乡村中小学生的心理健康服务体系，重视乡村中小学生心理健康状况的评估与筛查

针对乡村中小学生群体建立完整的心理健康服务体系，包括评估工具与系统、干预设备、网络与技术服务平台等，能够有效地为该群体提供心理健康服务的专业资源。借由专业评估系统筛查出有心理健康风险的乡村中小学生，大力提倡学校、家庭、村镇组织层层嵌套的心理健康服务模式，与医学、精神病学、心理学等专业力量联动，获取社会组织的资金与人力支持，联合媒体宣传报道，打造乡村中小学生心理健康服务生态系统，有效帮助存在心理健康问题的人群，降低风险。

（二）加强针对乡村中小学生的心理健康科普与服务

针对乡村中小学生的心理健康建设需要以提高该群体及家庭对心理健康的重视程度为前提，重点开展为该群体普及心理健康知识的宣讲与教育活

动，加大科普力度。采用线上与线下同步开展的综合模式，线上以心理健康科普动画、短视频、宣传文章为主，线下以心理健康科普课、心理健康活动、心理健康书籍传播为主，将科学、有效、系统的心理健康知识和心理调适方法讲授给乡村中小学生及其家人，为该群体提供更多样化、更有针对性的特色公益服务。

（三）重视乡村留守学生的心理健康建设，向其倾斜心理健康服务与公益服务资源

乡村留守学生在各方面均比非留守学生表现出更多的心理健康问题，因此乡村留守学生应该是心理健康服务和公益资源分配的重点对象。根据乡村留守学生的身心发展特点、生活现状和心理需求，结合心理学专业知识和心理援助工作的实践经验，加大对该群体的帮扶力度。

（四）鼓励父母增加对乡村中小学生的教育投入

父母增加对乡村中小学生的教育投入，能够有效促进其成长和提升其心理健康水平。当地妇联、民政、教育等部门应重视举办有关中小学生心理健康知识、亲子关系等主题的公益讲座，开设家长学堂，举办丰富多样的亲子活动。通过公益活动，改变乡村家长对子女的教育理念，提高他们对子女的养育和陪伴质量。建议乡村家长从亲子陪伴的时间、质量、频率上着手，特别是加强关注留守青少年的成长。

（五）重视乡村中小学生积极心理品质的培育

积极心理品质可以帮助乡村中小学生缓解不利环境带来的消极影响，学校应充分认识到心理健康教育的重要性，从积极的视角挖掘乡村学生的心理潜能、善于发现学生的"闪光点"，重视培育乡村中小学生的积极心理品质，培养积极向上的心态，做到"全员参与，全面渗透，全程跟踪"。大力开展寓教于乐的课外活动，让学生在实践中正确认识挫折与失败，珍视生命，领悟生命的意义与价值。

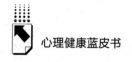

参考文献

陈祖妍、明志君、王雅芯、刘亚男、翟婧雅、蔡济民，2021，《2020 年中国青少年心理
　健康素养现状》，载傅小兰、张侃主编《中国国民心理健康发展报告（2019 ~
　2020）》，社会科学文献出版社。

邓朝霞、李光友，2014，《贵州省 ≤14 岁留守儿童自杀意念与父母外出打工类型关系》，
　《中国公共卫生》第 30 卷第 9 期，第 1154 ~ 1156 页。

傅小兰、张侃主编，2021，《中国国民心理健康发展报告（2019 ~ 2020）》，社会科学文
　献出版社。

耿芸、赵雄伟，2020，《农村小学生心理健康现状调查——以云南省昆明市滇源镇为
　例》，《中小学心理健康教育》第 2 期，第 12 ~ 16 页。

何津、陈祖妍、郭菲、章婕、杨蕴萍、王倩，2013，《流调中心抑郁量表中文简版的编
　制》，《中华行为医学与脑科学杂志》第 22 卷第 12 期，第 1133 ~ 1136 页。

侯金芹、陈祖妍，2021，《2009 年和 2020 年青少年心理健康状况的年际演变》，载傅小
　兰、张侃主编《中国国民心理健康发展报告（2019 ~ 2020）》，社会科学文献出
　版社。

黎煦、朱志胜，2018，《回流对贫困地区农村儿童心理健康的影响——基于农村寄宿制
　学校的实证检验》，《北京师范大学学报》（社会科学版）第 268 卷第 4 期，第 26 ~
　38 页。

李光友、陶方标，2009，《14 ~ 16 岁留守儿童心理状况及自杀倾向分析》，《中国公共卫
　生》第 8 期，第 905 ~ 907 页。

刘芳、柴艳婷、徐洪、杜成芬，2019，《十堰市竹山县某中学儿童心理健康现状研究》，
　《中国社会医学杂志》第 36 卷第 1 期，第 63 ~ 66 页。

刘霞、范兴华、申继亮，2007，《初中留守儿童社会支持与问题行为的关系》，《心理发
　展与教育》第 23 卷第 3 期，第 98 ~ 102 页。

刘正奎、周月月、王佳舟，2021，《贫困农村地区留守儿童心理健康状况调查报告》，载
　傅小兰、张侃主编《中国国民心理健康发展报告（2019 ~ 2020）》，社会科学文献
　出版社。

满小欧、曹海军，2018，《农村社区 10 ~ 15 岁留守儿童心理健康状况及保护性因素》，
　《中国公共卫生》第 34 卷第 11 期，第 4 页。

孙桂香、曹琳、陶婷婷、陆文春、金英良，2016，《某县农村中学生伤害现状及影响因
　素分析》，《医学理论与实践》第 29 卷第 93 期，第 3290 ~ 3292 页。

伍新春、刘畅、胡艳蕊、郭素然、陈玲玲、郭幽圻，2015，《父亲教养投入问卷的编制

及其信效度检验》,《中国临床心理学杂志》第 2 卷第 4 期,第 576~579 页。

胥大伟,2020,《2019 年度中国留守儿童心灵状况白皮书发布》,《清风》第 16 期,第 1 页。

章婕、吴振云、方格、李娟、韩布新、陈祉妍,2010,《流调中心抑郁量表全国城市常模的建立》,《中国心理卫生杂志》第 24 卷第 2 期,第 139~143 页。

Achembach, T. M., & Rescorla, L. A. 2001. Manual for the ASEBA School-age Forms and Profiles. Burlington, VA: University of Vermont Research Center for Children Youth and Families.

Duckworth, A. L., & Quinn, P. D. 2009. "Development and Validation of the Short Grit Scale (Grit-S)." *Journal of Personality Assessment* 91 (2): 166–174.

Han, L., & Xu, W. 2022. "Communication or Alienation? Relationship between Negative Life Events and Mental Health of Left-Behind Children in Rural China." *Applied Research in Quality of Life* 17: 3559–3577.

Kovacs, M. 1985. "The Children's Depression, Inventory (CDI)." *Psychopharmacology Bulletin* 21: 995–998.

Lei, H., Zhang, Q., Wang, Z., & Shao, J. 2021. "A Longitudinal Study of Depressive Symptoms and Delinquency among Chinese Left-behind Children." *Psychiatry Research* 301: 113955.

Lewinsohn, P. M., Seeley, J. R., Allen, N. B., & Roberts, R. E. 1997. "Center for Epidemiologic Studies Sepression Scale (CES-D) as a Screening Instrument for Depression among Community-Residing Older Rdults." *Psychology and Aging* 12 (2): 277–287.

Rosenberg, M. 1965. *Society and the Adolescent Self-image.* N. J.: Princeton University Press.

Rosenberg, M., Schooler, C., Schoenbach, C., & Rosenberg, F. 1995. "Global Self-esteem and Specific Self-esteem: Different Concepts, Different Outcomes." *American Sociological Review* 60 (1): 141–156.

Spitzer, R. L., Kroenke, K., Williams, J. B., & Löwe, B. 2006. "A Brief Measure for Assessing Generalized Anxiety Disorder: The GAD-7." *Archives of Internal Medicine* 166 (10): 1092–1097.

Zhou, Y. M., Mak, L., Zhao, C. X., He, F., Huang, X. N., Tian, X. B., Yi-Zheng, & Sun, J. 2022. "Correlates of Suicidal Ideation in Rural Chinese Junior High School Left-behind Children: A Socioecological Resilience Framework." *Frontiers in Psychiatry* 13: 901627.

B.11

"双减"政策实施后中小学生
心理健康影响因素的变化分析

李浩钰　陈祉妍*

摘　要： 学业负担过重不利于中小学生身心健康发展。"双减"政策的实施旨在减少中小学生特别是九年制义务教育阶段学生的作业负担和校外培训负担。本研究在"双减"政策实施后开展全国调查，基于11440份中小学生有效问卷分析"双减"政策实施后带来的影响。结果发现，在家庭作业量上，小学生作业量明显减少，初中生作业量有所减少，而高中生作业量变化较小。在体育运动时间方面，超过半数的小学生和初中生体育运动时间增加，仅约三成高中生体育运动时间增加。在兴趣爱好方面，大多数小学生有了更多的时间发展兴趣爱好。而初中毕业年级和高中生则未发现这一变化。本研究进一步探讨了这些变化对于心理健康的影响，发现作业量的减少、体育运动时间的增多和发展兴趣爱好时间的增多对于心理健康具有积极作用。总的来说，本研究发现"双减"政策实施后义务教育阶段学生特别是非毕业年级学生在作业负担方面显著减少，有了更多的时间采取健康平衡的生活方式，因而有助于我国青少年的身心健康发展。

关键词： 双减　中小学生　心理健康　作业量　运动时间

* 李浩钰，中国科学院心理研究所、中国科学院大学硕士研究生，研究方向为发展与教育心理学；陈祉妍，博士，中国科学院心理研究所教授，中国科学院心理研究所国民心理健康评估发展中心负责人，主要研究领域为国民心理健康评估与促进。

一　引言

学生课业负担过重问题一直是我国基础教育中力图解决的难题，过重的课业负担对学生身心健康造成危害。据统计，新中国成立以来教育部制定的减负政策大大小小有近 50 项（殷玉新等，2021）。新中国成立 70 多年来，我国中小学减负政策依次经历了以改善学生身体素质为中心的时期、以缓解升学压力为目标的时期、以推进素质教育为中心的时期、以基础教育课程改革为依托的时期和全方位深化改革新时期五个阶段（卫建国、秦一帆，2019）。

2021 年 7 月 24 日，中共中央办公厅、国务院办公厅印发《关于进一步减轻义务教育阶段学生作业负担和校外培训负担的意见》（以下简称《意见》）。《意见》要求"切实提升学校育人水平，持续规范校外培训（包括线上培训和线下培训），有效减轻义务教育阶段学生过重作业负担和校外培训负担（以下简称'双减'）"[①]，具体包括全面压减作业总量和时长，减轻学生过重作业负担等五项主要内容。《意见》为修复教育生态、促进每一位中小学生的健康成长提供了政策保障。

为更好地开展"双减"工作，教育部先后印发了五个通知，对中小学生手机、睡眠、读物、作业、体质管理做出规定（简称"五项管理"），[②] "五项管理"是"双减"工作的一个具体抓手，从而可以依据相关指标对"双减"工作的成效进行评估。据国务院督导委员会办公室组织的实地督查，调查显示学生作业负担仍然偏重，22% 的小学一、二年级学生反映有书面家庭作业，17% 的中小学生书面作业总量超标，初三、高三年级，体育课被挤占问题严重。[③]《全国

---

① 《关于进一步减轻义务教育阶段学生作业负担和校外培训负担的意见》，http：//www. moe. gov. cn/jyb_ xxgk/moe_1777/moe_1778/202107/t20210724_546576. html，最后访问日期：2022 年 12 月 21 日。

② 《关于组织责任督学进行"五项管理"督导的通知》，http：//www. gov. cn/xinwen/2021 - 05/11/content_5605743. htm？_zbs_baidu_bk，最后访问日期：2022 年 12 月 21 日。

③ 《"双减"和"五项管理"督导情况》，http：//www. moe. gov. cn/fbh/live/2021/53659/sfcl/ 202108/t20210830_555599. html，最后访问日期：2022 年 12 月 21 日。

"双减"成效调查报告》显示，75.3%的学生感受到作业量比上学期减少，75.5%的家长认为周一至周五孩子在家阅读、运动、劳动、社会实践总时间增加，68.2%的家长认为孩子的睡眠时间明显增加。[①] 在此背景下，"双减"的有效实施是否促进了学生的心理健康，以及通过哪些方面的改善促进了心理健康都值得进一步探讨。为此，2022年国民心理健康调查设计了"双减"政策实施后中小学生现状专项调查，以评估"双减"政策实施后我国中小学生的学习生活现状，量化评估政策对中小学生心理健康的影响，为有关部门和机构提供参考。

二 研究方法

（一）调查对象

本次调查共收集11816名中小学生的问卷数据，剔除无效问卷后，保留有效问卷11440份，有效回收率为96.8%。调查对象包括小学生、初中生和高中生，其中小学生4794人（41.9%），初中生4038人（35.3%），高中生2608人（22.8%）。所调查的中小学生年龄范围为9~19岁，包括从小学四年级到高中三年级的学生，平均年龄为12.86±2.49岁。调查对象基本情况如表1所示。

表1 调查对象基本情况

单位：人，%

分布特征	人数	百分比	分布特征	人数	百分比
性别			五年级	1668	14.6
男	5538	48.4	六年级	1671	14.6
女	5901	51.6	初一	1369	12.0
民族			初二	1305	11.4
汉族	10191	89.1	初三	1364	11.9
少数民族	1249	10.9	高一	763	6.7
年级			高二	914	8.0
四年级	1455	12.7	高三	931	8.1

---

① 《全国"双减"成效调查报告》，https://news.bnu.edu.cn/zx/zhxw/126713.htm，最后访问日期：2022年12月21日。

分布特征	人数	百分比	分布特征	人数	百分比
地区			初中	3705	32.4
东部	5385	47.1	高中或中专	2888	25.2
中部	2601	22.7	本科或大专	2866	25.1
西部	3454	30.2	硕士及以上	637	5.6
父亲文化程度			家庭经济		
小学及以下	987	8.6	很宽裕	2008	17.6
初中	3760	32.9	中等	7966	69.6
高中或中专	2928	25.6	中下	1225	10.7
本科或大专	3033	26.5	比较困难	241	2.1
硕士及以上	732	6.4	户口类型		
母亲文化程度			城镇	7169	62.7
小学及以下	1344	11.7	农村	4271	37.3

注：性别存在缺失值。

资料来源：中国科学院心理研究所国民心理健康评估发展中心"双减"政策下的青少年心理健康及公众态度调查。

（二）调查工具

1. 流调中心抑郁量表（简版）

流调中心抑郁量表（The Center for Epidemiological Studies Depression Scale，CES-D）为美国国家心理健康中心的 Radloff 于 1977 年编制，适用于不同年龄段人群，被广泛用于对普通人群抑郁症状的筛查。本次调查使用由何津等于 2013 年修订的 9 题中文简版（CESD-9），量表总分 0~9 分表示无明显抑郁风险，以 10 分为轻度抑郁风险划界分，17 分为重度抑郁风险划界分。本量表具有良好的信效度，本次调查中该量表的内部一致性信度为 0.88。

2. 中小学生学习生活现状调查问卷

中小学生学习生活现状调查问卷为自编调查问卷，为的是了解"双减"政策实施后，中小学生本学年的学习生活现状。调查学生本学年的作业量、体育运动时间和发展兴趣爱好的时间。题目分别为"与上学年相比，你的家庭作业

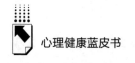

量"、"与上学年相比，你的体育运动时间"和"与上学年相比，你的发展兴趣
爱好时间"，题目选项分别为"更多了"、"更少了"和"没有什么变化"。

三　研究结果

（一）"双减"政策实施后中小学生学业和生活变化

1.小学生作业量减少较为明显，初中生作业量有所减少

在参与调查的中小学生中，有45.0%的小学生、20.1%的初中生、
6.2%的高中生作业量相较于上学年更少了，有20.5%的小学生、52.1%的
初中生、66.7%的高中生作业量更多了（见图1）。结果表明，小学生作业
量变化最大，约有一半的小学生作业量减少了，初中生的作业量变化相对较
小，超过1/5的初中生作业量更少了。高中生作业量几乎没有减少，符合
"双减"政策是针对义务教育阶段学生提出的特点。

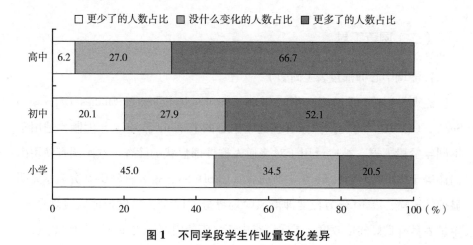

图1　不同学段学生作业量变化差异

小学四年级、五年级、六年级学生的作业负担减轻突出，呈现大多数人
作业量更少了、少部分人更多了的趋势。其中五年级学生作业负担减轻最突
出，约一半（46.7%）的五年级学生作业量更少了，作业量更多了的人数占

比最低（19.3%）（见图2）。初中生相较于小学生，作业负担小幅度减轻，初二学生作业量更少了的人数在初中生中占比最高（26.4%），初三学生作业量更少了的人数占比比初一学生高3.5个百分点，作业量更多了的人数占比比初一学生低2.8个百分点。这与参与调查的初一学生刚刚经历跨学段升学有关，初中阶段的作业量比小学阶段的作业量更多，由于跨学段，作业量的增加使得"双减"政策对初一新生作业量的影响不大，也说明了初三学生的作业负担在"双减"政策实施后，得到了一定程度的减轻。高中学生的作业量受"双减"政策的影响较小，高一、高二和高三学生均是作业量更多了的人数占比更高，高中生作业负担仍较大，作业量更多了的人数占比高。

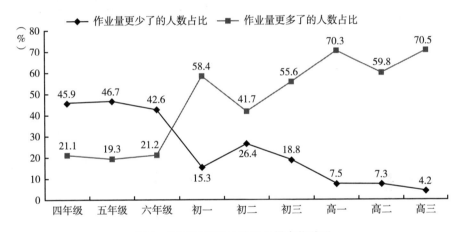

图2 不同年级学生的作业量变化差异

家庭经济状况不仅影响学生的生活，同时对学生的作业存在一定影响。在本次调查中发现，不同家庭经济状况的小学生的作业量变化存在差异，不同家庭经济状况的初中生的作业量变化不存在差异。在小学生中，总体呈现家庭经济状况越好，学生作业量更少了的人数占比越高、作业量更多了的人数占比越低的特点。家庭经济状况很宽裕的学生的作业量减少最明显，作业量更少了的人数占比最高（47.1%），作业量更多了的人数占比最低（17.9%），详见图3。

不同地区学生的作业量变化存在差异，西部地区小学生的作业量在西部、中部、东部三个地区的小学生中减少更明显，作业量更少了的人数占比最高

（48.0%），作业量更多了的人数占比最低（19.1%）。中部地区初中生的作业量减少更明显，作业量更少了的人数占比高达58.8%（见图4）。

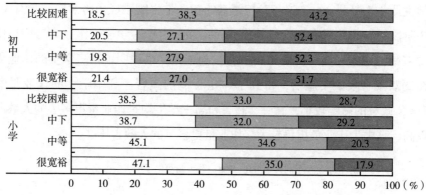

图3 不同家庭经济状况学生的作业量变化

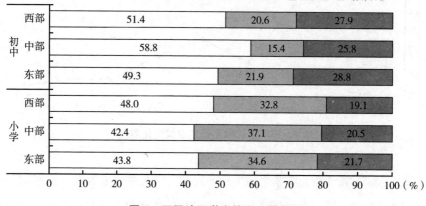

图4 不同地区学生的作业量变化

2. 超过半数的初中生和小学生体育运动时间增加

调查显示，有58.2%的小学生、54.2%的初中生、27.1%的高中生体育运动时间相较于上学年更多了；有14.1%的小学生、20.9%的初中生、39.5%的高中生体育运动时间更少了（见图5），表明"双减"政策实施后，超过半数的小学生和初中生的体育运动时间在本学年更多了。

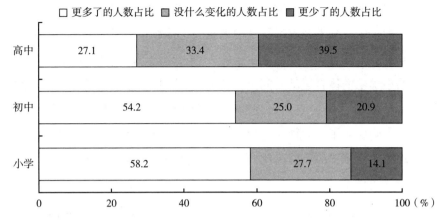

图5 不同学段学生的体育运动时间变化

在初中生和小学生中，总体呈现体育运动时间更多了的人数占比高于体育运动时间更少了的人数占比的特点。随着年级的提升，四年级至初二的学生的体育运动时间呈现年级越高，体育运动时间更多了的学生人数占比越低的特点，初二学生体育运动时间更多了的人数占比较初一学生低4.4个百分点（见图6）。另外，近六成（58.7%）初三学生的体育运动时间更多了，说明"双减"政策实施后，初三学生的体育运动时间大幅度增加。高中生总体来说体育运动时间减少了，高三学生体育运动时间更多了的人数占比在高中学生

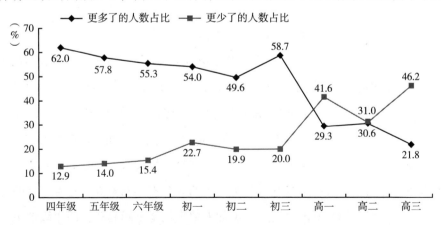

图6 不同年级学生的体育运动时间变化

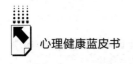

中最低（21.8%），体育运动时间更少了的学生人数占比最高（46.2%）。

在小学生中，随着家庭经济状况的提升，体育运动时间更多了的人数占比呈上升趋势，体育运动时间更少了的人数占比呈下降趋势，家庭经济状况很宽裕的小学生的体育运动时间更多了的人数占比较家庭经济状况比较困难的小学生高18.1个百分点。家庭经济状况中下、中等、很宽裕的初中生的体育运动时间更多了的人数占比逐渐增高，家庭经济状况很宽裕的初中生的体育运动时间更多了的人数占比比家庭经济状况比较困难的初中生高了3.0个百分点（见图7）。

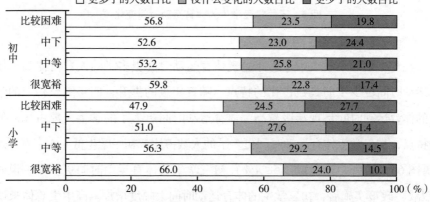

图7　不同家庭经济状况学生的体育运动时间变化

3.大多数小学生发展兴趣爱好的时间增加

在"双减"政策实施后，小学生发展兴趣爱好的时间明显增加，大多数小学生有了更多的发展兴趣爱好的时间。在参与调查的中小学生中，有66.1%的小学生、37.6%的初中生、45.6%的高中生发展兴趣爱好的时间更多了，有11.6%的小学生、33.8%的初中生、28.1%的高中生发展兴趣爱好的时间更少了（见图8）。

在参与调查的小学生和初中生中，总体呈现发展兴趣爱好的时间更多了的人数占比高于发展兴趣爱好时间更少了的人数占比的特点。随着年级的提升，学生发展兴趣爱好的时间更多了的人数占比呈下降趋势，四年级学生发展兴趣爱好的时间更多了的人数占比最高（69.6%），初三学生发展兴趣爱

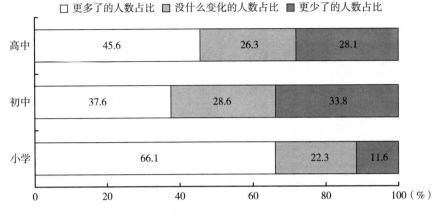

图8 不同学段学生发展兴趣爱好的时间变化

好的时间更多了的人数占比最低（25.9%）（见图9）。高三学生发展兴趣爱好的时间更多了的人数占比在参与调查的中小学生群体中最低，发展兴趣爱好的时间更少了的人数占比最高。这从侧面体现了年级越高，学生的课业压力越大，学生发展兴趣爱好的时间越少。

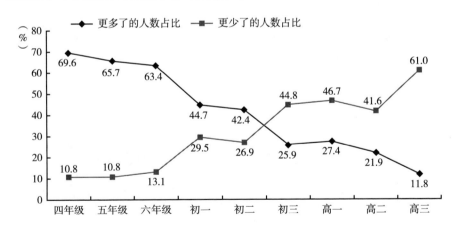

图9 不同年级学生发展兴趣爱好的时间变化

在小学生群体中，家庭经济状况很宽裕的小学生发展兴趣爱好的时间增加最为明显，比家庭经济状况比较困难的小学生发展兴趣爱好的时间更多了的人数占比高18.7个百分点（见图10），总体呈现小学生的家庭经济状况

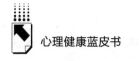
越好，发展兴趣爱好的时间更多了的人数占比越高、发展兴趣爱好的时间更少了的人数占比越低的趋势。家庭经济状况中下、中等、很宽裕的初中生发展兴趣爱好的时间更多了的人数占比逐渐增高。

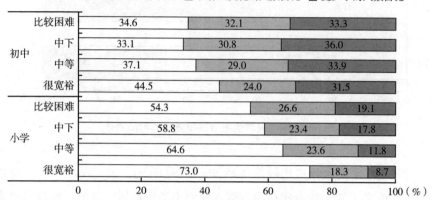

图 10　不同家庭经济状况学生发展兴趣爱好的时间变化

小学、初中不同性别的学生发展兴趣爱好的时间变化情况存在差异，在参与调查的小学生和初中生中，男生发展兴趣爱好时间更多了的人数占比均高于女生，小学男生比小学女生高 4.6 个百分点，初中男生比初中女生高 10.5 个百分点（见图 11）。

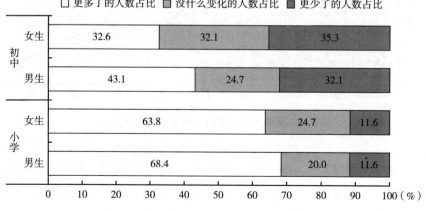

图 11　不同性别学生发展兴趣爱好的时间变化

（二）中小学生学业和生活变化对心理健康的影响

1. 认为作业量更少了的学生的心理健康水平更高

作业数量较多是中小学生课业压力最主要的体现，中小学生的心理健康水平受课业压力的影响。"双减"政策要求全面压减作业总量和时长，因而有利于减轻学生过重作业负担，同时在一定程度上能够促进学生的心理健康。在参与调查的小学、初中、高中学生中，共有42.0%的学生作业量更多了，有27.5%的学生作业量更少了，有30.5%的学生作业量没有什么变化（见图12）。

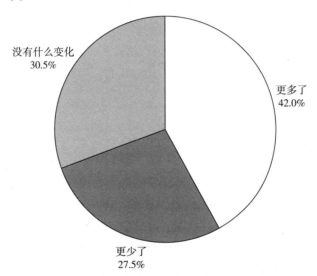

图12　中小学生作业量变化的人数占比

单因素方差分析结果显示，认为作业量更少了、没有什么变化、更多了的学生组间差异显著。认为作业量更少了的学生，心理健康水平更高，抑郁风险检出率最低，而认为作业量更多了的学生的抑郁风险检出率最高（见图13）。

在小学生、初中生和高中生中均呈现认为作业量更多了的学生的抑郁高风险检出率更高的趋势（见图14）。这在一定程度上说明，"双减"政策实施后，中小学生作业量的减少，有助于提升其心理健康水平。

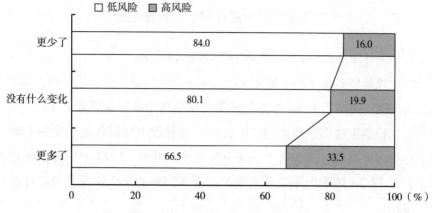

图13　不同作业量变化的学生的抑郁风险检出率

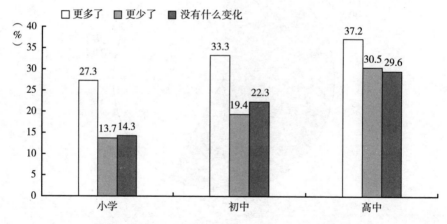

图14　不同作业量变化的学生的抑郁高风险检出率

2. 认为体育运动时间更多了的学生的心理健康水平更高

体育锻炼能够调节情绪，对学生的心理健康具有一定的促进作用，增加学生的体育运动时间有助于提升学生的心理健康水平。调查结果显示，在参与调查的中小学生中，共有49.7%的学生体育运动时间更多了，有22.3%的学生体育运动时间更少了，有28.0%的学生体育运动时间没有什么变化（见图15）。

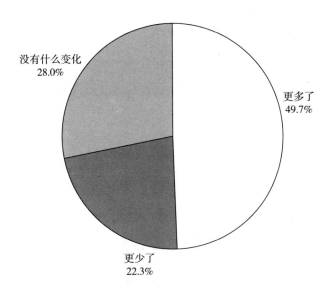

图 15　中小学生体育运动时间变化的人数占比

单因素方差分析结果显示，认为体育运动时间更少了、没有什么变化、更多了的学生组间差异显著。认为体育运动时间更多了的学生，心理健康水平更高，抑郁检出率最低；认为体育运动时间更少了的学生的抑郁风险检出率最高（见图 16）。

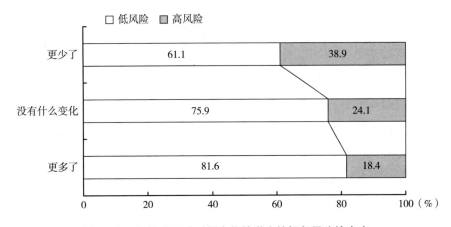

图 16　不同体育运动时间变化的学生的抑郁风险检出率

在小学生、初中生和高中生中均呈现体育运动时间更少了的学生的抑郁高风险检出率更高的趋势（见图17）。这在一定程度上说明，"双减"政策实施后，中小学生体育运动时间的增加，有助于提升其心理健康水平。

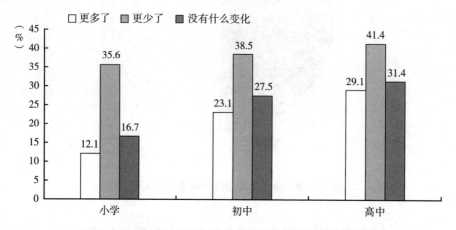

图17　不同体育运动时间变化的学生的抑郁高风险检出率

3. 认为发展兴趣爱好时间更多了的学生的心理健康水平更高

发展兴趣爱好有助于学生的个人成长，兴趣爱好对人格的形成和发展具有促进作用。培养学生的兴趣爱好，科学利用课余时间，有利于帮助学生养成良好学习生活习惯，提升心理健康水平。调查结果显示，在参与调查的中小学生中，共有45.6%的学生发展兴趣爱好的时间更多了，28.1%的学生发展兴趣爱好的时间更少了，26.3%的学生发展兴趣爱好的时间没有什么变化（见图18）。

单因素方差分析结果显示，认为发展兴趣爱好的时间更少了、没有什么变化、更多了的学生组间差异显著。认为发展兴趣爱好的时间更多了的学生，心理健康水平更高，抑郁风险检出率最低，认为发展兴趣爱好的时间更少了的学生的抑郁风险检出率最高（见图19）。

在小学生、初中生和高中生中均呈现认为发展兴趣爱好时间更少了的

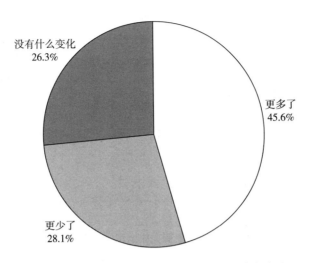

图18　中小学生发展兴趣爱好时间变化的人数占比

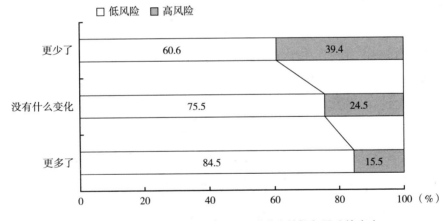

图19　不同发展兴趣爱好时间变化的学生的抑郁风险检出率

学生的抑郁高风险检出率更高的趋势（见图20）。这在一定程度上说明，"双减"政策实施后，中小学生发展兴趣爱好时间的增加，有助于提升其心理健康水平。

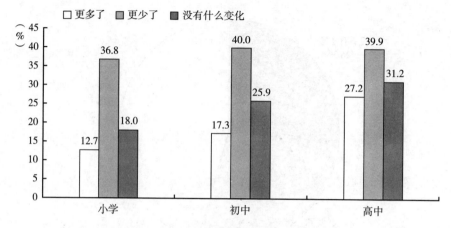

图20　不同发展兴趣爱好时间变化的学生的抑郁高风险检出率

四　建议

根据2022年在"双减"政策实施后对中小学生学业和生活变化状况调查结果的分析，了解了中小学生本学年作业量、体育运动时间和发展兴趣爱好时间相较于上学年的变化，以及在"双减"政策实施后中小学生的心理健康状况。本次调查表明，作业量的减少、体育运动和发展兴趣爱好时间的增加有利于提升中小学生的心理健康水平，年级、家庭经济状况、学生所在地区等因素影响着中小学生的学业和生活变化。本报告也发现了一些值得关注的问题，启示我们在学校的心理健康教育和预防工作中予以关注。

（一）继续贯彻落实"双减"政策，平衡分配学生时间，促进学生全面发展

"双减"政策实施后，多数学生作业量减少，在一定程度上减轻了课业负担，体育运动时间和发展兴趣爱好时间的增加，在增强学生体质的同时也丰富了学生的课余生活。学业负担过重会导致青少年的时间分配出现严重失衡，大量时间用于学业活动，包括完成家庭作业、课外的各类辅导活动，

而对于保障青少年健康发展十分重要的睡眠时间、运动时间遭到严重压缩，且缺少发展兴趣爱好的时间，不利于学生的全面发展。对此，应当继续贯彻落实"双减"政策，在减轻学生学业负担的同时，引导学生规律作息，保障睡眠时间；鼓励学生增加运动时间，增强体质；鼓励学生科学利用课余时间，培养兴趣爱好，促进学生全面发展。

（二）重视高中生课业压力，关注高年级青少年的身心健康

在接受调查的中小学生中，高中生的心理健康水平较低，抑郁风险检出率最高。高中阶段是青少年抑郁等心理健康问题的高发期，高中生面临高考，学业压力重，而在"双减"政策实施的初期阶段尚不是重点关注对象。在这一阶段高中生过重的学业压力以及缺少运动时间和单调的课余生活可能影响高中生的心理健康水平。对此，面对高年级青少年群体的心理健康问题高发与学业压力过重的状况，一方面，社会、学校和家庭要更加重视高中生的心理健康状况，健全学校心理健康教育预防机制，加强学生心理健康监测与预防工作。另一方面，除了关注小学生和初中生的课业压力外，应当重视高中生课业压力过大的问题，在提升学校教学质量和提高学生学习效率的同时，关注学生的身心健康，鼓励学生多运动，充分运用课余时间，高效学习的同时关注自我成长，提升学生身心健康发展水平。

（三）学校、家庭、社会多方联动，为学生心理健康保驾护航

父母文化程度、家庭经济状况等家庭环境因素影响着学生的学业和生活变化，同时影响着学生的心理健康状况。对此，学校和家长要增强家校沟通，实现家校共育，帮助学生在校园和家庭中具有良好的成长环境，健全人格，强健体魄。此外，充分利用社会资源，多方联动共同促进学生心理健康，加快形成学校、社区、家庭、医疗卫生机构多方联动的心理健康服务模式，营造有利于儿童青少年心理健康的社会环境，为学生心理健康保驾护航。

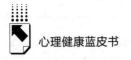
参考文献

侯金芹、陈祉妍，2021，《2009 年和 2020 年青少年心理健康状况的年际演变》，载傅小兰、张侃主编《中国国民心理健康发展报告（2019～2020）》，社会科学文献出版社。

胡惠闵、殷玉新，2015，《我国减轻中小学课业负担的历程与思考》，《全球教育展望》第 12 期，第 48～58 页。

王晴、师保国、王晓艺、施久铭，2021，《当前中小学生的心理健康状况及其与作业、睡眠状况的关系》，《人民教育》第 23 期，第 26～32 页。

卫建国、秦一帆，2019，《我国中小学减负政策 70 年：回顾与变迁》，《教育理论与实践》第 22 期，第 5 页。

杨小微、文琰，2022，《"双减"政策实施研究的现状、难点及未来之着力点》，《新疆师范大学学报》（哲学社会科学版）第 4 期，第 15 页。

Cooper, H. , Robinson, J. C. , Patall, E. A. 2006. " Does Homework Improve Academic Achievement? A Synthesis of Research, 1987-2003. " *Review of Educational Research* 76 (1): 1-62.

Haq, M. , Shakil, A. F. , Din, M. 2020. " Impact of Homework on the Student Academic Performance at Secondary School Level. " *Global Social Sciences Review* 59 (1): 586-595.

Teachman, J. D. , 1987. " Family Background, Educational Resources, and Educational Attainment. " *American Sociological Review* 52 (4): 548.

B.12
以"心理韧性"课程提升中小学生
抗挫折能力

——一项干预研究

王 詠　殷晓莉　肖震宇　郭 楠　乔春江　陈先豹　荆承红　闫新全*

摘　要： 近年来儿童青少年风险行为多发，培养提升中小学生抗挫能力备受关注。2020年9月至2021年7月，中国科学院心理研究所心理健康应用中心与北京市朝阳区教育管理部门合作，以"心理韧性"课程教学方式，在北京市朝阳区面向全区学校开展了"中小学生积极心理品质培养"工作。具体是先培训一线教师，而后由一线教师进行课堂授课，同时辅助学生进行课后练习。在干预前后，分别对学生在抗挫折能力、心理健康、社会交往等方面的心理指标进行测评。前后测数据比较的结果表明：干预后，学生心理韧性获得了显著提升；完整上课的学生在韧性总分和分维度上的改善幅度均优于没完整上课的学生；同时，学生、家长和班主任评价反馈均肯定了课程的有效性。根据研究过程和结果，我们建议在中小学阶段开展"心理韧性"等积极心理品质

* 王詠，心理学博士，国际关系学院心理中心教授，主要研究领域为职业健康心理学、管理心理学、积极心理学；殷晓莉，心理学硕士，中国科学院心理研究所心理健康应用中心课程研发主管，心理学专业副教授，主要研究领域为儿童青少年发展心理学；肖震宇，心理学博士，中国科学院心理研究所心理健康应用中心测评主管，主要研究领域为心理测评、积极心理学、社会心理学；郭楠，心理学硕士，北京市朝阳区教育委员会德育科四级主任科员；乔春江，管理学硕士，北京市朝阳区教育委员会德育科四级调研员；陈先豹，研究生学历，北京市朝阳区教育委员会副主任；荆承红，发展与教育心理学博士，北京市朝阳区教师发展学院心理教师、高级教师，主要研究领域为家庭养育和学校心理健康；闫新全，物理学硕士，北京市朝阳区教师发展学院特级物理教师、高级教师，主要研究领域为教育区域心理健康。

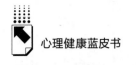
课程，加强积极心理品质课程师资的培养和督导；同时，各学校要加强对心理健康教育课程实施的保障，建立健全相关的管理、考核与激励机制。

关键词： 心理韧性　抗挫折能力　中小学生　积极心理品质　干预研究

一　引言

习近平总书记在2021年"两会"发言中指出："教育，无论学校教育还是家庭教育，都不能过于注重分数。分数是一时之得，要从一生的成长目标来看。如果最后没有形成健康成熟的人格，那是不合格的。"（吴月，2021）总书记的讲话从战略高度阐明了培养学生健康人格的重要性，是当前和今后引导学生正确看待学习成绩、促进家校加强心理品质建设的纲领和指南。2021年11月29日，教育部部长怀进鹏在全国高校学生心理健康教育工作推进会上强调："教育是培养人的事业，让广大学生更加健康阳光，是落实立德树人根本任务的应有之义，要加强源头治理，全面培育学生的积极心理品质。"还具体强调："知识普及要更加全面到位，科学设置课程、生动开展活动，切实增强学生的心理韧性。"（中华人民共和国教育部，2021）

中国科学院心理研究所（以下简称"中科院心理所"）心理健康应用中心长期注重通过积极心理品质系列课程，帮助学生结合自身内在动机来树立长远目标、发展积极心理品质。目前，中科院心理所已研发设计了"积极乐观"、"心理韧性"和"坚毅"三门积极心理品质课程，分别侧重于培养学生的乐观、韧性和坚毅品质，并均在一线学校开展了相关的教育实践工作。

心理韧性（resilience）是一种积极、有效的适应能力，是使个体在经历逆境时仍能保持或恢复心理健康的能力（Wald et al.，2006）。在压力情境下，高韧性水平者不但能维持健康的心理机能，使自己免受伤害，而且可以主动学习、不断成长，收获积极的自我发展（Youssef & Luthans，2007）。有研究表明，当挫折、创伤以及突发事件来临时，心理韧性有助于缓解消极情境带来的负面影响，减少个体的焦虑与抑郁症状，保护个体的心理健康（Loprinzi et al.，2011）。心理韧性还有利于预防消极应对行为的产生，保证个体的正常生活与生理健康（Sheerin et al.，2021；Pavlović et al.，2019）。此外，韧性还能使个体以更加主动、积极的姿态面对生活尤其是其中的消极情境，给个体带来深远的正面影响（Youssef & Luthans，2007）。韧性不仅可以提升个体的成就水平如工作绩效（Walpita & Arambepola，2020）、学习成绩（陈彦垒、叶宝娟、胡竹菁，2012）等，还能够提升个体的自我效能感与主观幸福感（Schumacher et al.，2014；Zhao et al.，2016）。

在对心理韧性的干预方面已有大量研究探索，提出了不同种类的可行方案。这些方案涉及心理、行为和社会等不同层面，如，运用认知行为疗法（cognitive behavioral therapies，CBT）提升受到自然灾害人群（Chen et al.，2014）或多发性硬化症易发群体（Pakenham，2018）的心理韧性。这些干预研究的实证结果为心理韧性干预提供了可行的借鉴经验。

本报告的干预研究，是通过在学校实施系列"心理韧性"课程教学来提升学生的心理韧性，增强学生的抗挫折能力。该课程的教学目的在于增强学生们从挫折中恢复、从失败中学习经验的能力。在课程实施的前后，对学生、家长和班主任进行课程效果评估，数据结果表明"心理韧性"课程提升了学生的抗挫折能力。在此，对2020年9月至2021年6月期间调查的学生数据进行分析。

二 研究方法

（一）调查对象

项目组于2020年9月至2021年6月在北京市朝阳区小学五年级学生和初中二年级学生中，开展了"心理韧性"课程教学工作。在第一学期开学初的9月份和第二学期末的6月份分别进行前测和后测，测评对象包括学生本人、家长和班主任。鉴于数据保密要求，在此从实际样本中采取随机抽样的方式，选取了前后测数据可匹配的学生3982人，进行考察分析。该数据样本中，男生2017人（50.7%），女生1965人（49.3%）；独生子女2430人（61.0%），非独生子女1552人（39.0%）；京籍学生2794人（70.2%），非京籍学生1188人（29.8%）；小学五年级学生2765人（69.4%），初中二年级学生1217人（30.6%）。分析表明，该3982人的样本数据与原始学生样本总体的数据分布相符合，满足统计学的要求。

（二）测量工具

1. 青少年心理韧性量表

本次调查中，采用了胡月琴、甘怡群（2008）编制的青少年心理韧性量表，共27题，包括目标专注、情绪控制、积极认知、家庭支持、人际协助五个维度。其中，将前三个维度合称为"个人力"，反映的是学生自己的韧性资源；将后两个维度合称为"支持力"，反映的是学生外部可以获得的韧性资源。该量表的内部一致性信度为0.85，五个维度的内部一致性信度为0.71~0.81。五个维度之间的相关系数为0.12~0.56，满足结构效度要求。

2. 流调中心抑郁量表

使用青少年流调中心抑郁量表（CES-DC）考察学生的心理健康状况，共20题。该量表的内部一致性信度为0.78，重测信度为0.56，符合统计要求。在效度方面，该量表和BDI抑郁量表的相关系数为0.70，临床应用上敏感度为0.97，特异性为0.74，有较好的临床效度。抑郁症青少年和正常青少年在该量表的得分差异显著，具有区分效度（陈祉妍、杨小冬、李新影，2009）。

3. CLS儿童孤独量表

使用CLS儿童孤独量表考察学生的人际交往状况，共24题，其中16题是有效评定题目，另外8题是插入题目。本研究选取的是其中的16个有效题目。16个有效题目的内部一致性信度达到0.90，与同伴他评的合群性分数的相关系数是-0.30。

三 干预方法

（一）"心理韧性"课程实施的前提条件成熟

此前，"心理韧性"课程在北京市朝阳区已经开展了 1 年的实验性教学（2018 年 9 月至 2019 年 6 月）和 2 年全区教学（2019 年 9 月至 2020 年 6 月和 2020 年 9 月至 2021 年 6 月）。截至 2022 年 7 月，第三年的全区教学已经完成，后测数据正在收集中。

2018 年 9 月至 2019 年 6 月，项目组在北京市朝阳区 14 所中小学开展了"心理韧性"实验教学（此外，匹配了对照组 14 所学校）。对参与课程的学生及其家长和班主任在秋季学期之始和春季学期末分别实施了前测和后测。

未参加"心理韧性"课程实验教学的对照组有两类：一类是上学年没参加过"积极乐观"课程教学（与"心理韧性"课程中有部分相通内容），此次也未参加"心理韧性"课程实验教学的学校，作为对照组 1；另一类是上学年参加过"积极乐观"课程教学，但是没参加"心理韧性"实验教学的学校，作为对照组 2。实验组的学校既参加过上学年的"积极乐观"系列课程教学，也参加了一学年的"心理韧性"课程实验教学。

数据结果表明，在一学年的"心理韧性"课程实验教学结束后，实验组学生的各项心理韧性指标相比于对照组 2 均提升幅度更大（见表 1 和图 1）；在韧性总分、支持力、情绪控制、人际协助几方面的指标上，相对于对照组 1 提升幅度更大，达到了课程设置的预期目标。

表 1　实验组和对照组学生前后测对比

单位：分，%

对比项目	对照组 1（$n=180$）			对照组 2（$n=1077$）			实验组（$n=635$）		
	前测	后测	变化率	前测	后测	变化率	前测	后测	变化率
韧性总分	6.38	6.65	4.2	7.28	7.50	3.0	6.92	7.27	5.1
个人力	6.39	6.72	5.2	7.36	7.57	2.9	7.07	7.36	4.1

续表

对比项目	对照组 1(n=180)			对照组 2(n=1077)			实验组(n=635)		
	前测	后测	变化率	前测	后测	变化率	前测	后测	变化率
支持力	6.32	6.60	4.4	7.19	7.43	3.3	6.72	7.15	6.4
目标专注	6.16	6.60	7.1	7.23	7.44	2.9	6.97	7.27	4.3
情绪控制	6.84	6.64	−2.9	7.23	7.44	2.9	7.28	7.53	3.4
积极认知	6.16	6.93	12.5	7.50	7.72	2.9	6.96	7.28	4.6
家庭支持	6.32	6.75	6.8	7.32	7.52	2.7	6.90	7.11	3.0
人际协助	6.31	6.45	2.2	7.06	7.34	4.0	6.54	7.19	9.9

注：所有项目的分值范围均为 0~10 分，得分越高代表在该指标的表现越好。
资料来源：中国科学院心理研究所心理健康应用中心项目研究资料。

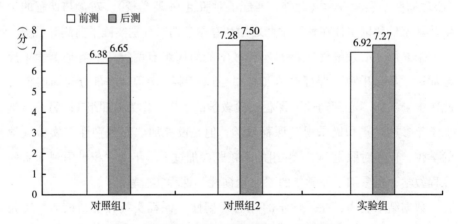

图 1　实验组、对照组韧性总分前、后测对比

注：所有项目的分值范围均为 0~10 分，得分越高代表在该指标的表现越好。
资料来源：中国科学院心理研究所心理健康应用中心项目研究资料。

实验教学之后，在全区所有学校中，面向当年度小学五年级和初中二年级学生进行了"心理韧性"课程教学。从 2019 年 9 月至 2020 年 6 月的"心理韧性"课程的前后测评估情况来看，一个突出的结论是：开课的学生的心理韧性提升显著高于不开课的学生，开课多的学生的心理韧性提升显著高于开课少的学生（见表 2）。

表2 2019~2020学年开课与否对各项指标的影响

单位：分，%

对比项目	没开课（n=3169）			开课（n=9400）		
	前测	后测	变化率	前测	后测	变化率
目标专注**	7.09	6.70	-5.5	7.33	7.28	-0.7
情绪控制**	7.18	6.81	-5.2	7.43	7.29	-1.9
积极认知**	6.97	7.02	0.7	7.17	7.53	5.0
家庭支持**	6.81	6.60	-3.1	7.06	7.16	1.4
人际协助**	6.49	6.34	-2.3	6.85	7.02	2.5
个人力**	7.08	6.84	-3.4	7.31	7.37	0.8
支持力**	6.65	6.47	-2.7	6.96	7.09	1.9
韧性总分**	6.89	6.67	-3.2	7.16	7.23	1.0
CES-DC**	1.32	1.28	-3.0	1.14	0.99	-13.2
和班级关系**	7.84	7.51	-4.2	8.09	7.96	-1.6
人际关系**	4.14	3.82	-7.7	4.26	4.01	-5.9

注：** 表示在 $p<0.01$ 的水平上统计显著。

资料来源：中国科学院心理研究所心理健康应用中心项目研究资料。

表2数据表明，由于疫情影响，在许多指标上学生测评分值出现了下降（如目标专注、情绪控制、人际关系等），但相比于未开"心理韧性"课的学生，开课的学生在这些指标上下降得更少，或不降反升。

通过一学年的实验教学和一学年的全区推广之后，项目组发现"心理韧性"课程已经满足在全区中小学"深耕"的条件。故此进一步强化了师资培训，形成了严格的培训考核体系，把好师资培训质量关。在课程全区推广的过程中，项目组听课、评课的督导工作按照学区分成多个小组展开，覆盖了所有学校。此外，定期组织优秀教案和学生成长个案评选工作，交流提炼一线教师的有效教学方法，并持续进行课程修订完善。

（二）"心理韧性"课程师资培训

在课程全面实施之前，项目组精心培训了全区承担积极心理品质课程教学的教师，帮助一线教师掌握课程大纲和教学关键环节。并在培训结束后，统一安排考核，对成绩合格者颁发培训合格证书，做到授课教师持证上课。

项目组于2019年和2020年暑假前后，组织各学校的"心理韧性"课程

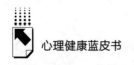

教师参与师资培训，参与培训的教师达到 1800 人次。"心理韧性"课程师资培训的主要目标是让受训教师熟悉积极心理品质培养的相关理论知识，明了心理韧性的概念与干预提升方法，并推动教师提升自身的积极心理品质。

此外，针对教学实践中发现的问题，如部分教师对操作原理理解不够、操作技能不足或是在网络版课程中需要提高微课课程的互动性和学生的卷入度，项目组对骨干教师开展了 2 批次深度培训，每次 30 多人，旨在由骨干教师进一步带动本学区的一线教师更好地深入了解和掌握课程相关的专业知识和技能。培训反馈数据表明，骨干教师对深度培训满意度非常高（"满意"的比例达到了 100%，其中"非常满意"的比例达到 96%）。

（三）"心理韧性"课程实施过程

2020 年 9 月至 2021 年 1 月秋季学期，项目组在全区中小学完成了第一个学期的课堂教学工作。第一个学期的课程内容重在引导中小学生认识到要正确看待挫折和失败、在不确定中成长，遇到困难和挑战的时候需要接纳负面情绪，用积极视角看待问题并多途径解决问题。

2021 年 3 月至 2021 年 6 月春季学期，在全区中小学完成了第二个学期的课堂教学工作。课程围绕增强自我控制和管理、寻求社会支持和压力管理开展，引导学生积极看待挑战、接纳挑战导致的消极情绪、用乐观心态认识和战胜挑战。本课程在认知层面注重唤起学生弹性看待问题的意识；在情绪层面强调帮助学生体会消极情绪的积极力量；在行为层面侧重促进学生们面对挫折采取积极应对的行为。

项目组总结实验性教学和首次全区推广的经验，在 2020~2021 学年录制了网络微课 40 节，开展了 40 次"心理韧性"课的网络集体教研，其中小学和初中各 20 次。教学观摩和集体教研是提升一线教师教学水平的较好方式。网络教学督导覆盖了超过 95% 的一线教师和学校（个别教师因为上课时间和教研时间冲突未能参加）。一线教师通过参与网络教研和学习网络课程资料，加深了对课程实施环节的理解，能够更好地结合学生实际情况进行课程创新。

结合之前的实验教学情况和疫情居家学习的现状，项目组及时对教师教案和学生练习手册进行了修订。修订后的教案增加了抗击疫情的新闻视频和故事，增加了居家学习的案例。修订后的学生练习手册也更加贴近学生实际生活，寓教于乐，提高了学生的课堂参与度。

此外，项目组还组织评选了优秀学生成长个案和优秀微课。这有利于积累沉淀积极心理品质课程全区推广中的教育成果，对一线教师共享和交流经验，以及促进工作的常态化、规范化建设起到了很好的作用。

四　干预结果

（一）各项指标前后测总体情况

在 2020 年 9 月至 2021 年 6 月为期一年的"心理韧性"课程实施过程中，前后测数据表明，学生心理韧性的各项指标均有不同程度的改善：个人力后测分数比前测分数提升了 3.07%，支持力后测分数比前测分数提升了 4.32%，心理韧性总分提升了 3.69%（见表 3），差异均显著。

表 3　2020~2021 学年心理韧性指标前后测对比（n=3982）

单位：分，%

	目标专注 *	情绪控制 **	积极认知 **	家庭支持 **	人际协助 **	个人力 **	支持力 **	韧性总分 **
前测	7.33	6.71	7.45	7.11	6.80	7.16	6.95	7.04
后测	7.41	7.14	7.59	7.41	7.10	7.38	7.25	7.30
变化	0.08	0.43	0.14	0.30	0.30	0.22	0.30	0.26
变化率	1.09	6.41	1.88	4.22	4.41	3.07	4.32	3.69

注：（1）** 表示在 $p<0.01$ 的水平上统计显著，* 表示在 $p<0.05$ 的水平上统计显著；（2）所有指标分数范围为 0~10 分，分数越高表明韧性越强。

资料来源：中国科学院心理研究所心理健康应用中心项目研究资料。

参与课程的学生的心理健康状况也有较大改善，其抑郁分数下降了 24.07%；社会交往情况也有所改善，"和班级的关系"提升了 5.19%，统计均显著。人际关系前后测变化不显著（见表 4）。

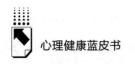

表4 2020~2021学年心理健康、社会交往指标前后测对比（n=3982）

单位：分，%

	抑郁**	和班级关系**	人际关系
前测	1.62	3.85	8.15
后测	1.23	4.05	8.17
变化	-0.39	0.20	0.02
变化率	-24.07	5.19	0.25

注：（1）** 表示在 $p<0.01$ 的水平上统计显著，* 表示在 $p<0.05$ 的水平上统计显著；（2）抑郁分数越高，说明抑郁程度越高，临界值为2.67分，即高于2.67分可以认为有抑郁倾向（是否达到抑郁症程度需经过医疗机构的医生或心理治疗师临床评估才能诊断），下同。

资料来源：中国科学院心理研究所心理健康应用中心项目研究资料。

以下将比较在"心理韧性"课程教学中，是否完整上完全部课程对学生各项心理指标的影响。

对前测/后测×完整/没完整上课的重复测量进行方差分析发现，完整上课的学生在韧性总分，个人力、支持力两大方面，目标专注、情绪控制、积极认知、家庭支持、人际协助五个维度上，分值提升的幅度均大于没完整上课的学生（见表5）。这说明"心理韧性"课程对于学生心理韧性品质的提升确实起到了作用，完整上完全部课程的学生尤其明显。

表5 是否完整上课对各项指标的影响

单位：分，%

对比项目	没完整上课(n=2519)			完整上课(n=1463)		
	前测	后测	变化率	前测	后测	变化率
目标专注**	7.24	7.18	-0.8	7.50	7.81	4.1
情绪控制**	6.56	6.88	4.9	6.99	7.58	8.4
积极认知**	7.36	7.39	0.4	7.59	7.92	4.3
家庭支持**	7.01	7.21	2.9	7.27	7.74	6.5
人际协助**	6.68	6.86	2.7	7.00	7.51	7.3
个人力**	7.05	7.15	1.4	7.36	7.77	5.6
支持力**	6.85	7.04	2.8	7.14	7.62	6.7
韧性总分**	6.93	7.08	2.2	7.23	7.68	6.2

续表

对比项目	没完整上课(n=2519)			完整上课(n=1463)		
	前测	后测	变化率	前测	后测	变化率
抑郁**	1.74	1.41	−19.0	1.41	0.91	−35.5
人际关系**	8.03	7.95	−1.0	8.35	8.55	2.4
和班级关系**	3.78	3.90	3.2	3.98	4.32	8.5

注：** 表示在 $p<0.01$ 的水平上统计显著。
资料来源：中国科学院心理研究所心理健康应用中心项目研究资料。

同样，在心理健康方面，完整上课的学生的抑郁分数下降了35.5%，下降幅度超出没完整上课的学生16.5个百分点，可见"心理韧性"课程教学的完整性对于学生心理健康状况确有显著改善的作用。

在社会交往方面，完整上完课的学生和班级关系的分数上升了8.5%，高于没完整上完课的学生5.3个百分点。可见完整上完"心理韧性"课程对于学生的社会交往情况也有一定的促进作用。

接下来，单独考察2020年秋季学期前测时抑郁分数超过临界线（2.67分）的学生。从表6可以看出，完整上课的学生，后测时抑郁分数下降了56.4%，降到了1.78分，已经低于临界线，没完整上课的学生，抑郁分数下降了41.3%，也到了临界线之下，但是下降幅度不如完整上课的学生大。其他方面的指标如韧性总分、人际关系方面，完整上完课的学生的改善程度也均超过没完整上完课的学生。由此可见，"心理韧性"课对改善学生的心理健康状况有显著的效果。

表6　前测抑郁分数超过临界线的学生是否完整上完
"心理韧性"课程对各项指标的影响

单位：分，%

对比项目	没完整上课(n=637)			完整上课(n=302)		
	前测	后测	变化率	前测	后测	变化率
目标专注**	6.28	6.21	−1.1	6.43	6.71	4.4
情绪控制**	4.56	5.35	17.3	5.02	6.15	22.5

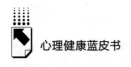

对比项目	没完整上课（$n=637$）			完整上课（$n=302$）		
	前测	后测	变化率	前测	后测	变化率
积极认知 **	6.41	6.66	3.9	6.64	7.06	6.3
家庭支持 **	5.41	6.07	12.2	5.68	6.53	15.0
人际协助 **	4.64	5.32	14.7	5.13	6.28	22.4
个人力 **	5.75	6.07	5.6	6.03	6.64	10.1
支持力 **	5.02	5.69	13.3	5.40	6.40	18.5
韧性总分 **	5.35	5.87	9.7	5.69	6.51	14.4
抑郁 **	4.45	2.61	−41.3	4.08	1.78	−56.4
人际关系 **	6.20	6.74	8.7	6.54	7.51	14.8
和班级关系 **	3.05	3.34	9.5	3.10	3.89	25.5

注：** 表示在 $p<0.01$ 的水平上统计显著，抑郁（10 分制）的临界分数为 2.67 分。

资料来源：中国科学院心理研究所心理健康应用中心项目研究资料。

（二）课程评价

对于 2020~2021 学年的"心理韧性"课程，有 90.6% 的学生表示喜欢（打 6 分及以上），有 81.5% 的学生打分在 8 分及以上。在课程对自己的帮助方面，90.0% 以上的学生认为这门课对自己大多数方面有帮助或帮助很大，其中在"以积极的态度面对疫情"方面，有 96.8% 的学生认为"有帮助"或"帮助很大"。

参加"心理韧性"课程教学的班级，班主任们在 2020 年秋季开学对自己班学生韧性程度的评价均值是 7.51 分（满分 10 分），在 2021 年 7 月对自己班学生韧性程度的评价均值为 8.18 分，提升了 8.9%，达到统计显著水平。在课程对学生的影响上，95.0% 以上的班主任认为这门课对班上学生大多数方面有效果或效果显著，其中在"学生以积极的态度面对疫情"方面，有 99.9% 的班主任认为"有效果"或"效果显著"。

参加"心理韧性"课程的学生，其家长在 2020 年秋季开学对自己孩子韧性程度的评价均值是 7.45 分（满分 10 分），在 2021 年 7 月对自己孩子韧性程度的评价均值为 7.79 分，提升了 4.6%，达到统计显著水平。在课程对自己孩子的影响上，90.0%以上的家长认为这门课对自己孩子大多数方面有效果或效果显著，其中在"孩子以积极的态度面对疫情"方面，有 97.9%的家长认为"有效果"或"效果显著"。

五 结论与建议

（一）结论

从 2020~2021 学年的"心理韧性"课程的前后测评估情况来看，可以得出以下结论。

（1）"心理韧性"课程能够有效提升学生的心理韧性品质，且"心理韧性"课程对于学生的抑郁状况有改善作用，符合积极心理学中关于积极品质可以促进个体心理健康、降低抑郁的理论与相关实证研究。

（2）完整上完"心理韧性"课程的学生，在积极心理品质、心理健康、社会交往方面都比未完整上课的学生提升的幅度更大；同时也发现，即使没能完整上课的学生，在各项指标上也有一定程度的提升。

（3）2018~2021 年的心理韧性品质追踪数据均表明，小学五年级的"心理韧性"课程效果具有一定的保持作用，其改善效果可以从小学阶段持续到初中阶段。

（二）建议

在北京市朝阳区长期的积极心理品质系列课程实施过程中，项目组通过与教育管理部门、各中小学校以及一线教师的合作发现，目前中小学心理健康教育日渐受到政府相关部门和社会各界重视，但还存在着课程、师资、课时以及专兼职心理教师职业发展规划方面的不足。比如课程体系相对零散，缺乏科学性、系统性；师资队伍的素质不一；不少学校的心理健康教育课时

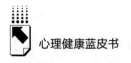
严重不足；由于缺乏相关激励机制，授课教师动力不足；等等。

依据本项研究的实际经验以及数据分析结果，我们建议：

（1）在中小学阶段适时开展"心理韧性"等积极心理品质课程；

（2）加强积极心理品质课程师资培养和督导；

（3）学校要加强对心理健康教育课程实施的保障，并建立健全相关的管理、考核与激励机制；

（4）加强对优秀学生成长个案的宣传示范。

参考文献

陈彦垒、叶宝娟、胡竹菁，2012，《青少年学业复原力与学业成绩的关系：有调节的中介效应模型》，《中国临床心理学杂志》第 20 期，第 377~380 页。

陈祖妍、杨小冬、李新影，2009，《流调中心抑郁量表在我国青少年中的试用》，《中国临床心理学杂志》第 17 卷第 4 期，第 443~445 页。

胡月琴、甘怡群，2008，《青少年心理韧性量表的编制和效度验证》，《心理学报》第 9 期，第 902~912 页。

吴月，2021，《要从一生的成长目标来看（教育时评）》，《人民日报》4 月 11 日，第 05 版，http：//paper. people. com. cn/rmrb/html/2021-04/11/nw. D110000renmrb_2021041 1_2-05. htm。

中华人民共和国教育部，2021，《提高政治站位 加强源头治理 强化过程管理 完善综合保障》，http：//www. moe. gov. cn/jyb_xwfb/gzdt_gzdt/moe_1485/202111/t20211130_ 58356 8. html。

Chen, Y., Shen, W. W., Gao, K., Lam, C. S., Chang, W. C., & Deng, H. 2014. "Effectiveness RCT of a CBT Intervention for Youths Who Lost Parents in the Sichuan, China, Earthquake." *Psychiatric Services* 65：259-262.

Loprinzi, C. E., Prasad, K., Schroeder, D. R., & Sood, A. 2011. "Stress Management and Resilience Training (SMART) Program to Decrease Stress and Enhance Resilience among Breast Cancer Survivors：a Pilot Randomized Clinical Trial." *Clinical Breast Cancer* 11：364-368.

Pakenham, K. I., Mawdsley, M., Brown, F. L., & Burton, N. W. 2018. "Pilot Evaluation of a Resilience Training Program for People with Multiple Sclerosis." *Rehabilitation Psycholog* 63：29.

Pavlović, M. , Žunić-Pavlović, V. , & Glumbić, N. 2019. "Relation between Resilience and Cigarette/alcohol Use in Adolescents with Mild Intellectual Disability. " *Vojnosanitetski Pregled* 76: 259-265.

Schumacher, A. , Sauerland, C. , Silling, G. , Berdel, W. E. , & Stelljes, M. 2014 "Resilience in Patients after Allogeneic Stem Cell Transplantation. " *Supportive Care in Cancer* 22: 487-493.

Sheerin, C. M. , Bountress, K. E. , Hicks, T. A. , Lind, M. J. , Aggen, S. H. , Kendler, K. S. , & Amstadter, A. B. 2021. Longitudinal Examination of the Impact of Resilience and Stressful Life Events on Alcohol Use Disorder Outcomes. " *Substance Use & Misuse* 56: 1346-1351.

Wald, J. , Taylor, S. , Asmundson, G. J. , Jang, K. L. , & Stapleton, J. 2006. *Literature Review of Concepts: Psychological Resiliency* (No. DRDC-CR-2006-073) . Vancouver, BC: British Columbia University.

Walpita, Y. N. , & Arambepola, C. 2020. " High Resilience Leads to Better Work Performance in Nurses: Evidence from South Asia. " *Journal of Nursing Management* 28: 342-350.

Youssef, C. M. , & Luthans, F. 2007. "Positive Organizational Behavior in the Workplace: The Impact of Hope, Optimism, and Resilience. " *Journal of Mmanagement* 33: 774-800.

Zhao, F. , Guo, Y. , Suhonen, R. , & Leino-Kilpi, H. 2016. "Subjective Well-being and Its Association with Peer Caring and Resilience among Nursing vs Medical Students: A Questionnaire Study. " *Nurse Education Today* 37: 108-113.

B.13
2021年中国大学生负性情绪
和睡眠健康状况调查报告

魏高峡　张弛　张贝　盖力锟　彭莉　赵子建　石文韬　张汪洋　蒋玉梅*

摘　要： 本研究采用大样本横断面设计，研究对象包括平均年龄处于20岁、来自中西部地区的17231名大学生，重点考察我国大学生情绪健康和睡眠健康现状，比较不同人口群体的健康状况差异。结果发现，新生在入学适应期普遍存在压力、抑郁两种负性情绪，并且严重程度都相对较高，重度及以上抑郁风险的检出率为30.3%，重度及以上压力风险的检出率为28.7%。同时，在不同性别、BMI指数、户口、专业及是否独生子女上，负性情绪呈现显著差异。自然科学专业学生的情绪健康水平显著低于人文科学专业，男生低于女生，乡镇户口的大学生低于城市户口的大学生，非独生子女的大学生低于独生子女的大学生。父母受教育程度越高，大学生的压力和抑郁水平越低；肥胖的大学生压力和抑郁水平也更高。在睡眠质量方面，大

---

* 魏高峡，教育学博士，中国科学院心理研究所青年特聘研究员、博士研究生导师，主要研究领域为运动心理学、运动认知神经科学等；张弛，硕士，中国科学院心理研究所儿童教育与发展心理学专业研究生，主要研究领域为儿童教育与发展心理学；张贝，中国科学院心理研究所儿童教育与发展心理学专业研究生，主要研究领域为儿童教育与发展心理学；盖力锟，硕士，毕业于中国科学院心理研究所，研究领域为认知神经科学；彭莉，教育学博士，西南大学体育学院教授、博士研究生导师，主要研究领域为国民体质健康与运动康复等；赵子建，教育学博士，郑州大学体育学院（校本部）教授、院长、博士研究生导师，主要研究领域为体育教育原理与方法、学生体质健康促进等；石文韬，体育学硕士，西南大学学生体质健康测试和评价中心主任，主要研究领域为国民体质健康与运动康复；张汪洋，体育学博士，公共管理博士后，郑州大学体育学院（校本部）教师、硕士研究生导师，主要研究领域为体育教学原理与方法；蒋玉梅，教育学硕士，华中科技大学体育学院副院长、硕士研究生导师，主要研究领域为体育测量与体质健康。

学生状况相对较好，只有 0.4% 的大学生睡眠质量很差。但自然科学、女性、乡镇户口、母亲受教育程度低、非独生子女的大学生的睡眠质量相对更差。以上结果显示，大学生群体的身心健康问题需要引起学校、家庭和社会的广泛注意。希望本报告能为日后加强大学生的心理健康教育和心理问题的预防与治疗提供数据支持和靶点。

关键词： 大学生 心理健康 情绪 睡眠

一 引言

2022 年 5 月 20 日，在国务院办公厅发布的《关于"十四五"国民健康规划的通知》中新增了心理健康领域，将对精神心理问题的重视程度提升到一个重要的地位。其中"预防为主，强化基层"的指导原则更是把预防摆在更加突出的位置，体现了防治结合和医防融合的基本思想。在具体细则中，大学生是其中提到的重点人群，对该群体的异常心理行为等风险因素的筛查、诊断和干预是学校和家长青春健康教育工作的重中之重。早在 2020 年 9 月国家卫健委就发布了《探索抑郁症防治特色服务工作方案》，提出把抑郁症筛查纳入高中及高校学生的健康体检内容，更是将青年学生作为四大重点防治群体之一。

2020 年心理健康蓝皮书数据显示，十余年间青少年的心理健康状况稳中有降，抑郁、焦虑和压力等负性情绪的检出率呈现逐年升高的趋势，且睡眠不足的现象日趋严重（侯金芹、陈祉妍，2021）。2020 年心理健康蓝皮书的调研数据也提示，大学生抑郁、焦虑倾向和睡眠不足的问题比较普遍，随着抑郁水平的升高，自杀意念出现的比例显著上升（傅小兰、张倪，2021）。大学生的心理健康，不仅影响着当前这个规模不断增大的群体，而且影响着未来人才的发展乃至国家的建设与发展。

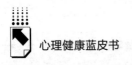
因此，调查追踪大学生的心理健康状况和睡眠质量，分析其现状和动态变化，探讨其影响因素，对于促进大学生的心理健康具有重要的参考价值。

二　调查方法

（一）调查样本

本次调查涵盖了中、西部两所重点大学的大一新生，调查对象平均年龄为19.2岁，标准差为1.1岁，年龄中位数为19岁。采用了整群抽样法在全部有效样本中抽取代表性较好的样本，构成由17231名大学生组成的核心样本。核心样本的人口学变量特征如表1所示。

表1　调查对象基本情况

单位：人，%

分布特征		人数	百分比
性别	女	9413	54.6
	男	7818	45.4
BMI指数①	偏瘦	2894	16.8
	正常	10551	61.2
	偏胖	2034	11.8
	肥胖	330	1.9
	重度肥胖及以上	1422	8.3
专业类别	自然科学	12182	70.7
	人文科学	5049	29.3
户口类型	城市	7239	42.0
	乡镇	9417	54.7
	其他②	575	3.3
独生子女	是	5484	31.8
	否	11747	68.2
母亲受教育程度	小学及以下	3554	20.6
	初中	5858	34.0
	高中或中专	5159	29.9
	大学及以上	2660	15.4

分布特征		人数	百分比
父亲受教育程度	小学及以下	2212	12.8
	初中	6170	35.8
	高中或中专	5439	31.6
	大学及以上	3410	19.8

①五个 BMI 体重指数：偏瘦（低于 18.5）、正常（18.5~24.0）、偏胖（24.0~28.0）、肥胖（28.0~32.0）和重度肥胖及以上（高于等于 32.0）。

②如该选项未填写，则归类为"其他"。

资料来源：中国科学院心理研究所魏高峡研究团队：全国大学生身心健康数据联盟。

（二）调查工具

1. 情绪自评量表

采用 1995 年由 Lovibond 等研制的 DASS-21 情绪自评量表（Lovibond & Lovibond，1995），该工具后续由 Antony 等（1998）修订缩减。抑郁-焦虑-压力量表（中文版）/DASS-21（龚栩等，2010），共 21 道题，包含 3 个子维度，用来测量三种负面情绪，答案从"不符合"到"总是符合"，分别是 0 到 3 分，将各分量表得分乘以 2，即为该分量表的分值。本研究聚焦压力和抑郁两个子维度，其中抑郁得分 0~9 分为正常，10~13 分为轻度，14~20 分为中度，21~27 分为重度，28 分及以上为非常严重；压力得分 0~14 分为正常，15~18 分为轻度，19~25 分为中度，26~33 分为重度，34 分及以上为非常严重。抑郁、压力两个分量表的 Cronbach's α 系数为 0.77 和 0.76；总量表的 Cronbach's α 系数为 0.89。

2. 匹兹堡睡眠质量指数自评问卷

匹兹堡睡眠质量指数量表（The Pittsburgh Sleep Quality Index）共 19 题，被用来评估睡眠质量和睡眠模式（Buysse et al.，1989）。本调查通过 7 个子维度来评估过去一个月内的睡眠质量，7 个子维度包括客观睡眠质量、入睡时间、睡眠时长、习惯性的睡眠效率、睡眠障碍、助眠药物使用情况和日间功能障碍，答案从"很好"到"很差"，分别是 0 到 3 分，总得分 0~5 分表明睡眠质量很好，6~10 分表明睡眠质量还行，11~15 分表明睡眠质量一般，16~21 分表明睡眠质量很差，该工具的 Cronbach's α 系数为 0.745。

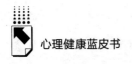
三 大学生负性情绪和睡眠健康状况

（一）大学生负性情绪

本次调查结果显示，在新生入学适应期，调查的两项负性情绪中，压力和抑郁情绪均得分较高。该样本大学生的压力平均得分为20.0分，标准差为8.1分。以14分为压力正常划界分，34分为压力重度及以上划界分，有31.6%的大学生压力水平正常，有28.7%的大学生处于重度及以上压力水平。

在抑郁情绪方面，大学生的抑郁平均得分为17.9分，标准差为8.0分。以9分为抑郁正常划界分，21分为抑郁重度及以上划界分，有10.8%的大学生抑郁水平正常，有30.3%的大学生处于重度及以上抑郁水平（见图1）。

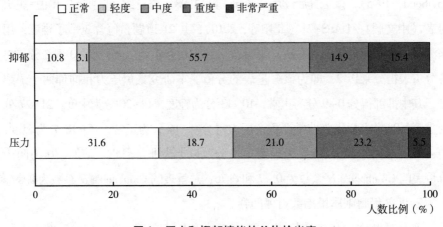

图1 压力和抑郁情绪的总体检出率

资料来源：中国科学院心理研究所魏高峡研究团队：全国大学生身心健康数据联盟。

1.压力

（1）不同专业大学生的压力状况

自然科学类专业大学生的压力水平显著高于人文科学类专业大学生（$t=$13.9，$p<0.001$）。自然科学类专业大学生的压力平均得分是20.5分，标准

差是 8.0 分，人文科学类专业大学生的压力平均得分是 18.6 分，标准差是 8.3 分。具体的分布情况为，有 29.2%的自然科学类专业大学生处于压力正常状况，有 30.8%的自然科学类专业大学生处于重度及以上压力水平；有 37.5%的人文科学类专业大学生处于压力正常状况，有 23.7%的人文科学类专业大学生处于重度及以上压力水平（见图 2）。

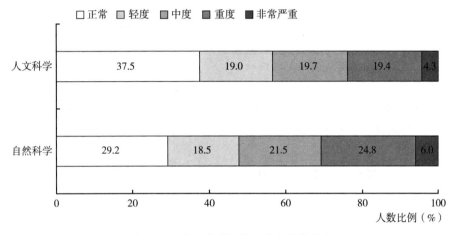

图 2 不同专业大学生的压力程度检出率

资料来源：中国科学院心理研究所魏高峡研究团队：全国大学生身心健康数据联盟。

（2）不同性别大学生的压力状况

男生的压力水平显著高于女生（$t = 13.1$，$p < 0.001$）。男生压力平均得分是 20.9 分，标准差是 8.1 分，女生的压力平均得分是 19.2 分，标准差是 8.0 分。具体的分布情况为，有 30.2%的男生处于压力正常状况，有 33.5%的男生处于重度及以上压力水平；有 32.8%的女生处于压力正常状况，有 24.7%的女生处于重度及以上压力水平（见图 3）。

（3）不同 BMI 指数大学生的压力状况

不同 BMI 指数之间压力程度差异达到显著水平（$F = 4.29$，$p < 0.001$），BMI 指数越高，压力水平越高（$r = 0.02$，$p < 0.01$）。BMI 指数为肥胖的大学生的压力水平最高（见图 4）。BMI 指数为偏瘦的大学生的压力平均得分为 19.5 分，标准差为 8.3 分；BMI 指数为正常的大学生的压力平均得分为

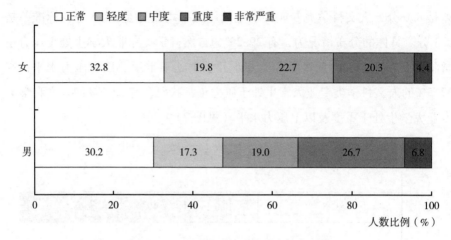

图3 不同性别大学生的压力程度检出率

资料来源：中国科学院心理研究所魏高峡研究团队：全国大学生身心健康数据联盟。

20.0分，标准差为8.1分；BMI指数为偏胖的大学生的压力平均得分为20.2分，标准差为8.1分；BMI指数为肥胖的大学生的压力平均得分为21.0分，标准差为8.1分；BMI指数为重度肥胖及以上的大学生的压力平均得分为20.0分，标准差为8.1分。

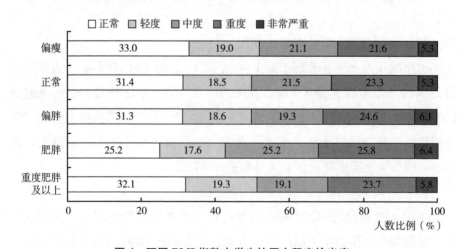

图4 不同BMI指数大学生的压力程度检出率

资料来源：中国科学院心理研究所魏高峡研究团队：全国大学生身心健康数据联盟。

（4）独生子女与非独生子女大学生的压力状况

非独生子女大学生的压力水平显著高于独生子女（$t = 12.6$，$p < 0.001$）。独生子女压力平均得分是 18.8 分，标准差是 8.2 分，非独生子女的压力平均得分是 20.5 分，标准差是 8.0 分。具体的分布情况为，有 37.0% 的独生子女大学生处于压力正常状况，有 24.6% 的独生子女大学生处于重度及以上压力水平；有 29.1% 的非独生子女大学生处于压力正常状况，有 30.6% 的非独生子女大学生处于重度及以上压力水平（见图 5）。

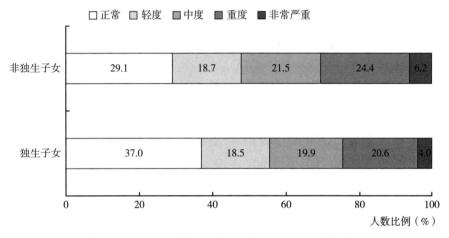

图 5　独生子女与非独生子女大学生的压力程度检出率

资料来源：中国科学院心理研究所魏高峡研究团队；全国大学生身心健康数据联盟。

（5）不同户口类型大学生的压力状况

乡镇户口大学生的压力水平显著高于城市户口大学生（$F = 71.39$，$p < 0.001$）。城市户口大学生的压力平均得分是 19.1 分，标准差是 8.3 分；乡镇户口大学生的压力平均得分是 20.6 分，标准差是 7.9 分。具体的分布情况为，有 36.3% 的城市户口大学生处于压力正常状况，有 25.5% 的城市户口大学生处于重度及以上压力水平；有 28.0% 的乡镇户口大学生处于压力正常状况，有 31.0% 的乡镇户口大学生处于重度及以上压力水平（见图 6）。

（6）父母不同受教育程度大学生的压力状况

父母不同受教育程度大学生的压力水平差异达到显著水平，父母受教育

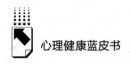

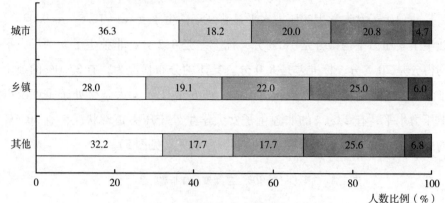

图 6 不同户口类型大学生的压力程度检出率

资料来源：中国科学院心理研究所魏高峡研究团队：全国大学生身心健康数据联盟。

程度越高，大学生的压力水平越低（$r = 0.04 \sim 0.05$，$p < 0.001$），父母受教育程度在大学及以上，大学生的压力水平最低（父亲：$F = 12.84$，$p < 0.001$；母亲：$F = 12.27$，$p < 0.001$）。父母亲受教育程度与大学生压力平均得分和标准差如表2所示，具体的分布情况如图7所示。

表 2 父母不同受教育程度大学生的压力水平

	小学及以下		初中		高中或中专		大学及以上	
	平均得分	标准差	平均得分	标准差	平均得分	标准差	平均得分	标准差
父亲	20.17	8.18	20.37	7.91	19.83	8.12	19.34	8.27
母亲	20.34	7.96	20.23	8.01	19.80	8.12	19.25	8.36

资料来源：中国科学院心理研究所魏高峡研究团队：全国大学生身心健康数据联盟。

2. 抑郁

（1）不同专业大学生的抑郁状况

自然科学类专业大学生的抑郁水平显著高于人文科学类专业大学生（$t = 15.3$，$p < 0.001$）。自然科学类专业大学生的抑郁平均得分是18.5分，标准差是7.8分；人文科学类专业大学生的抑郁平均得分是16.4分，标准差是8.3分。具体的分布情况为，有8.3%的自然科学类专业大学生处于抑

308

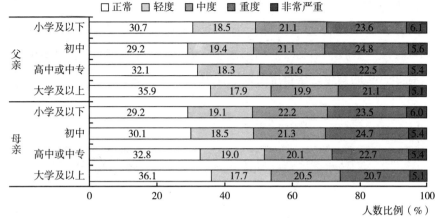

图7　父母不同受教育程度大学生的压力程度检出率

资料来源：中国科学院心理研究所魏高峡研究团队；全国大学生身心健康数据联盟。

郁正常状况，有32.3%的自然科学类专业大学生处于重度及以上抑郁水平；有17.0%的人文科学类专业大学生为抑郁正常状况，有25.4%的人文科学类专业大学生处于重度及以上抑郁水平（见图8）。

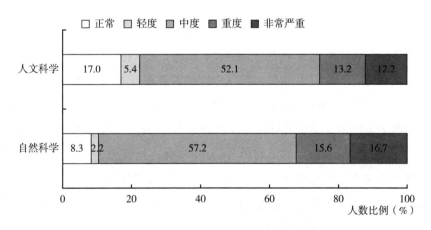

图8　不同专业大学生的抑郁程度检出率

资料来源：中国科学院心理研究所魏高峡研究团队；全国大学生身心健康数据联盟。

（2）不同性别大学生的抑郁状况

男生的抑郁水平显著高于女生（$t = 20.1$，$p < 0.001$）。男生的抑郁平均

得分是 19.2 分，标准差是 8.0 分；女生的抑郁平均得分是 16.8 分，标准差是 7.9 分。具体的分布情况为，有 6.6% 的男生处于抑郁正常状况，有 36.0% 的男生处于重度及以上抑郁水平；有 14.4% 的女生处于抑郁正常状况，有 25.6% 的女生处于重度及以上抑郁水平（见图 9）。

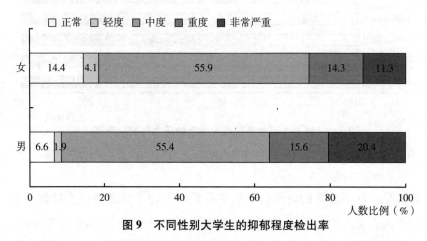

图 9　不同性别大学生的抑郁程度检出率

资料来源：中国科学院心理研究所魏高峡研究团队；全国大学生身心健康数据联盟。

（3）不同 BMI 指数大学生的抑郁状况

BMI 指数为肥胖的大学生的抑郁水平最高，BMI 指数为偏瘦的大学生的抑郁水平最低，不同 BMI 指数大学生之间的抑郁程度差异达到显著水平（$F = 5.9$，$p < 0.001$）。BMI 指数越大，抑郁程度越高（$r = 0.04$，$p < 0.001$）。BMI 指数为偏瘦的大学生的抑郁平均得分为 17.3 分，标准差为 8.2 分；BMI 指数为正常的大学生的抑郁平均得分为 17.9 分，标准差为 8.0 分；BMI 指数为偏胖的大学生的抑郁平均得分为 18.3 分，标准差为 8.0 分；BMI 指数为肥胖的大学生的抑郁平均得分为 18.7 分，标准差为 7.9 分；BMI 指数为重度肥胖及以上的大学生的抑郁平均得分为 18.1 分，标准差为 8.1 分。具体的分布情况如图 10 所示。

（4）不同户口类型大学生的抑郁状况

乡镇户口大学生的抑郁水平显著高于城市户口大学生（$F = 80.9$，$p < 0.001$）。城市户口大学生的抑郁平均得分是 17.0 分，标准差是 8.2 分；乡

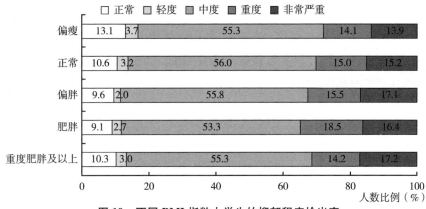

图10 不同 BMI 指数大学生的抑郁程度检出率

资料来源：中国科学院心理研究所魏高峡研究团队；全国大学生身心健康数据联盟。

镇户口大学生的抑郁平均得分是 18.6 分，标准差是 7.8 分。具体的分布情况为，有 13.6% 的城市户口大学生处于抑郁正常状况，有 26.7% 的城市户口大学生处于重度及以上抑郁水平；有 8.7% 的乡镇户口大学生处于抑郁正常状况，有 32.9% 的乡镇户口大学生处于重度及以上抑郁水平（见图 11）。

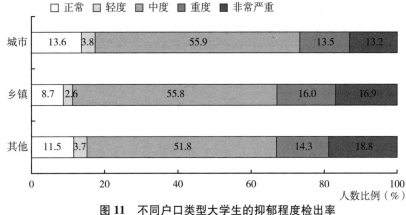

图11 不同户口类型大学生的抑郁程度检出率

资料来源：中国科学院心理研究所魏高峡研究团队；全国大学生身心健康数据联盟。

（5）父母不同受教育程度大学生的抑郁状况

父母亲不同受教育程度大学生的抑郁水平差异达到显著水平，父母受教育程度越高，大学生的抑郁水平越低，父母受教育程度在大学及以上的大学生的抑郁水平最低（父亲：$F = 18.5$，$p < 0.001$；母亲：$F = 14.7$，$p < 0.001$）。父母亲受教育程度与大学生的抑郁平均得分和标准差如表3所示，具体的分布情况如图12所示。

表3　父母不同受教育程度大学生的抑郁水平

	小学及以下		初中		高中或中专		大学及以上	
	平均得分	标准差	平均得分	标准差	平均得分	标准差	平均得分	标准差
父亲	18.1	8.1	18.4	7.8	17.7	8.1	17.2	8.1
母亲	18.3	7.9	18.2	7.9	17.7	8.1	17.1	8.3

资料来源：中国科学院心理研究所魏高峡研究团队：全国大学生身心健康数据联盟。

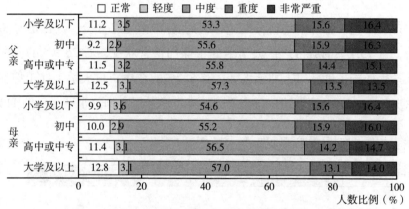

图12　父母不同受教育程度大学生的抑郁程度检出率

资料来源：中国科学院心理研究所魏高峡研究团队：全国大学生身心健康数据联盟。

（6）独生子女与非独生子女大学生的抑郁状况

非独生子女大学生的抑郁水平显著高于独生子女大学生（$t = -13.9$，$p < 0.001$）。非独生子女大学生的抑郁平均得分是18.5分，标准差是7.9分；独生子女大学生的抑郁平均得分是16.6分，标准差是8.1分。具体的分布情况为，有9.0%的非独生子女大学生处于抑郁正常状况，有32.4%的非独生子女大学生处于重度及以上抑郁水平；有14.9%的独生子女大学生处于抑郁正常状况，有25.9%的独生子女大学生处于重度及以上抑郁水平（见图13）。

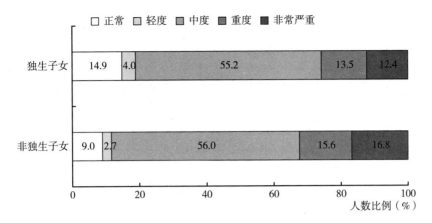

图13 独生子女与非独生子女大学生的抑郁程度检出率

资料来源：中国科学院心理研究所魏高峡研究团队：全国大学生身心健康数据联盟。

（二）睡眠健康状况

睡眠质量问题检出结果显示，大学生的睡眠平均得分为6.0分，标准差为2.8分，以5分为睡眠很好划界分，16分为睡眠很差及以上划界分。有46.1%的大学生睡眠质量很好，有53.5%的大学生得分为6~15分（睡眠"还行"到"一般"），有0.4%的大学生得分为16分及以上（睡眠很差），这一结果显示，大学生睡眠质量普遍很好。大学生睡眠质量分布情况如图14所示。

1. 不同专业大学生的睡眠质量状况

自然科学类专业大学生的睡眠质量显著低于人文科学类专业大学生（t =2.62，$p<0.001$）。自然科学类专业大学生的睡眠质量平均得分是6.1分，标准差是2.8分；人文科学类专业大学生的睡眠质量平均得分是5.9分，标准差是2.7分。具体的分布情况为，有45.7%的自然科学类专业大学生的睡眠质量很好，有0.4%的自然科学类专业大学生的睡眠质量很差；有47.2%的人文科学类专业大学生的睡眠质量很好，有0.3%的人文科学类专业大学生的睡眠质量很差（见图15）。

2. 不同性别大学生的睡眠质量状况

男生的睡眠质量显著高于女生（$t=-4.0$，$p<0.001$）。男生的睡眠质量

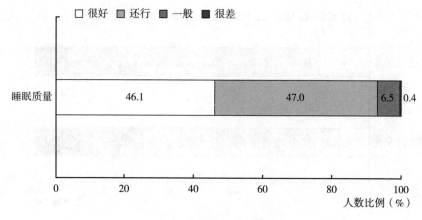

图14 大学生睡眠质量分布

资料来源：中国科学院心理研究所魏高峡研究团队；全国大学生身心健康数据联盟。

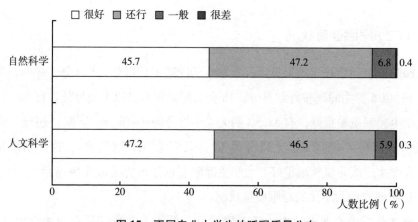

图15 不同专业大学生的睡眠质量分布

资料来源：中国科学院心理研究所魏高峡研究团队；全国大学生身心健康数据联盟。

平均得分是5.9分，标准差是2.9分；女生的睡眠质量平均得分是6.1分，标准差是2.7分。具体的分布情况为，有48.6%的男生的睡眠质量很好，有0.4%的男生的睡眠质量很差；有44.1%的女生的睡眠质量很好，有0.3%的女生的睡眠质量很差（见图16）。

3. 不同户口类型大学生的睡眠质量状况

乡镇户口大学生的睡眠质量显著低于城市户口大学生（$F = 19.7$, $p <$

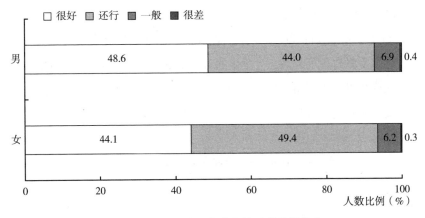

图 16　不同性别大学生的睡眠质量分布

资料来源：中国科学院心理研究所魏高峡研究团队；全国大学生身心健康数据联盟。

0.001）。城市户口大学生的睡眠质量的平均得分是 5.9 分，标准差是 2.8 分；乡镇户口大学生的睡眠质量的平均得分是 6.1 分，标准差是 2.8 分。具体的分布情况为，有 48.3% 的城市户口大学生的睡眠质量很好，有 0.4% 的城市户口大学生的睡眠质量很差；有 44.7% 的乡镇户口大学生的睡眠质量很好，有 0.2% 的乡镇户口大学生的睡眠质量很差（见图 17）。

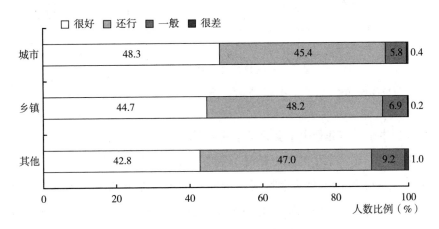

图 17　不同户口类型大学生的睡眠质量分布

资料来源：中国科学院心理研究所魏高峡研究团队；全国大学生身心健康数据联盟。

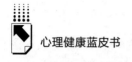

4. 母亲不同受教育程度大学生的睡眠质量状况

只有母亲不同受教育程度大学生的睡眠质量差异达显著水平（$F=6.2$，$p<0.001$），母亲受教育程度越高，大学生的睡眠质量越好，母亲受教育程度在大学及以上，大学生的睡眠质量最好（$r=-0.03$，$p<0.001$）。母亲受教育程度与大学生的睡眠质量平均得分和标准差如表4所示，具体的分布情况如图18所示。

表4　母亲不同受教育程度大学生的睡眠质量状况

	小学及以下		初中		高中或中专		大学及以上	
	平均得分	标准差	平均得分	标准差	平均得分	标准差	平均得分	标准差
母亲	6.2	2.8	6.0	2.7	6.0	2.9	5.9	3.0

资料来源：中国科学院心理研究所魏高峡研究团队：全国大学生身心健康数据联盟。

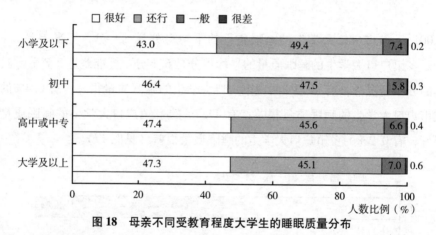

图18　母亲不同受教育程度大学生的睡眠质量分布

资料来源：中国科学院心理研究所魏高峡研究团队：全国大学生身心健康数据联盟。

5. 独生子女与非独生子女大学生的睡眠质量状况

非独生子女大学生的睡眠质量显著低于独生子女大学生（$t=-6.3$，$p<0.001$）。非独生子女大学生睡眠质量的平均得分是6.1分，标准差是2.8分；独生子女大学生睡眠质量的平均得分是5.8分，标准差是2.8分。具体的分布情况为，有44.9%的非独生子女大学生的睡眠质量很好，有0.4%的非独生子女大学生的睡眠质量很差；有48.8%的独生子女大学生的睡眠质量很好，有0.3%的独生子女大学生的睡眠质量很差（见图19）。

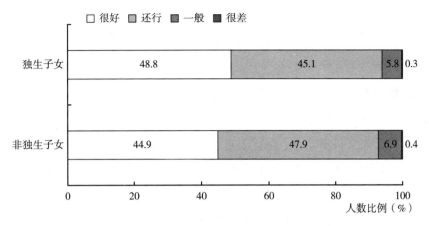

图19　独生子女与非独生子女大学生的睡眠质量分布

资料来源：中国科学院心理研究所魏高峡研究团队：全国大学生身心健康数据联盟。

（三）负性情绪与睡眠质量的关联

调查的负性情绪均与睡眠质量存在显著正相关（$r = 0.40 \sim 0.46$，$p < 0.001$），即睡眠质量越差的大学生，其压力越大，抑郁情绪程度越严重（见图20）。

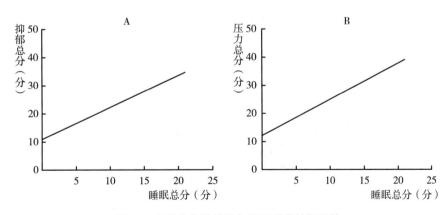

图20　大学生负性情绪与睡眠质量的相关性

资料来源：中国科学院心理研究所魏高峡研究团队：全国大学生身心健康数据联盟。

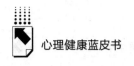

四　对策与建议

根据以上调查结果，在新生入学适应期，此次 17231 个调查对象的压力、抑郁非正常程度占比均较高，且不同专业和性别的负性情绪程度都存在显著差异，人文科学类专业略优于自然科学类专业，女生略优于男生。整体上，负性情绪问题在大学生群体里比较多发，应引起教育和社会各层面的充分重视和进一步的诊断干预。

睡眠质量问题和负性情绪存在相关性，且在 BMI 指数上存在差异，因此指导大学生提高睡眠质量及管理 BMI 指数，可对提高学生的心理健康水平起到帮助作用。

基于大学生负性情绪和睡眠健康的调研结果，需要针对该群体加强以下几个方面的心理健康维护工作。

第一，家长和学校要密切关注大学生群体的心理健康状况，主动识别和支持高风险群体。对有心理健康风险的学生加强顾虑和病耻感等内因的疏导，提高校内心理咨询服务的便利性，完善高校心理咨询中心的流程和制度，科学宣导、加强队伍建设等，从多个方面为一些问题严重的学生提供帮助。

第二，拥有情绪调控技能有助于缓解大学生的负性情绪，维护心理健康，高校心理健康教育工作应积极从治疗性向预防性转变。人际支持、认知重评和转移注意都是相对有效的自我情绪调节方式。学校和社会可开展此类课程教育和团体活动，提高学生的情绪调控技能。

第三，有规律的身体活动在控制体重、增强体质、重塑大脑、调节情绪以及提高睡眠质量等方面的积极作用已经得到诸多研究的证实，学校和社会应该广泛开展有特色的体育类实践活动，在鼓励学生坚持身体锻炼的同时，注重提高学生参与的乐趣感。在运动种类、强度和频度上科学地制定适合于大学生年龄、基础健康状况和人格特征的运动处方。

第四，个体的心理健康问题具有一定的内隐性，不易察觉，本着预防大于治疗的健康理念，今后研究可以更多地对大学生群体尤其是新生异常心理行为的风险性因素和保护性因素进行深入监测、分析和评估，这有助于了解个体心理健康问题发生发展的心理机制，从而更早发现问题，为未来制定针对大学生身心健康发展的政策和采取干预措施提供指导意见。

参考文献

傅小兰、张侃主编，2021，《中国国民心理健康发展报告（2019~2020）》，社会科学文献出版社。

侯金芹、陈祉妍，2021，《2009年和2020年青少年心理状况的年际演变》，载傅小兰、张侃主编《中国国民心理健康发展报告（2019~2020）》，社会科学文献出版社。

龚栩、谢熹瑶、徐蕊、罗跃嘉，2010，《抑郁-焦虑-压力量表简体中文版（DASS-21）在中国大学生中的测试报告》，《中国临床心理学杂志》第18卷第4期。

Lovibond, P. F., & Lovibond S. H. 1995. "The Structure of Negative Emotional States: Comparison of the Depression Anxiety Stress Scales (DASS) with the Beck Depression and Anxiety Inventories." *Behaviour Research and Therapy* 33: 335-43.

Antony M. M., Bieling P. J., COX, B. J., et al. 1998. "Psychometric Properties of the 42-item and 21-item Versions of the Depression Anxiety Stress Scales in Clinical Groups and a Community Sample." *Psychological Assessment* 10: 176-81.

Buyese, D. J., Reynolds, C. F., Monk T. H., et al. 1989. "The Pittsburgh Sleep Quality Index-A New Instrument for Sychiatric Practice and Research." *Psychiatry Research* 28: 193-213.

社会科学文献出版社

皮 书

智库成果出版与传播平台

✤ 皮书定义 ✤

皮书是对中国与世界发展状况和热点问题进行年度监测，以专业的角度、专家的视野和实证研究方法，针对某一领域或区域现状与发展态势展开分析和预测，具备前沿性、原创性、实证性、连续性、时效性等特点的公开出版物，由一系列权威研究报告组成。

✤ 皮书作者 ✤

皮书系列报告作者以国内外一流研究机构、知名高校等重点智库的研究人员为主，多为相关领域一流专家学者，他们的观点代表了当下学界对中国与世界的现实和未来最高水平的解读与分析。截至2022年底，皮书研创机构逾千家，报告作者累计超过10万人。

✤ 皮书荣誉 ✤

皮书作为中国社会科学院基础理论研究与应用对策研究融合发展的代表性成果，不仅是哲学社会科学工作者服务中国特色社会主义现代化建设的重要成果，更是助力中国特色新型智库建设、构建中国特色哲学社会科学"三大体系"的重要平台。皮书系列先后被列入"十二五""十三五""十四五"时期国家重点出版物出版专项规划项目；2013~2023年，重点皮书列入中国社会科学院国家哲学社会科学创新工程项目。

权威报告·连续出版·独家资源

皮书数据库
ANNUAL REPORT(YEARBOOK)
DATABASE

分析解读当下中国发展变迁的高端智库平台

所获荣誉

- 2020年，入选全国新闻出版深度融合发展创新案例
- 2019年，入选国家新闻出版署数字出版精品遴选推荐计划
- 2016年，入选"十三五"国家重点电子出版物出版规划骨干工程
- 2013年，荣获"中国出版政府奖·网络出版物奖"提名奖
- 连续多年荣获中国数字出版博览会"数字出版·优秀品牌"奖

皮书数据库

"社科数托邦"
微信公众号

成为用户

登录网址www.pishu.com.cn访问皮书数据库网站或下载皮书数据库APP，通过手机号码验证或邮箱验证即可成为皮书数据库用户。

用户福利

- 已注册用户购书后可免费获赠100元皮书数据库充值卡。刮开充值卡涂层获取充值密码，登录并进入"会员中心"—"在线充值"—"充值卡充值"，充值成功即可购买和查看数据库内容。
- 用户福利最终解释权归社会科学文献出版社所有。

数据库服务热线：400-008-6695
数据库服务QQ：2475522410
数据库服务邮箱：database@ssap.cn
图书销售热线：010-59367070/7028
图书服务QQ：1265056568
图书服务邮箱：duzhe@ssap.cn

基本子库
SUB DATABASE

中国社会发展数据库（下设 12 个专题子库）

紧扣人口、政治、外交、法律、教育、医疗卫生、资源环境等 12 个社会发展领域的前沿和热点，全面整合专业著作、智库报告、学术资讯、调研数据等类型资源，帮助用户追踪中国社会发展动态、研究社会发展战略与政策、了解社会热点问题、分析社会发展趋势。

中国经济发展数据库（下设 12 专题子库）

内容涵盖宏观经济、产业经济、工业经济、农业经济、财政金融、房地产经济、城市经济、商业贸易等 12 个重点经济领域，为把握经济运行态势、洞察经济发展规律、研判经济发展趋势、进行经济调控决策提供参考和依据。

中国行业发展数据库（下设 17 个专题子库）

以中国国民经济行业分类为依据，覆盖金融业、旅游业、交通运输业、能源矿产业、制造业等 100 多个行业，跟踪分析国民经济相关行业市场运行状况和政策导向，汇集行业发展前沿资讯，为投资、从业及各种经济决策提供理论支撑和实践指导。

中国区域发展数据库（下设 4 个专题子库）

对中国特定区域内的经济、社会、文化等领域现状与发展情况进行深度分析和预测，涉及省级行政区、城市群、城市、农村等不同维度，研究层级至县及县以下行政区，为学者研究地方经济社会宏观态势、经验模式、发展案例提供支撑，为地方政府决策提供参考。

中国文化传媒数据库（下设 18 个专题子库）

内容覆盖文化产业、新闻传播、电影娱乐、文学艺术、群众文化、图书情报等 18 个重点研究领域，聚焦文化传媒领域发展前沿、热点话题、行业实践，服务用户的教学科研、文化投资、企业规划等需要。

世界经济与国际关系数据库（下设 6 个专题子库）

整合世界经济、国际政治、世界文化与科技、全球性问题、国际组织与国际法、区域研究 6 大领域研究成果，对世界经济形势、国际形势进行连续性深度分析，对年度热点问题进行专题解读，为研判全球发展趋势提供事实和数据支持。

法律声明

"皮书系列"（含蓝皮书、绿皮书、黄皮书）之品牌由社会科学文献出版社最早使用并持续至今，现已被中国图书行业所熟知。"皮书系列"的相关商标已在国家商标管理部门商标局注册，包括但不限于 LOGO（）、皮书、Pishu、经济蓝皮书、社会蓝皮书等。"皮书系列"图书的注册商标专用权及封面设计、版式设计的著作权均为社会科学文献出版社所有。未经社会科学文献出版社书面授权许可，任何使用与"皮书系列"图书注册商标、封面设计、版式设计相同或者近似的文字、图形或其组合的行为均系侵权行为。

经作者授权，本书的专有出版权及信息网络传播权等为社会科学文献出版社享有。未经社会科学文献出版社书面授权许可，任何就本书内容的复制、发行或以数字形式进行网络传播的行为均系侵权行为。

社会科学文献出版社将通过法律途径追究上述侵权行为的法律责任，维护自身合法权益。

欢迎社会各界人士对侵犯社会科学文献出版社上述权利的侵权行为进行举报。电话：010-59367121，电子邮箱：fawubu@ssap.cn。

社会科学文献出版社